Trauma-Yoga

Heilung durch sorgsame Körperarbeit

David Emerson & Elizabeth Hopper

Trauma-Yoga

Heilung durch sorgsame Körperarbeit

Therapiebegleitende Übungen für Traumatherapeuten, Yogalehrer und alle, die ihren Körper heilen wollen

Mit Vorworten von
Peter A. Levine & Stephen Cope
Einführung von Bessel A. van der Kolk

Aus dem Amerikanischen von
Hildegard Höhr und Theo Kierdorf

G. P. PROBST VERLAG
Lichtenau/Westfalen

Das Original des Buches *Trauma-Yoga* (englischer Titel: *Overcoming Trauma through Yoga: Reclaiming Your Body*) wurde von der *Society for the Study of Native Arts and Sciences* gefördert, einer gemeinnützigen Vereinigung, die sich zum Ziel gesetzt hat, eine edukative und kulturübergreifende Perspektive zu entwickeln, die verschiedene wissenschaftliche, soziale und künstlerische Bereiche miteinander verbindet, weiterhin eine holistische Sicht der Künste, Naturwissenschaften, Geisteswissenschaften und Heilkünste zu fördern und Literatur über die Beziehung zwischen Geist, Körper und Natur zu produzieren und zu verbreiten. Das vorliegende Buch wurde außerdem vom *Trauma Center* gefördert, einem landesweiten Forschungs-, Trainings- und Dienstleistungszentrum, das sich der Untersuchung komplexer Auswirkungen psychischer Traumata sowie der Entwicklung von Behandlungsmethoden auf der Grundlage neuester Erkenntnisse für traumatisierte Kinder und Erwachsene widmet. *The Trauma Center* ist ein Programm des *Justice Resource Institute*, einer gemeinnützigen Organisation, die ihre Aufgabe darin sieht, sich für soziale Gerechtigkeit einzusetzen, indem sie vernachlässigten Einzelnen und Gemeinschaften durch Förderung von Stärke, Wohlbefinden und Autonomie hilft.

Anmerkung des Verlages: Die in diesem Buch beschriebenen Inhalte dienen nur der allgemeinen Information. Leser sollten sich stets mit ihrem Arzt oder Psychotherapeuten in Verbindung setzen, bevor sie die beschriebenen Empfehlungen umsetzen. Bei der Ausführung von Übungen und deren Nutzung in einem psychotherapeutischen Zusammenhang ist in jedem Fall Vorsicht und besondere Sorgfalt geboten, und die Verantwortung für die Arbeit damit liegt in jedem Fall bei den Anwendern selbst.

Für die Inhalte der im Buch angegebenen externen Webseiten übernehmen wir trotz sorgfältiger inhaltlicher Prüfung keinerlei Haftung. Für die Inhalte dieser Seiten sind ausschließlich deren Betreiber verantwortlich.

5. Auflage 2024

Erschienen bei: North Atlantic Books, Berkeley/California & The Trauma Center at Justice Resource Institute, Inc., Boston/MA
Titel der amerikanischen Originalausgabe: *Overcoming Trauma through Yoga. Reclaiming Your Body*
Übersetzung aus dem Amerikanischen: Theo Kierdorf & Hildegard Höhr, Köln
Umschlaggestaltung: Mareile Gropengießer, Paderborn
Coverfoto: © shaiith – Fotolia.com
Satz: SpaceType, Köln

ISBN 978-3-9813389-4-2

Bibliographische Information der Deutschen Nationalbibliothek
Die Deutsche Nationalbibliothek verzeichnet diese Publikation in der Deutschen Nationalbibliografie; detaillierte bibliografische Daten sind im Internet über *http://dnb.d-nb.de* abrufbar.

Inhalt

Wir widmen
dieses Buch allen
Traumaüberlebenden
überall.

Dank

Ich danke Richard Grossinger und Lindy Hough vom Verlag *North Atlantic Books*, die so gütig und großzügig waren und an unser Projekt geglaubt haben. Speziell danke ich Jessica Sevey und allen übrigen an der Fertigstellung dieses Buches persönlich beteiligten Mitarbeitern des Verlages *North Atlantic Books* – einer phantastischen, geduldigen und äußerst kompetenten Gruppe! Dana Moore, Jodi Carey und Jenn Turner danke ich für ihren besonderen Beitrag zur Entwicklung des Yogaprogramms des *Trauma Center*, und auch all den anderen wundervollen Yogalehrern, die an diesem Programm mitarbeiten, sei gedankt. Von ganzem Herzen danke ich Bessel A. van der Kolk, einem begeisterten Verfechter der Nutzung von Yoga in der Traumatherapie, den ich mit Stolz einen »Lehrer« nenne. Weiterhin möchte ich allen Mitarbeitern des *Trauma Center* danken, darunter insbesondere Joseph Spinazzola, Margaret Blaustein und Ritu Sharma. Sie alle haben das Yogaprogramm durch ihre ungeheure Intelligenz und Großzügigkeit unterstützt und gefördert. Schließlich danke ich auch meiner Familie, insbesondere Mandy und Hazen, und meinen Freunden, die mich während meiner Arbeit an diesem Buch alle wunderbar unterstützt haben und die mir einen Grund geben, jeden Morgen aufzustehen.

— David Emerson

Ich danke meinen Mentoren und Kollegen vom *Trauma Center* dafür, daß sie mir geholfen und mich unterstützt haben, während ich mich mit den Eigenarten der Traumabehandlung vertraut machte, und daß sie mir eine berufliche Heimat gegeben haben. David danke ich für seine ruhige Präsenz, seinen Enthusiasmus und seine Freundlichkeit in seiner Rolle als Leiter unseres Yogaprogramms. Danken möchte ich auch den Therapeuten und Yogalehrern, die an unseren Workshops teilgenommen haben, sowie den Frauen und Männern, die in unseren Kursen Yoga geübt haben; sie alle haben uns großzügig mitgeteilt, was sie bei der gemeinsamen Arbeit erlebt haben, und sie haben uns viele wichtige Anregungen gegeben. Ganz besonders danke ich auch Joseph Spinazzola, dem Geschäftsführer des *Trau-*

ma Center, der wichtige Beiträge zu unserem Manuskript geleistet und dieses Projekt von Anfang bis Ende unterstützt hat. Und schließlich danke ich meinen Klienten, die soviel Stärke und Resilienz gezeigt haben und die meine größten Lehrer sind.

— ELIZABETH HOPPER

Zum Geleit

Yoga wird in der Welt des Ostens seit Tausenden von Jahren geübt, und diejenigen, die sich dieser Praxis widmen, haben über zahlreiche positive Auswirkungen berichtet – über körperliche, emotionale und spirituelle. Doch bis vor kurzem lagen über derartige Wirkungen der Yogapraxis keine wissenschaftlich fundierten Berichte vor. Nachdem Bessel A. van der Kolk nun eingehende Untersuchungen über die Wirksamkeit des Yoga und insbesondere über die positiven physiologischen Wirkungen dieser Übungsmethode im Rahmen von Traumabehandlungen durchgeführt hat, eröffnet sich dieser zeitlosen Lehre ein wichtiger neuer Anwendungsbereich. Dies ist insofern kaum überraschend, als eine Gemeinsamkeit aller Traumata die Entfremdung vom Körper und die Unterbrechung der Verbindung zu ihm ist, einhergehend mit einer Verringerung der Fähigkeit, im Hier und Jetzt präsent zu sein. Tatsächlich haben auch bisher schon einige Traumatisierte an Yogakursen teilgenommen. Viele andere hingegen würden kaum damit fertig, wenn sie sich in einem Raum voller Menschen befänden, die tief atmen, schwitzen, Mantren rezitieren und sich in recht schwierig wirkende Körperhaltungen hineinzwingen.

Mit dem vorliegenden, wegweisenden Buch schließen die Autoren diese Lücke und bieten Traumatisierten eine sanfte, Schritt für Schritt erklärte und äußerst behutsame Yogamethode an, die auf ihre speziellen Bedürfnisse genau abgestimmt ist. Sie helfen ihnen, eine Yogapraxis zu entwickeln, die sie gefahrlos selbständig zu Hause fortsetzen können. Das Buch *Trauma-Yoga* beginnt mit einer gut verständlichen, korrekten und informativen Beschreibung der Wesensmerkmale eines (psychischen) Traumas. Dabei werden einige falsche Vorstellungen über Traumata korrigiert, und es wird auf die Bedeutung von Verständnis und Mitgefühl für die eigene Person hingewiesen. Anschließend helfen die Autoren dem Leser, sich dem Erleben des gegenwärtigen Augenblicks anzuvertrauen, sie helfen ihm weiterhin zu lernen, Entscheidungen zu treffen, die auf inneren Impulsen basieren, einen inneren Rhythmus zu entwickeln und sich in ihm zu bewegen, und positiv mit anderen zu interagieren.

In einem weiteren Teil des Buches werden Therapeuten zunächst dazu angeleitet, selbst Yogaübungen auszuführen und diese in ihre therapeutische Arbeit einzubeziehen.

Im letzten Teil finden Yogalehrer eine Anleitung zur Durchführung traumabewußter Yogakurse. Es wird erläutert, wie sie eine sichere Umgebung schaffen können, indem sie sich einer einladenden, Aufgeschlossenheit ausstrahlenden und akzeptierenden Sprache bedienen, die geeignet ist, das innere Erleben der Kursteilnehmer zu fördern. Außerdem wird beschrieben, welche Qualitäten Yogalehrer entwickeln müssen, um mit Traumatisierten effektiv arbeiten zu können. Die Autoren geben wertvolle Ratschläge darüber, was zu tun ist, wenn durch bestimmte Yogahaltungen und Atemmuster Traumareaktionen ausgelöst werden. Dadurch wird das Risiko einer erneuten Traumatisierung infolge des Übens erheblich verringert, und die Wahrscheinlichkeit einer vollständigen Heilung wird vergrößert.

David Emerson und Elizabeth Hopper berücksichtigen alle diese Aspekte traumabewußter Yogaarbeit, da ihnen die Perspektiven eines erfahrenen Yogalehrers und einer ebenso erfahrenen Traumatherapeutin zur Verfügung stehen. Weil dieses Buch die Weisheit des Körpers nutzt und in die Traumabehandlung einbezieht, ist es ein wunderbarer Ratgeber und Begleiter für alle, die sich mit Hilfe von Yoga auf die Reise zur Genesung vom Trauma zur Ganzheit begeben wollen. *Trauma-Yoga* ist ein Geschenk für alle, die genesen und ihr Leben zurückerobern wollen.

— PETER A. LEVINE, PH. D.,
Autor von *Trauma-Heilung* und *Sprache ohne Worte*

Vorwort

In der Graduate School sagte einer meiner Mentoren etwas, das mir als außerordentlich wichtig erschien. Er sprach über die Psychoanalyse, aber nach meiner Auffassung bezog sich seine Äußerung auf das Leben insgesamt. Er sagte: »Das Ziel der Psychoanalyse ist es, den Patienten zu helfen, die Realität anzuerkennen, zu erleben und zu ertragen.«

Die Realität anerkennen, erleben und ertragen. Genau! Ich fand, daß jedes dieser drei Wörter absolut ins Schwarze traf. Doch am meisten interessierte mich damals das letzte: ertragen. Er hatte etwas ausgedrückt, das ich bereits wußte: daß die Realität unseres Erlebens auf diesem Planeten manchmal schwer zu ertragen ist.

Ich hatte dies noch nie jemanden so direkt sagen hören. Und ehrlich gesagt fühlte ich mich sehr erleichtert darüber zu hören, daß es auch anderen schwerfiel, das Leben zu ertragen.

Menschen sind zarte Wesen. Wir werden mit offenen Herzen geboren. Und manchmal werden unsere offenen Herzen mit Situationen konfrontiert, an denen wir zerbrechen. Wir erleben manchmal Dinge, die unserem Gefühl der Sicherheit, einer verläßlichen Ordnung, der Berechenbarkeit und des Rechts so zuwiderlaufen, daß wir damit nicht mehr fertig werden – daß wir nicht mehr in der Lage sind, Dinge zu integrieren, und schlicht und einfach unfähig, so weiter zu machen wie bisher. Unfähig, die Realität zu ertragen. Diese Art von Erlebnissen, die uns zutiefst erschüttern, nennen wir Traumata. Niemand von uns ist gegen sie immun.

Ein Trauma kann die Folge eines überwältigenden oder gewalttätigen körperlichen Erlebnisses oder problematischer psychischer und emotionaler Erlebnisse sein. Seine Wirkung kann uns plötzlich und dramatisch treffen, sie kann aber auch das Resultat allmählicher und unablässiger Verletzungen unseres Selbstwertgefühls sein. Manchmal ist uns nicht einmal klar, daß wir ein Trauma erleben, bis Wochen, Monate oder sogar Jahre vergangen sind. Der Schaden, den ein Trauma anrichtet, kann unmerklich und schleichend eintreten.

Ich habe meine ganze Kindheit in einer Familie verbracht, deren Leben stark von Traumafolgen geprägt war – und doch waren wir uns der Existenz eines solchen Traumas kaum bewußt. Mein Vater hatte wie die Väter so vieler meiner Freunde im

Zweiten Weltkrieg gekämpft. Er, der gerade das College abgeschlossen hatte, ein hochbegabter Student, freundlich, sensibel, gutaussehend und von einnehmendem Wesen, befand sich im zarten Alter von 22 Jahren auf den Schlachtfeldern Siziliens und Italiens wieder, ohne auch nur ausreichend auf einen solchen Einsatz vorbereitet worden zu sein. Und in seinem ganzen weiteren Leben wurde er durch das, was er dort erlebt hatte, gepeinigt.

Wie mein Bruder und meine Schwestern erkannte auch ich die vergiftende Wirkung des Traumas, das er erlebt hatte, erst nachträglich. Als Kindern fiel uns nur auf, daß unser Vater, sobald im Fernsehen ein Kriegsfilm gezeigt wurde, schweigend aufstand und den Raum verließ. Wir fanden ihn dann stets auf der Terrasse hinter unserem Haus, eine Zigarette rauchend und den Blick auf einen Punkt in mittlerer Entfernung gerichtet. Später erfuhren wir, daß er sich während des Krieges heldenhaft verhalten hatte. Aber er sprach nie über diese Dinge. Er konnte es nicht. Er fand einfach keine Worte, um das, was er erlebt hatte, zu beschreiben. Irgend etwas in seinem Inneren, etwas, das dem Herzen sehr nahe war, war zerstört worden. Sein Leiden berührte uns alle. Und vielleicht war das Schwierigste an dem, was wir als Familie erlebten, daß unser gemeinsames Trauma nie als solches erkannt und benannt worden war. Es wurde nie darüber gesprochen. Es war unsichtbar.

Wir können uns glücklich schätzen, daß wir heute in einer Zeit leben, in der solche Leiden benannt werden. Im Laufe der letzten 25 Jahre hat eine ganze Armee von Experten – Psychologen, Sozialarbeitern, Ärzten, Krankenpflegern, Neurowissenschaftlern und Sozialwissenschaftlern – angefangen, dem durch Traumata verursachten Leiden auf den Grund zu gehen und genau zu untersuchen, wie dieses Phänomen beschaffen ist. Und wie man es vielleicht heilen könnte.

Jahrzehnte wissenschaftlicher Forschung haben erstaunliche Resultate zutage gefördert. Und eines der interessantesten unter ihnen ist, daß wir heute immer besser verstehen, wie Traumata den Körper beeinflussen. Uns ist mittlerweile klar, daß Traumata ihre schädigende Wirkung *im Körper* entfalten.

Wenn wir ein Trauma erleben, werden die Alarmsysteme unseres Körpers aktiviert und lassen sich danach nie mehr völlig ausschalten. Wir erleben dann, wie schmerzhaft es ist, daß wir uns nie mehr richtig entspannt und behaglich fühlen können, weil unser Gehirn die Umgebung ständig auf Gefahren und Überlebensmöglichkeiten hin prüft. Unser innerer Wachposten ist ständig in Alarmbereitschaft. Wir können nicht schlafen. Unser Vertrauen darauf, daß alles seine Richtigkeit hat, ist zerstört. Und das Schlimmste ist, daß für diejenigen unter uns, die traumatisiert worden sind, der Körper zu einer Art fremder Macht wird. Wir nehmen ihn als unbekannt, unvorhersehbar, unzuverlässig und sogar als »den Feind« wahr.

Doch unsere heutige Sicht dessen, wie unser Körper auf Traumata reagiert, umfaßt eine ermutigende Neuigkeit. Es ist möglich, direkt auf den Körper einzuwirken, wenn er sich im schwierigen Zustand der Übererregung befindet. Wir wissen heute, daß wir das körpereigene Alarmsystem bewußt und systematisch beeinflussen und es auch herunterregulieren können.

Ich habe mit eigenen Augen gesehen, daß verschiedene Arten körperorientierter Interventionen dramatische Resultate zu erzielen vermögen – doch keine von diesen eignet sich hierfür besser als physische Yogaübungen. Diese sind ein Bestandteil eines alten Systems, das der Auseinandersetzung mit dem menschlichen Leiden diente – und zwar konkret im Körper, also dort, wo dieses Leiden sich manifestierte.

Seit ich erwachsen bin, habe ich mich fast durchgehend mit Yoga beschäftigt. Und ich habe festgestellt, daß Yoga auf Menschen, die unter den Nachwirkungen eines Traumas leiden, sehr heilend wirkt.

Yogis haben schon früh erkannt, daß das körperliche Leiden zwei Hauptwurzeln hat. Die eine ist das Verlangen und seine vielen Folgen: Gier, Haben-wollen, Festhalten, Anklammern, Sucht. Die andere wichtige Wurzel des Leidens ist Aversion: Angst/Furcht, Entsetzen, Haß, Vermeiden, Wut, Groll. Ein Trauma ist ein aversiver Zustand *par Excellence* – ein fest verdrahteter, anhaltender aversiver Zustand. Yogis, die sich über die Jahrhunderte intensiv der Yogaübung gewidmet haben, lernten, nach innen zu gehen und die Schalter zu betätigen, die Furcht, Entsetzen und Aversion zu beeinflussen vermögen, bei Haß und Groll die Lautstärke zu verringern und systematisch an der Wiederherstellung von angenehmen Gefühlen zu arbeiten.

Während der letzten zehn Jahre haben die führenden Trauma-Experten Amerikas angefangen, Yoga in die Traumabehandlung einzubeziehen. Das *Kripalu Institute for Extraordinary Living*, dessen Leiter ich bin, führt heute einige sehr komplexe Untersuchungen über die Auswirkungen von Yoga auf Traumata durch.

Und wir haben das große Glück, nun über dieses ausgezeichnete Buch zu verfügen, das seinen Lesern eine gründliche Auseinandersetzung mit dieser interessanten Thematik ermöglicht. David Emerson und Elizabeth Hopper vermitteln uns einen praxisnahen und umfassenden Einblick in die vielen Möglichkeiten, Yogatechniken zur Behandlung komplexer traumatischer Prozesse einzusetzen. Ihr Buch beschreibt auf gut verständliche und plausible Weise, wie Traumata mit Hilfe von Yoga behandelt werden können. Es wird tausenden Betroffenen auf sehr praxisnahe Weise Hoffnung geben und sich als wichtiger Ausgangspunkt für einen völlig neuen Zweig der Traumaforschung erweisen. *Trauma-Yoga* ist ein sehr wichtiger und zeitgemäßer Beitrag zur Traumatherapie und zur Yogapraxis, und ich empfehle Ihnen wärmstens, es zu lesen.

— STEPHEN COPE, MSW
Leiter des *Kripalu Institute for Extraordinary Living* und
Autor des Buches *Yoga and the Quest for the True Self*

Einführung

Es muß viele verschiedene Dinge geben, die Menschen dazu inspirieren, sich regelmäßig der Yogaübung zu widmen. Am *Trauma Center* brachte uns ein ziemlich eigentümlicher Anlaß dazu, uns mit Yoga zu befassen. Denn wie bringt man einem eigentlich ziemlich konventionellen Menschen nahe, längere Zeit auf einem Bein zu stehen, während seine Finger gleichzeitig in die Luft weisen, oder sich hin und wieder auf den Boden zu legen und die Haltung eines glücklichen Babys nachzuahmen?

Irgendwann um 1999 lernten wir einen neuen biologischen Marker kennen, die so genannte Herzratenvariabilität (HRV). Kurz vorher hatte man festgestellt, daß man mit Hilfe der HRV die Integrität des Arousal-Systems messen kann, das im ältesten Teil des Gehirns liegt, dem Hirnstamm. Bei Menschen mit einer guten Arousal-Regulation ist die HRV gewöhnlich robust, was sich in ihrer Fähigkeit spiegelt, ihre Impulse und Emotionen in angemessener Weise unter Kontrolle zu halten. Dies spiegelt sich in einem rhythmischen Fluktuieren ihrer Herzfrequenz, die durch ihr Ein- und Ausatmen erzeugt wird. Bei Menschen, die leicht aus dem Gleichgewicht geraten, ist die HRV meist gering, und sie laufen Gefahr, viele verschiedene Krankheiten zu entwickeln, darunter Depression, Herzkrankheiten und Krebs.

Nachdem wir einige Monate lang EKGs unserer traumatisierten Patienten gesammelt hatten, reichte unser Untersuchungsmaterial aus, um einigermaßen verläßlich den Schluß ziehen zu können, daß die HRV bei ihnen ungewöhnlich gering war. Dies könnte erklären, warum Traumatisierte so empfindlich schon auf geringen Streß reagieren und weshalb sie so anfällig für eine Vielzahl körperlicher Krankheiten sind. Abgesehen von unserem wissenschaftlichen Interesse spielte bei der Klärung dieser Frage auch ein persönliches Interesse eine Rolle. Im Rahmen unserer Experimente mit der HRV maßen wir auch die Integrität unserer eigenen Regulationssysteme im Hirnstamm, und so entdeckte ich, daß meine eigene HRV auch nicht annähernd verläßlich genug war, um mir langfristig körperliche Gesundheit garantieren zu können. Somit gab es für mich einen doppelten Anreiz, nach Möglichkeiten zur Verbesserung der HRV zu suchen, nämlich einerseits den, unsere Patienten vor Kontrollverlusten und Krankheiten zu schützen, als auch den, nach einer Möglichkeit zu suchen, positiv auf meine eigene soeben diagnostizierte Dysregulation im Hirnstamm einzuwirken.

Als nächstes suchten wir im Internet nach Hinweisen auf Untersuchungen über irgendwelche Möglichkeiten zur Verbesserung der HRV. Google verwies auf 17 000 Yoga-Websites, auf denen behauptet wurde, die Yogaübung verbessere die HRV. Doch als ich nach Untersuchungen fahndete, die diese These belegt hätten, lieferte die Google-Suche keinerlei Resultate. Yogis mögen zwar eine wunderbare Methode entwickelt haben, die Menschen zu helfen vermag, ihr inneres Gleichgewicht zu wiederzufinden, doch um die wissenschaftliche Erforschung der verschiedenen Behauptungen darüber, was Yoga kann und nicht kann, ist es schlecht bestellt.

Einige Tage nachdem wir begonnen hatten, darüber nachzudenken, wie sich die HRV von Menschen verbessern ließe, trat David Emerson durch die Eingangstür des *Trauma Center*. Er stellte sich als Yogalehrer vor, der in einem Behandlungszentrum für Kriegsveteranen in der Nähe gearbeitet und dort für die traumatisierten ehemaligen Soldaten eine modifizierte Form von Hatha-Yoga entwickelt hatte. Dave fragte, ob wir interessiert seien, mit ihm zusammen an einer Untersuchung über die Wirkung von Yoga auf die Behandlung Posttraumatischer Belastungsstörungen (PTBS) zu arbeiten. Die direkte Folge war, daß wir uns nach einem Raum für Yogakurse umschauten und uns überlegten, wie man die Wirkung von Yoga auf eine PTBS messen könnte. Infolge unserer gemeinsamen Bemühungen entstand eines der erfreulichsten Programme, die bisher am *Trauma Center* entwickelt worden sind. Unsere Erfahrungen mit Yoga wurden zu einem wichtigen Argument für die Plausibilität unserer These, daß es zwingend erforderlich ist, ein positives Verhältnis zu den eigenen Körperempfindungen zu entwickeln, um die Nachwirkungen traumatischer Erlebnisse aufzulösen.

Warum lieferte Yoga uns einen wichtigen Schlüssel zur Klärung der Frage, wie traumatische Belastungen überwunden werden können? Durch unsere Arbeit mit traumatisierten Kindern und Jugendlichen war uns klar geworden, daß Angriffe auf das körperliche und psychische Wohl die Fähigkeit von Menschen, sich selbst zu schützen, außer Funktion setzen können. Unser Körper ist dazu programmiert, auf physische Gefahren automatisch mit Kampf oder Flucht zu reagieren. Traumatisch wird ein Erlebnis, wenn diese natürliche Kampf- oder Fluchtreaktion nicht funktionsfähig ist. Wenn jemand Sie angreift, und Sie merken, daß Sie das Unvermeidliche nicht abwenden können, kann das dem Selbstschutz dienende System in seiner Funktionalität so gestört werden, daß es später bei relativ geringfügigen Irritationen zu einer unverhältnismäßigen Aktivierung von Kampf-/Flucht-Reaktionen kommt und der Betroffene nie mehr ein Gefühl der Sicherheit und Entspanntheit empfindet.

Der Geist schaltet während eines traumatisierenden Erlebnisses gewöhnlich ab, doch die körperlichen Empfindungen, die mit der Immobilisierung und dem Gefühl der Hilflosigkeit verbunden sind, bewahren die Erinnerung an jenen Zustand absoluter Einflußlosigkeit auf das eigene Leben in Zukunft: Das Schicksal von Traumatisierten gelangt in unerträglichem emotionalem Schmerz und den damit verbundenen somatischen Empfindungen zum Ausdruck.

Das tiefgehendste Vermächtnis eines Traumas könnte jenes zeitlose Gefühl unerträglicher körperlicher Empfindungen sein: von erstickenden Druckempfindungen in der Brust, quälenden Spannungen in den Schultern und brennenden Schmerzen im Bauch, verbunden mit der Überzeugung, es sei völlig unmöglich, gegen diese ständigen unerträglichen Begleiter auch nur das Geringste zu unternehmen. Der Körper ist in solchen Fällen kein Verbündeter auf dem Weg zur Genesung mehr, sondern der Feind schlechthin. Viele Traumatisierte lernen, über das, was sie erlebt haben, eine Geschichte zu erzählen, so daß Freunde und Verwandte verstehen können, weshalb sie so verängstigt, wütend oder außer Kontrolle sind; doch ihr eigentliches Problem ist, daß sie sich innerlich nicht sicher fühlen – ihr eigener Körper ist für sie zur Zeitbombe geworden. Für sie ist es nicht in Ordnung, sich so zu fühlen, wie sie sich fühlen, und zu wissen, was sie wissen, weil ihr Körper für sie zum Bewahrer von Schrecken und Entsetzen geworden ist.

Unser entstehendes Yogaprogramm, das sich zunächst darauf konzentrierte zu untersuchen, ob Yoga tatsächlich die HRV zu beeinflussen vermochte (was wir belegen konnten), half uns, allmählich herauszufinden, daß Yoga Traumatisierten ermöglichen kann, in ihrem gequälten Körper wieder heimisch zu werden. Eine meiner Patientinnen, Anna, war in der Zeit zwischen ihrem dritten und siebten Lebensjahr von ihren beiden Eltern auf entsetzliche Weise sexuell mißbraucht worden. Noch als Erwachsene versuchte sie, mit ihren Erinnerungen an die Mißbrauchserlebnisse fertig zu werden, indem sie ihren Geist jedesmal »abschaltete«, wenn sie mit Meinungsverschiedenheiten und anderen Zwistigkeiten konfrontiert wurde. Sobald sie das Gefühl bekam, die Dinge würden ihr über den Kopf wachsen, verschaffte sie sich Erleichterung, indem sie sich mit einer Rasierklinge tief in den eigenen Körper schnitt. Nachdem sie schon jahrelang mit Hilfe verschiedener Arten von Psychotherapie versucht hatte, ihren Zustand zu verbessern, kam sie schließlich zu mir, und ich empfahl ihr, sich darauf einzulassen, durch die Teilnahme an unserem Yogaprogramm eine liebevollere Beziehung zu ihrem eigenen Körper zu entwickeln. Nach den ersten beiden Kurssitzungen schrieb sie mir:

> Ich weiß zwar nicht, warum Yoga mich so ängstigt, aber ich weiß, daß diese Methode für mich zu einer ungeheuer wichtigen Quelle der Heilung werden wird; deshalb arbeite ich an mir, um diesen Versuch wagen zu können. Beim Yoga geht es darum, nach innen statt nach außen zu schauen und dem eigenen Körper zuzuhören. Und ein großer Teil meiner Überlebensbemühungen war darauf gerichtet, genau dies niemals zu tun. Als ich heute zum Yogakurs ging, raste mein Herz, und ein Teil von mir wäre am liebsten auf der Stelle umgekehrt; aber es gelang mir, einfach so lange einen Fuß vor den anderen zu setzen, bis ich die Tür erreichte und den Übungsraum betrat. Nach dem Kurs ging ich nach Hause und schlief vier Stunden lang. Als ich im Laufe der Woche zu Hause die Yogaübungen ausführte, tauchte in mir der Satz auf: »Dein Körper hat dir Dinge zu sagen.« Darauf antwortete ich mir selbst: »Ich werde versuchen zuzuhören.«

Anna kommt einmal wöchentlich zu mir zur Therapie, doch in der Zwischenzeit bleiben wir über eMail in Kontakt, und sie berichtet mir laufend, wie es ihr geht. Nachdem sie schon einen Monat an dem Yogakurs teilgenommen hatte, schrieb sie mir:

> Ich habe mit David ein wenig darüber gesprochen, wie ich mich dazu zwinge, in die Teile meines Körpers hineinzuatmen, die gefoltert worden sind, wenn ich zunächst automatisch zu verhindern versuche, daß der Atem in diese Bereiche vordringt. Als ich heute beim Yoga Haltungen geübt habe, welche die Hüftregion öffnen sollen, habe ich versucht, den Atem beidseitig in meinen Rumpf zu schicken. Ich habe gespürt, wie angespannt ich dort war, und ein Teil von mir sagte zu meinem Körper, es tue mir leid, daß ich ihn das ganze Leid allein tragen ließe. Dann plötzlich fühlte ich mich, als ob ich mich im Inneren meines Körpers befände, und ich spürte, wie ich von meinem Vater mißbraucht wurde, aber diesmal spürte ich es von innen, nicht von außen. Ich sah, wie es geschah. Ich spürte keinen Schmerz und hatte keine besonders große Angst, aber ich sah genau, was geschah, und ein Teil von mir akzeptierte es, als würde er zu sich selbst sagen: »Ja, es ist wirklich passiert.« Verstehen Sie, was ich sagen will? Auf eine merkwürdige Art fühlte sich dies wie eine Bewegung an, die mich weiter brachte, nicht wie eine Bewegung zurück. Dieses Yoga ist irre.

Wenn Menschen ein Trauma im Rahmen einer herkömmlichen Psychotherapie zu bewältigen versuchen, beschränken sie sich gewöhnlich darauf, über das, was in der Vergangenheit passiert ist, zu berichten. In ihren Gesprächen mit ihren Therapeuten geht es meist darum, daß die Erinnerung an früher erlebte Schrecken bei ihnen Angst, Wut oder Lähmungsgefühle hervorrufen kann. Viele Menschen empfinden es als entlastend, wenn sie darüber sprechen können, daß sie, wenn sie bestimmte Bilder sehen, Geräusche hören oder Gerüche wahrnehmen, das Gefühl haben, ein damit assoziiertes Trauma erneut zu erleben. Doch traumabezogene Empfindungen werden nicht nur in Reaktion auf Umgebungsreize wiedererlebt, sondern können auch durch Empfindungen in der Tiefe unseres Körpers ausgelöst werden: durch die sensorischen Empfindungen, die durch Wut, sexuelle Erregung oder die Menstruation hervorgerufen werden; durch zärtliche Empfindungen einem bestimmten Menschen gegenüber; und durch Empfindungen, die mit dem Gefühl, zurückgewiesen oder nicht genügend geschätzt zu werden, verbunden sind.

Der vielleicht schwierigste Aspekt eines traumatischen Erlebnisses ist der Umgang mit den Triggern im eigenen Inneren. Das Trauma liegt in der Vergangenheit, doch der Körper reagiert weiter, als befände er sich immer noch in akuter Gefahr. Die inneren Trigger verwandeln die innere Welt in eine Art Minenfeld. Das Trauma selbst hat einen Anfang, eine Mitte und ein Ende; doch diese Trigger können zu jeder Zeit aktiv werden, wie ein Dieb in der Nacht, zu den ungünstigsten Zeitpunkten. Traumatisierte wissen zwar, daß sie sich eigentlich nicht so fühlen sollten, aber ihr Körper wird immer wieder von unerträglichen Empfindungen und Gefühlen heimgesucht. Deshalb fühlen sie sich völlig verrückt: In einem gewissen Sinne ist ihnen durchaus klar, daß die Gefahr vorüber ist, aber ihre inneren Empfindungen warnen sie weiterhin vor drohendem Unheil und quälen dadurch ihren Körper. Erneut in der Falle, reagieren sie mit Entsetzen, Wut und Hilflosigkeit.

Das Problem ist nicht nur das, was in unserem Geist oder auch in unserem Körper geschieht – das Trauma wirkt auf unser gesamtes Sein. Der Körperpsychotherapeut Thomas Hanna schreibt in seinem Buch *The Body of Life*:

> Wir können nicht hassen oder wütend sein ohne einen Organismus, der haßt und wütend ist. Wir können nicht lieben und hoffen und erwarten, ohne aktiv, bewegend, physiologisch zu lieben, zu hoffen und zu erwarten. Haß, Wut, Liebe und Hoffnung sind keine »psychischen Zustände«, die in einem »mentalen« Vakuum existieren; vielmehr handelt es sich um somatische Zustände in der Ganzheit eines lebenden Organismus.

Die meisten Menschen, die zu mir zur Behandlung kommen, verstehen es meisterhaft, ihre inneren Empfindungen und die ganze innere Welt ihres Körpers zu ignorieren. Viele Traumatisierte beschäftigen sich in ihrem Leben hauptsächlich damit, unerwünschte sensorische Empfindungen zu isolieren und zu neutralisieren – mindestens die Hälfte aller Klienten mit Traumata, die ich behandelt habe, hat versucht, ihre unerträgliche innere Welt mit Hilfe von Drogen oder Alkohol zu trüben. Viele dieser Menschen finden heraus, daß Selbstverletzungen wie etwa Schnitte die unangenehmen Empfindungen zu neutralisieren vermögen. Andere rasen auf Motorrädern herum oder gehen anderen hochriskanten Aktivitäten wie der Prostitution oder dem Glücksspiel nach, die ihnen, wie sie sagen, ein Gefühl vermitteln, etwas entscheiden zu können, oder ihnen zu einem lindernd wirkenden emotionalen »High« verhelfen.

Verletzte finden reflexartig eine Möglichkeit, sich physisch vor unerwünschten Botschaften an ihren Körper zu schützen, die Gefahren oder die Vernichtung ankündigen. Sie verhärten sich, um unerträgliche körperliche Empfindungen abzuwehren. Wenn Menschen ständig unter Angst leiden, verändert sich ihr Körper so, daß er sie vor dieser Angst irgendwie schützen kann. Das kann auf viele Arten geschehen, und viele Traumatisierte probieren im Laufe der Zeit unbewußt verschiedene dieser Möglichkeiten aus. Weil sie ständig fürchten, die Kontrolle zu verlieren, versteifen sie ihre Muskeln, und dies hindert sie, sich zu entspannen und sich dem Fluß der Dinge anzuvertrauen. Ihre Anspannung kann zu Muskelkrämpfen, Migränekopfschmerzen, Fibromyalgie und chronischen Schmerzen führen. Sobald die Probleme »medikalisiert« worden sind, entwickeln sie ein Eigenleben, insofern sie regelmäßige Arztbesuche, diagnostische Tests, medikamentöse Behandlungen und die Teilnahme an Rehabilitationsprogrammen erforderlich machen, die alle kaum in der Lage sind, die tatsächlich zugrundeliegenden Probleme zu beheben.

Ein Mensch, der hauptsächlich damit beschäftigt ist, sich auf den nächsten Angriff gefaßt zu machen, erzeugt wahrscheinlich auch einen ständigen Strom von Gedanken, die sich auf sein Überleben beziehen. Diese können von obsessiver Wut gegenüber realen und imaginären Angreifern bis hin zu unablässigen Sorgen über selbst verursachte Zurückweisung und über Verlassenwerden reichen. Solche Gedanken verstärken automatisch die Feedbackschleife mit der Physiologie des Körpers und mit dem Immunsystem, die beide dazu angeregt werden, permanent in einer Angriffs- oder Verteidigungshaltung zu verharren. Die unablässige Wiederholung rachsüchtiger Gedanken aktiviert die immer gleichen Muskeln und Drüsen unseres Körpers und bringt uns dazu, uns ständig mit Mißerfolg und Enttäuschung zu beschäftigen, die dadurch tief in die Gewebe unseres Körpers eingraviert werden, bis sie in einen Zustand allgemeiner Niedergeschlagenheit übergehen. Schon allein die ständige Beschäftigung mit Verletzungen, Elend, Unmut oder Entsetzen wirkt selbstschädigend.

Wenn Kinder aufwachsen, ohne gehört oder gesehen zu werden, so daß ihr physiologischer Zustand von den Menschen, deren nährende und regulierende Zuwendung sie brauchen, nicht gespiegelt wird – oder wenn Erwachsene immer wieder von unerträglichen körperlichen Empfindungen heimgesucht werden –, wird ihre lebendige Verbindung zu ihrem Körper unterbrochen. Ihre aus der Kindheit stammenden Prägungen ihrer eigenen Identität und derjenigen der Menschen, mit denen sie interagieren, bestimmen dann weiterhin bis ins Erwachsenenalter hinein unbewußt ihre Interaktionen mit anderen. Die ständig wiederholte Aktivierung von Schemata des Verlassenwerdens und Angegriffenwerdens verursacht dann Verwirrung bezüglich der Realität des Lebens und wird zur Quelle tagtäglichen Leidens, was die Betroffenen hindert, das Leben in seiner ganzen Fülle zu leben. Ihre Fähigkeit, Lust und Schmerz wahrzunehmen, zu verarbeiten und zu genießen oder zu ertragen, wird dadurch beeinträchtigt.

Menschen, die es nie erlebt haben, sicher gehalten zu werden, mangelt es an der viszeralen Erfahrung eines stillen Zentrums: an dem tiefen Gefühl, absolut in Ordnung und absolut in Sicherheit zu sein. Dies zeigte sich in unseren Yogastudien mit chronisch traumatisierten Frauen: Wir beobachteten, daß im Zustand vollkommener Entspannung am Ende einer Yogasitzung ihre Muskeln weiter zuckten, als würden sie immer noch gegen einen unsichtbaren Feind kämpfen. Wir haben es auch im Rahmen unserer immunologischen Untersuchungen beobachtet, in denen wir feststellten, daß das Immunsystem von Inzest-Überlebenden übermäßig stark aktiviert war, als schwebten sie in akuter Gefahr, durch Giftstoffe aus der Umgebung angegriffen zu werden. Unsere Untersuchungen zeigten, daß diese übermäßige Wachsamkeit gegenüber Gefahren die Frauen dieser Population für die Entwicklung von Autoimmunkrankheiten prädisponierte.

Eine der wichtigsten Erkenntnisse der aktuellen neurowissenschaftlichen Forschung ist, daß unser Selbstgefühl unmittelbar mit unserem Körper verbunden ist. Der Neurowissenschaftler Antonio Damasio hat gezeigt, daß in dem Gehirnbereich, der *Insel* genannt wird, Körperempfindungen in bewußtes Gewahrsein umgewandelt werden. Folglich ist das Bewußtsein im Grunde ein Produkt dessen, wie wir erlebte körperliche Empfindungen deuten. Gehirn-Scans Traumatisierter haben immer wieder eine verringerte Aktivierung der Insel und anderer mit der Selbstwahrnehmung assoziierter Gehirnbereiche erkennen lassen.

Die meisten Formen traditioneller Psychotherapie beschäftigen sich hauptsächlich mit der Wechselwirkung zwischen Emotionen und Denken, so wie es in dem

Satz »Wie fühlen Sie sich diesbezüglich?« zum Ausdruck kommt, den der Therapeut in Reaktion auf die Schilderung eines Ereignisses formuliert, oder: »Wir wollen darüber einmal reflektieren und schauen, wie wir es verstehen können«, wenn jemand auf etwas, das geschehen ist, aufgebracht reagiert. Steht ein Mensch unter starkem Streß, versucht eine herkömmliche Therapie herauszufinden, weshalb die betreffende Situation so belastend wirkt und was man tun kann, um diesen Zustand zu verändern. Die meisten Therapien spielen Veränderungen der inneren sensorischen Empfindungen von Klienten, also die Essenz der organismischen Reaktionen, herunter oder ignorieren sie: die emotionalen Zustände, die sich in der chemischen Beschaffenheit des Körpers, im Zustand der Viszera eines Menschen und in den Kontraktionen der gestreiften Muskeln des Gesichts, der Kehle, des Rumpfes und der Gliedmaßen niederschlagen. Doch auf dieser Ebene gelangt im »Theater des Körpers« das Trauma weiterhin zum Ausdruck. Deshalb müssen wir Traumatisierten körperliche und sensorische Erlebnisse ermöglichen, die ihren Körper aufschließen und »entblockieren«, die Funktionsfähigkeit ihrer Kampf-/Fluchtreaktionen wiederherstellen, ihren Empfindungen Raum geben, ihr inneres Erleben unterstützen und die Entwicklung neuer Handlungsmuster fördern.

Meine Freundin Diana Fosha hat darauf hingewiesen, daß Menschen ihre grundlegende Einstellung zum Leben nur verändern können, wenn sie in der Lage sind, viszerale Empfindungen zu ertragen. Veränderung hängt demnach von der Fähigkeit ab, Emotionen direkt und tief zu erleben. Ist unser Zugang zu zentralen Erlebnissen blockiert oder anderweitig gestört, sind wir nicht in der Lage, uns mit unseren wichtigsten psychischen Prozessen auseinanderzusetzen.

Wenn Menschen lernen, gefürchtete körperliche Empfindungen zu tolerieren und ihnen aus einer Haltung der Neugierde heraus entgegenzutreten, vermittelt ihnen dies das Gefühl, ein Problem gemeistert zu haben. Das viszerale Erlebnis des Meisterns, das Emotionen und Empfindungen umfaßt, erschließt neue Ressourcen, Energiequellen und die Fähigkeit zu effektivem Handeln. Somatisches Erleben in Verbindung mit dem intuitiven Wissen, daß es einen natürlichen Fluß in die Emotionen hinein und aus ihnen heraus gibt, regt den Appetit auf noch tiefere Formen des Erlebens an.

Anna lernte allmählich, entsetzliche Erinnerungen zu ertragen, ohne sich von ihnen überwältigen zu lassen. In den ersten beiden Jahren ihrer Therapie brachten überwältigende Gefühle der Angst, Scham und Demütigung sie dazu, sich zu verschließen und sprachlos zu reagieren – sie bedeckte dann ihre Augen mit den Händen, und ihre Beine begannen unkontrollierbar zu zittern. Heute kann sie Dinge ungehindert wahrnehmen, neugierig sein und beobachten.

Yoga ist ein Bestandteil des allgemeinen Heilungsprozesses. Wenn ein Mensch die Worte zu finden vermag, die es ihm ermöglichen herauszufinden, was geschehen ist, und wenn er seine Erinnerung räumlich und zeitlich einordnen kann, wird er dadurch von der Tyrannei des erzwungenen unablässigen Wiedererlebens seines Traumas in der Gegenwart befreit. Doch nur wenn er sich an die Vergangenheit erinnern kann, ohne daß sein Körper gezwungen ist, das Geschehene erneut zu durchleben, kann man wirklich von einer Genesung sprechen.

— Bessel A. van der Kolk, MD
Gründer und medizinischer Leiter des
Trauma Center am Justice Resource Institute

1 Den Körper zurückgewinnen

> Ziel der PTBS-Behandlung ist es, den Betroffenen zu helfen, in der Gegenwart zu leben, ohne irrelevante Forderungen zu spüren, die der Vergangenheit zuzurechnen sind, oder sich ihnen entsprechend zu verhalten.[1]
>
> — Bessel A. van der Kolk

Die meisten Menschen haben in ihrem Leben irgendwelche Traumata erlebt: in Form von häuslicher Gewalt, sexuellen Übergriffen, Kriegserlebnissen und vielen anderen Arten schwieriger Erlebnisse. Einige von uns haben Unfälle, Naturkatastrophen, interpersonale Gewalt und Mißbrauch, Traumata infolge von medizinischen Behandlungen oder traumatische Verluste erlebt, während andere nur indirekt mit Traumata konfrontiert wurden, weil Freunde oder andere ihnen nahe stehende Menschen sie erlebt haben.

Manchmal machen Traumata es uns unmöglich, mit Problemen fertig zu werden, und die infolge dessen auftretenden Symptome können sehr belastend wirken. Beispielsweise können Einschlafstörungen entstehen, oder wir werden von Albträumen geplagt und wachen mitten in der Nacht in einem Zustand des Entsetzens auf. Vielleicht werden wir von immer wieder auftauchenden Traumaerinnerungen heimgesucht und versuchen unter erheblichem Energieaufwand, Gedanken an solche Erlebnisse zu vermeiden. Oder wir ringen mit negativen Gedanken über uns selbst oder haben Probleme in unseren Beziehungen.

Das vorliegende Buch ist für Menschen gedacht, die die verheerenden Auswirkungen von Traumata erlebt haben, sowie für jene, die als Lehrer oder Therapeuten mit Traumatisierten arbeiten, um ihnen zu helfen, ihre Probleme zu überwinden. Wir beabsichtigen, ihnen allen einige sehr direkt wirkende und zum Handeln ermunternde Übungen anzubieten, die Traumatisierte nutzen können, sofern sie selbst dies für möglich halten. Wir werden im vorliegenden Buch viele Übungen vorstellen, und wir hoffen, daß unsere Leser alle unter diesen, die ihnen als interessant erscheinen, ausprobieren. Insofern ist das Buch ein Übungshandbuch.

Außerdem halten wir für Traumatherapeuten und Yogalehrer einige spezielle Informationen bereit, weil wir ihnen das nötige Rüstzeug für die Nutzung von Yogaübungen bei der Behandlung Traumatisierter vermitteln wollen. Wir hoffen, daß sich die Leser durch unsere Beschreibung animieren lassen, die Übungen selbst auszuführen und sich über das so Gelernte mit ihren Therapeuten oder Helfern austauschen, um einige der Übungen später auch im Rahmen ihrer Arbeit mit diesen ausführen zu können.

Da Traumata heute so verbreitet sind, sehen sich viele Menschen gleich mehrfachen Gefährdungen ihrer körperlichen und emotionalen Sicherheit ausgesetzt. Nehmen Sie sich ein wenig Zeit, um sich folgende statistische Resultate zu vergegenwärtigen: Nach einer landesweiten Studie über die Verbreitung von Mißbrauch/Mißhandlungen und Vernachlässigung erleben in den USA jedes Jahr fast drei Millionen Kinder – also eines von 25 Kindern – irgendeine Form von Gefährdung, und fast zwei Drittel dieser Kinder erleiden direkt körperliche Mißhandlungen sowie sexuellen oder emotionalen Mißbrauch. Und in jedem beliebigen Jahr erleben mehr als zwei Millionen Kinder schwerwiegende körperliche oder emotionale Vernachlässigung.[2] Kürzlich wurde nachgewiesen, daß emotionale Vernachlässigung für ein Kind ebenso schädlich sein kann wie körperliche Mißhandlungen oder sexueller Mißbrauch.[3] Wenn ein Kind 18 Jahre alt wird, liegt die Wahrscheinlichkeit, daß es direkt interpersonale oder kommunale Gewalt erlebt hat oder noch erlebt, bei ungefähr eins zu vier.[4]

Viele dieser Kinder leiden unter den unmittelbaren Folgen solcher Einflüsse, beispielsweise in Form von Einschlafschwierigkeiten, Konzentrationsproblemen in der Schule, Schwierigkeiten, sich zu beruhigen, und Problemen in Beziehungen zu Gleichaltrigen. Doch die volle Wirkung von Kindheitstraumata tritt häufiger erst in späteren Jahren zutage, in der Adoleszenz und im Erwachsenenalter.[5] Deshalb nehmen Erwachsene häufig fälschlich an, ein Kind, das ein Trauma erlebt habe, sei ungeschädigt davongekommen, nur weil bei ihm nicht sofort deutliche Belastungssymptome oder Beeinträchtigungen aufgetreten seien.

Interpersonale Gewalt und Mißbrauch/Mißhandlungen grassieren auch im Erwachsenenalter. Nach einer Studie des *National Institute of Justice* und der *Centers for Disease Control* berichten fast ein Fünftel der Frauen und einer von 33 Männern, sie hätten im Laufe ihres Lebens entweder einen Vergewaltigungsversuch oder eine Vergewaltigung erlebt. Jedes Jahr werden in den USA etwa 1,3 Millionen Frauen und 835 000 Männer von einem Intimpartner körperlich angegriffen.[6] Nach einem Bericht des *Surgeon General* ist häusliche Gewalt die Hauptursache für Verletzungen bei Frauen im Alter zwischen 15 und 44 Jahren. Demnach kommen Vorfälle dieser Art häufiger vor als Autounfälle, Raubüberfälle und Todesfälle infolge von Krebserkrankungen zusammen.

Abgesehen von ihrer Verursachung durch interpersonale Gewalt können Traumata auch durch Unfälle, Kriegsereignisse, Krankheiten und medizinische Eingriffe, den Tod geliebter Menschen, Naturkatastrophen und viele andere Arten von Ereignissen entstehen. Außerdem erleben Menschen oft sogenannte »vikariierende« (stellvertretende) Traumatisierungen, wenn sie von einem traumatischen Ereignis hören oder sogar Augenzeugen desselben werden (aber nicht direkt davon betroffen sind), oder weil ihnen klar ist, daß Menschen, die ihnen nahestehen, leiden, weil sie traumatische Ereignisse miterlebt haben.

Der gemeinsame Nenner all der verschiedenen Arten von traumatischen Erlebnissen ist, daß es dabei um irgendeine Art von Gefahr für unsere körperliche, emotionale und/oder psychische Sicherheit geht. Die Wirkung von Traumata zu beschreiben ist schwierig, weil sie so stark vom subjektiven Erleben der jeweils Betroffenen abhängig ist. Blaustein und Kinniburgh schreiben in ihrem Buch *Treating Traumatic Stress in Children and Adolescents*:

> Das Erlebnis eines Traumas ist komplex. Traumata können sich hinsichtlich ihres Typs, ihrer Ursache, ihrer Chronizität und ihrer Wirkung unterscheiden. Sie werden auf verschiedenen Entwicklungsstufen erlebt, in unterschiedlichen Kontexten – innerhalb der Familie, des näheren Lebensumfeldes und der Kultur – und es können unterschiedliche innere und äußere Ressourcen und Herausforderungen dabei eine Rolle spielen – entweder indem sie vorhanden sind oder indem sie fehlen. Insofern ist es nicht erstaunlich, daß hinsichtlich des Verständnisses von Traumata sowie bezüglich ihrer Manifestation und ihrer adäquaten Behandlung unterschiedliche Auffassungen existieren.[7]

Wir wissen, daß sich bei vielen Menschen die Konfrontation mit einem traumatischen Erlebnis erheblich auf Gesundheit und Wohlbefinden auswirkt. Allein in den USA leiden Jahr für Jahr 7,7 Millionen Erwachsene ab 18 Jahren bzw. zirka 3,5 Prozent der erwachsenen Bevölkerung unter der Posttraumatischen Belastungsstörung (PTBS).[8] Wissenschaftler haben damit begonnen, die Wirkung von Traumata auf das Gehirn zu beschreiben, und sie sind dabei, einige sehr wichtige neurophysiologische und neuroanatomische Unterschiede zwischen den Gehirnen von Menschen, die unter PTBS und anderen traumabezogenen Symptomen leiden, und jenen, bei denen dies nicht der Fall ist, zu erforschen. Beispielsweise weisen die Gehirne von PTBS-Kranken gewisse strukturelle Besonderheiten auf, etwa ein verringertes Hippokampus-Volumen im Erwachsenenalter, sowie Unterschiede in zahlreichen frontal-limbischen Strukturen.[9]

Viele Traumatisierte, mit denen wir arbeiten, halten die PTBS nur für die Spitze des Eisberges, und oft liegt diese Diagnose nicht einmal vor. Wenn Menschen jahrelang mit traumatischen Erlebnissen fertig werden mußten – und insbesondere wenn sie in ihrer Kindheit mißhandelt, mißbraucht oder vernachlässigt wurden oder sie in späteren Jahren längere Zeit in einer Beziehung gelebt haben, in der Gewalttätigkeit normal war –, konnten sie ihr Überleben nur unter Inkaufnahme wesentlich komplexerer medizinischer und psychiatrischer Probleme sowie der Einschränkung ihrer Lernfähigkeit, ihrer sozialen und beruflichen Funktionsfähigkeit, ihrer körperlichen Gesundheit und ihres allgemeinen Wohlbefindens sichern.[10]

Die Studie über *Adverse Childhood Experiences* (ACE) (»schädigende Kindheitserlebnisse«) ist eine wichtige wissenschaftliche Untersuchung, die eine Beziehung zwischen dem Gesundheitszustand von Erwachsenen mit in der Kindheit erlittenem Mißbrauch (bzw. Mißhandlungen und Vernachlässigung) in Verbindung bringt sowie mit dem Erleben dysfunktionaler familiärer Situationen (in Form von häuslicher Gewalt oder des Zusammenlebens mit drogen- oder alkoholsüchtigen sowie psychisch kranken, selbstmordgefährdeten oder kriminellen Familienmitgliedern). Aus diesen Studien geht hervor, daß die Wirkung in der Kindheit erlebter Traumata sich akkumuliert und daß solche Erlebnisse das Risiko der Entstehung schwerwiegender Substanzabhängigkeiten sowie von Depression oder Suizidalität im Erwachsenenalter stark erhöhen. Die sich akkumulierenden Auswirkungen von Kindheitstraumata sind ebenfalls mit einem erhöhten Risiko des Auftretens einer Anzahl häufiger Todesursachen bei Erwachsenen einschließlich Fettleibigkeit, ischämischer Herzerkrankungen, Krebs, chronischer Lungenkrankheiten, Knochenbrüchen und Lebererkrankungen verbunden.[11]

Die meßbaren Auswirkungen von Traumata sind in der Fachliteratur gut dokumentiert. Im vorliegenden Buch werden wir uns mit diesen objektiven Tatsachen nicht allzulange aufhalten, und uns statt dessen auf das subjektive Erleben von Traumata konzentrieren, so wie die Betroffenen sie in ihrem Körper empfinden. Für viele Menschen ist ein Trauma ein Prozeß des realen Verlusts der Kontrolle über den eigenen Körper. Im Falle eines traumatischen Ereignisses versucht unser Körper, uns möglichst rasch aus der Gefahrenzone zu bringen: Unser Herz schlägt schneller und kräftiger, unsere Muskeln spannen sich; wir nehmen mehr Sauerstoff auf, indem wir schneller atmen; und unser Gehirn zieht Energie von den Sprach- und Sinngebungszentren ab, um sie für das sensorische Gewahrsein, für die Stärkung der Muskelkraft und für emotionale Reaktionen zur Verfügung zu haben. Dies soll uns helfen, einen Angriff entweder abzuwehren oder uns ihm durch Flucht zu entziehen.

Einige Kliniker spekulieren, eine PTBS entstehe, wenn diese natürlichen physiologischen Prozesse sich als unwirksam erweisen – wenn wir von einem Angreifer überwältigt werden und uns nicht wehren können; wenn ein anderes Auto gegen unseres kracht und wir in unserem zerstörten Auto gefangen sind; wenn wir in unserer Kindheit in Angst und Verwirrung leben, weil wir nie wissen, wann der Erwachsene, auf dessen Liebe und Schutz wir angewiesen sind, uns das nächste Mal verletzen wird – und vor allem wenn ein Trauma trotz unserer intensiven Bemühungen, ihm zu entgehen, weiterhin bestehen bleibt. Das Überlebenssystem funktioniert, aber die letzte Verbindung in der Kette wird nicht hergestellt: Wir können uns nicht bewegen; wir sitzen fest. Das traumatische Ereignis wirkt auf uns ein, obwohl alles, was wir sind – unsere physische, intellektuelle, emotionale und neurobiologische Existenz –, uns zu helfen versucht, zu entkommen. Tritt dies ein, so kann uns dies zutiefst verletzen, mit dem Gefühl zurückgelassen, daß unser eigener Körper uns verraten hat, weil er es nicht geschafft hat, uns in Sicherheit zu bringen. Die Traumaexpertin Judith Herman sagt, Traumatisierte »fühlen sich in ihrem Körper nicht sicher«.[12]

Aufgrund dieses Gefühls, verraten worden zu sein, sehen wir uns mit einigen sehr schwierigen Entscheidungen konfrontiert, wenn auch manchmal ohne uns dessen bewußt zu sein. Wie beispielsweise können wir diesen Körper, der die Ursache von soviel Schmerz ist, nähren und für ihn sorgen? Unsere Beziehung zu unserem eigenen Körper ist häufig eine einzige große Traumafolge. Wir können in vielerlei Hinsicht aufhören, für uns selbst zu sorgen; das kann in Form von Drogen- und Alkoholmißbrauch geschehen, in Form von hochriskantem sexuellem Verhalten, in Form von extremem Abnehmen oder von Fettleibigkeit sowie durch andere Akte der Selbstschädigung. Diese Arten des Umgangs mit unserem Körper verursachen zusätzlichen Schaden und können völlig destruktiv werden. Wir müssen andere Möglichkeiten des Umgangs mit Schmerz finden, den wir erleben, wenn wir unserer selbst und unseres Körpers gewahr sind.

Kliniker erkennen allmählich, daß die »traditionelle Psychotherapie sich mit kognitiven und emotionalen Elementen von Traumata beschäftigt, wohingegen es ihr an Techniken mangelt, die direkt auf die physiologischen Elemente einwirken, obwohl Traumata erwiesenermaßen eine tiefreichende Wirkung auf den Körper haben und obwohl viele Symptome Traumatisierter eine somatische Grundlage haben.«[13] Wenn wir Traumatisierten helfen wollen, müssen wir unsere Vorgehensweise so erweitern, daß sie über die reine Redetherapie hinausgeht und den Körper in das heilende Milieu einbezieht. Redetherapie spielt zwar beim Heilungsprozeß eine wichtige Rolle, doch sind mittlerweile viele Fachleute der Auffassung, daß sie allein nicht ausreicht. Um den Heilungsprozeß zu vervollständigen, müssen wir uns damit befassen, wie ein Trauma im Körper repräsentiert wird.

Im *Trauma Center* des *Justice Resource Institute* (JRI), einem weltbekannten Zentrum der Erforschung und Behandlung von Traumata, nutzen wir traumasensibles Yoga als Zusatzbehandlung für Traumatisierte. Wir verstehen diese spezielle Form des Yoga als eine Möglichkeit, mit dem Körper Frieden zu schließen, selbst zu erleben, daß der Körper seine Funktionen wieder effektiv erfüllen kann, und sich den Körper wieder völlig zu eigen zu machen. Außerdem glauben wir, daß die Lektionen, die traumasensibles Yoga lehrt, zu einem allgemeineren Sich-selbst-Akzeptieren und Selbstvertrauen führen können.

Das Besondere an unserem Umgang mit Yoga im Trauma Center ist, daß er traumabewußt ist; deshalb nennen wir ihn *traumasensibles Yoga*. Unsere gesamte Arbeit findet in einer klinischen Umgebung statt, sie basiert unmittelbar auf unserer eigenen, völlig eigenständigen Forschungsarbeit, und sie entsteht aus der Zusammenarbeit von Yogalehrern und Psychotherapeuten, die im Umgang mit traumabezogenen Problemen sehr erfahren sind. Seit 2006 haben wir Hunderte von Menschen ausgebildet, die in helfenden Berufen arbeiten, sowie Yogalehrer aus der ganzen Welt, die Traumatisierte betreuen und unsere Prinzipien in der Praxis des traumasensiblen Yoga anwenden. Die Zahl der Traumatherapeuten, die heute im Kontext einer Einzeltherapie yogabasierte Interventionen sowie yogabasierte Gruppen oder Kurse in therapeutischen Institutionen – etwa im Rahmen statonärer Behandlungsprogramme oder in Tageskliniken – anbieten, wächst ständig.

Im vorliegenden Buch wird beschrieben, wie traumasensibles Yoga sich allmählich zu einer wirksamen ergänzenden Behandlung für Traumatisierte entwickelt. Wir bieten Psychotherapeuten und Yogalehrern einen Rahmen, in dem sie sich mit dem Nutzen körperbasierter Interventionen auseinandersetzen können, und wir werden auch einige unserer persönlichen Erlebnisse bei unserem Bemühen, Yogaübungen zu modifizieren, schildern, durch die wir den Bedürfnissen von Traumatisierten gerecht zu werden versuchen. Diesen selbst hoffen wir einen Kontext zu bieten, in dem sie ihre eigenen Reaktionen zu verstehen lernen, außerdem die Gründe für die Benutzung von Yoga im Rahmen der Traumaheilung und schließlich einige konkrete Übungen, die sie im Rahmen ihrer eigenen Heilungsbemühungen nutzen können.

Eine Übung zur Begrüßung

Wir werden uns in diesem Buch mit vielen Themen befassen, die für die traumasensible Yogaübung wichtig sind. Später werden wir auf die Besonderheiten der sprachlichen Formulierungen, die wir benutzen, die Anpassungen, die wir vornehmen, die Wahlmöglichkeiten, die wir anbieten, und dergleichen mehr zurückkommen. Doch da es in diesem Buch um wirksames Handeln geht, beginnen wir mit einer Übung.

Wenn Sie möchten, dann nehmen Sie sich nun ein wenig Zeit, um sich bequem hinzusetzen. Sie können sich auf einen Stuhl setzen oder auf den Boden. Sie können auch Kissen benutzen, um es sich noch bequemer zu machen. Wenn Sie aufgrund einer Krankheit oder wegen körperlicher Unpäßlichkeiten im Bett liegen, dann fungiert Ihr Bett als »Sitz«. Lassen Sie sich in jedem Fall einen Augenblick Zeit, um sich in einen möglichst angenehmen Zustand zu versetzen. Die Bewegungen, die Sie ausführen, um dies zu erreichen, können sehr klein, aber auch größer sein. Sie können auch darauf achten, wie Sie sich bewegen, und Ihre Haltung dann so verändern, daß Sie in eine möglichst angenehme Position gelangen.

Sobald Sie sich bereit fühlen, können Sie sich bewußt machen, wo Sie mit dem Boden verbunden sind. Falls Sie auf einem Stuhl sitzen, können Sie sich vergegenwärtigen, wo und wie Ihre Füße auf dem Boden stehen. Falls Sie im Bett liegen, können Sie sich bewußt machen, daß Sie durch das Bettgestell hindurch mit dem Boden verbunden sind. Falls Sie auf dem Boden sitzen, können Sie spüren, welcher Teil Ihres Körpers mit dem Boden verbunden ist. Nehmen Sie sich, wenn Sie wollen, einen Augenblick Zeit, um möglichst genau festzustellen, wo und wie Sie zum Boden unter sich Kontakt haben.

Und schließlich können Sie sich darin üben, mit Ihrer Verbundenheit mit dem Boden zu interagieren. Indem Sie Ihren Körper bewegen, mit den Zehen wackeln oder Ihr Gewicht verlagern, können Sie Ihre Aufmerksamkeit auf Ihre Verbindung zum Boden unter Ihrem Körper fokussieren.

Achten Sie, während Sie mit Ihrer Verbindung zum Boden interagieren, einfach auf alles, was Ihnen auffällt. Das können kurze Empfindungen der Verbundenheit sein. Sie können auf diese Augenblicke fokussieren und sie ein paar Atemzüge lang untersuchen. (Die Dauer solcher Yogaübungen kann man unter anderem abschätzen, indem man die Atemzüge registriert. Beispielsweise können Sie jeden Aspekt einer Übung einen bis drei Atemzüge lang erforschen.)

Sobald Sie sich bereit fühlen, können Sie die Übung beenden und sich anderen Dingen zuwenden.

2 Traumatische Belastungen

Eine kurze Geschichte der traumatischen Belastungen und der Traumabehandlung

Obwohl Menschen zu allen Zeiten traumatische Erlebnisse gehabt haben, hat sich unsere Sicht der Bedeutung solcher Erlebnisse und ihrer Wirkung auf Menschen im Laufe der Zeit sehr stark verändert. Deshalb werden wir nun zunächst kurz skizzieren, welche Fortschritte hinsichtlich des Verständnisses der Wirkung traumatischer Belastungen im Laufe der Zeit erzielt wurden und welche Interventionen zur Behandlung von Traumasymptomen entwickelt worden sind.

Historische Ansichten über psychische Symptome

Im alten Griechenland entwickelte Hippokrates, der Vater der modernen westlichen Medizin, die These, daß zwischen der Physiologie des Körpers und psychischen und emotionalen Zuständen eine Verbindung bestehe. Er glaubte, Gesundheit beruhe auf einer Balance zwischen vier »Körpersäften«. Zwar brachten seine Theorien die Emotionen direkt mit bestimmten physiologischen Prozessen in Verbindung, doch stellte er in einigen seiner Schriften auch Beziehungen zwischen traumatischen Verlusterlebnissen und dem anschließenden Auftreten bestimmter Symptome her. Beispielsweise beschrieb er eine Frau, die unter Ängsten und Depression litt und die unzusammenhängend redete, und eine andere, die, »ohne ein Wort zu sagen ... herumnestelte, sich Haare ausriß, sich am Kopf kratzte, weinte und dann lachte ... aber nie sprach«. Beide Frauen reagierten auf eine Art »Kummer«.[1] Etwa 500 Jahre später unterschied ein anderer griechischer Arzt, Galenus, zwischen organisch oder physisch verursachten Symptomen und solchen, die zwar ähnlich wirkten, aber auf rein emotionale Ursachen zurückzuführen waren.[2]

Eine der frühesten Bezeichnungen für psychische Symptome bzw. für Symptome ohne erkennbare physische Ursache war der Begriff *Hysterie*. Diesen benutzte man vom 17. bis zum 19. Jahrhundert zur Bezeichnung zahlreicher bei Frauen beobachteter Symptome, darunter Nervosität, Reizbarkeit, Schlaflosigkeit, Kurzatmigkeit, Appetitmangel und mangelndes Interesse an Sexualität. Der Begriff Hysterie ist vom griechischen Wort für Uterus, *hystera*, abgeleitet und aus einem altgriechischen Mythos über den Uterus hervorgegangen, der durch den Körper wandert und auf diese Weise Störungen verursacht. Der Hysterie wurden Symptome zugeschrieben, die heute einem großen Spektrum von Störungen zugeordnet werden, wie sie im *Diagnostischen und Statistischen Manual psychischer Störungen* (DSM) beschrieben werden, unter anderem der Posttraumatischen Belastungsstörung (PTBS), den Angststörungen, den Affektiven Störungen, den Dissoziativen Störungen und den Somatisierungsstörungen. Die Hysterie blieb über 200 Jahre lang die wichtigste Erklärung für das Auftreten psychischer Symptome bei Frauen, doch die Vorstellungen darüber, was mit dem Begriff »Hysterie« gemeint war, variierten stark.[3] In dieser geschlechtsspezifischen Sicht psychischer Krankheiten sahen spätere Wissenschaftler eine Spiegelung des historischen und politischen Kontexts jener Zeit, hervorgegangen aus patriarchalen Ideologien.

Die Verbindung zwischen traumatischen Ereignissen und Symptomen

Mitte des 19. Jahrhunderts stellte der Arzt John Eric Erichsen die Verbindung zwischen traumatischen Ereignissen und Symptomen ohne erkennbare physische Grundlage her. Seit Beginn des Eisenbahnzeitalters kam es bei Bahnarbeitern zu zahlreichen Verletzungen, Unfällen und Todesfällen. Erichsen beschrieb eine Konstellation von Symptomen, die er *»railway spine«* (»Eisenbahn-Wirbelsäule«) nannte und zu deren Merkmalen Kopfschmerzen, Benommenheit, Lähmungserscheinungen, allgemeines Desinteresse, Teilnahmslosigkeit, Gedächtnisverlust, Verwirrung, verringerte Handlungsfähigkeit, Übellaunigkeit, Schlafstörungen, sensorische Störungen, Einstellungsveränderungen, motorische Störungen, Taubheitsempfindungen und sexuelle Impotenz zählten.[4] Zwar mögen einige dieser Symptome auf Kopfverletzungen zurückzuführen sein, doch ähneln andere offensichtlich dem, was man heute als posttraumatische Belastung bezeichnet.

Jean-Martin Charcot (1825–1893), bekannt als Vater der modernen Neurologie, erforschte die Hysterie, um die typischen Symptomkonstellationen dieser Störung zu identifizieren.[5] Er wies eine eindeutige Verbindung zwischen einem traumatischen Reiz und den bei »Hysterie« beobachteten Symptomen nach. Seiner Auffassung gemäß konnten Menschen eine konstitutionelle Anfälligkeit für die

Entstehung von Hysterie haben, wobei die Krankheit allerdings oft durch ein traumatisches Ereignis verursacht werde. Charcot gelang es, bei Patienten mittels Hypnose einen Zustand der Hysterie hervorzurufen, um das Phänomen studieren zu können, und er führte die Hypnose auch als Methode zur Hysteriebehandlung ein.[6]

Sigmund Freud (1856–1939), ein Student Charcots, begründete die Psychoanalyse. Traumata wurden in der ersten Hälfte des 20. Jahrhunderts häufig mittels der Psychoanalyse behandelt, wobei der Therapeut es dem Patienten ermöglichte, Inhalte aus seinem Unbewußten abzurufen. Nach Auffassung der Psychoanalyse benutzten die Patienten »Abwehrmechanismen«, um sich vor bestimmten Elementen ihres Unbewußten zu schützen. Freuds Umgang mit Traumata veränderte sich im Laufe seines Lebens. Anfangs hatte er die Theorie vertreten, daß der Ursprung der Neurose im Trauma liege; deshalb sprach er von einer *traumatischen Neurose*. Nachdem viele seiner Klientinnen über Erlebnisse sexuellen Mißbrauchs in ihrer Kindheit berichtet hatten, hielt er zunächst ein »passives sexuelles Erlebnis vor der Pubertät« für die »spezifische Ätiologie [Ursache] der Hysterie«.[7] Aufgrund dessen fing er an, bei vielen seiner Patienten Techniken wie die der Deutung von Symbolen anzuwenden, um auf diese Weise Berichte über »Szenen« sexuellen Mißbrauchs aus ihnen hervorzulocken. Freud war der Auffassung, daß diese Szenen unterdrückte unbewußte Erinnerungen repräsentierten. In einer Schrift, die er zusammen mit einem Kollegen, dem Arzt Joseph Breuer, verfaßte, betonte er die Bedeutung der Abreaktion[8] als Behandlungsmethode, bei der nach seiner Auffassung verbaler Ausdruck mit einer emotionalen Energieentladung verbunden war.[9] Später verwarf Freud seine frühen Theorien zugunsten von Entwicklungsmodellen, doch glaubte er weiterhin, daß sich Reaktionen auf tatsächliche Traumata von Symptomen unterscheiden ließen, die infolge einer Stagnation der Entwicklung entstanden waren.

Pierre Janet (1859–1947) erforschte und beschrieb die Rolle der Dissoziation bei der traumatischen Hysterie.[10] Er versicherte, daß starke Emotionen es erschweren, ein äußeres Ereignis adäquat einzuschätzen und funktional darauf zu reagieren – was wiederum zur Dissoziation traumatischer Erinnerungen führe. Diese nicht anerkannten Erinnerungen schlügen sich dann als sensorische Erlebnisse (visuelle Vorstellungsbilder, auditive Erinnerungen, taktile Empfindungen) sowie als überwältigende Emotionen und als Verhaltensweisen nieder, welche Elemente des ursprünglichen Traumas wiederholten (sogenannte Verhaltensreinszenierungen). Heutige Experten sehen Janets Bedeutung als für die Erforschung von Traumata zentral an: »Ein Jahrhundert später liefert uns Janet immer noch einen unübertroffenen Verständnisrahmen für die Integration neuester Erkenntnisse über die psychodynamischen, kognitiven und biologischen Effekte der Traumatisierung.«[11] Janets Erkenntnisse bilden die Grundlage für die heute aktuellen phasenorientierten Trauma-Interventionsmodelle. Aus seiner Sicht lassen sich Behandlungsphasen ableiten, die sich in den aktuellen Behandlungsansätzen niedergeschlagen haben: »(1) Stabilisierung und Symptomverringerung, (2) Identifikation und Modifikation traumatischer Erinnerungen, (3) Reintegration und Rehabilitation.«[12]

Kriegsteilnehmer und traumatische Belastungen

Infolge des Ersten Weltkriegs ist das Interesse an traumabedingten Symptomen erheblich gewachsen, da eine große Zahl von Soldaten mit den unterschiedlichsten unerklärlichen Symptomen nach Hause kam. Viele dieser Männer, die extreme Gewalt erlebt hatten, litten unter motorischen Symptomen wie Schütteln, Stottern, Ticks, Zittern und Gehstörungen, was ihre Lebensqualität stark beeinträchtigte. Außerdem berichteten diese Kriegsheimkehrer über sensorische Störungen, beispielsweise über solche der Hör- und Sehfähigkeit, deren physische Ursache nicht erkennbar war.[13] Man wandte Freuds Vorstellungen über die unbewußten emotionalen Ursprünge hysterischer Symptome auf diese Veteranen an und deutete sie als Resultat eines Konflikts zwischen Angst und Pflichtgefühl, der zur »Flucht in die Krankheit« führe. Die Situation dieser Soldaten, von denen man häufig annahm, sie litten unter »Konversionshysterie«, zeigte, daß die Wirkung traumatischer Belastungen geschlechtsunabhängig war.* Abram Kardiner, ein amerikanischer Arzt und Psychoanalytiker, beschrieb die Physioneurose in der traumatischen Kriegsneurose als Abwehr, deren Ziel es sei, das Trauma abzuwenden, wobei dieser Versuch allerdings ein Adaptationsversagen zur Folge habe.[14] Etwa zur gleichen Zeit führte man verschiedene neue Begriffe für traumabadingte Krankheiten ein, darunter *shell fever* (»Granatfieber«), *mental shock*, *Kriegsschock*, *Granatschock* und *Kriegsneurose*. Der Zweite Weltkrieg bestätigte die Bedeutung traumabedingter Syndrome bei Kriegsveteranen. In dieser Zeit tauchten die Begriffe *Kampfmüdigkeit* und *Kampferschöpfung* neu auf.

Nach dem Zweiten Weltkrieg entwickelte die *American Psychiatric Association* die erste Fassung des *Diagnostic and Statistical Manual of Mental Disorders* (DSM), in dem die Symptome, die bei Kriegsteilnehmern oft auftreten, als »starke Streßreaktion«

---

* also nicht nur bei Frauen auftrat, denen man die »Hysterie« vorher ausschließlich zugeschrieben hatte, Anm. d. Übers.

bezeichnet wurden. Damit waren akute psychische Reaktionen gemeint, die auf das Einwirken eines extrem starken Stressors folgten, welcher bei den meisten Menschen eine traumatische Wirkung hervorrufen würde, und die sich nach Abklingen der Wirkung des Stressors auflösten. Von längerfristigen Symptomen im Gefolge einer Traumaexposition hingegen war keine Rede. Etwa um die gleiche Zeit wurden auch bei Holocaust-Überlebenden, Kriegsgefangenen und Überlebenden von Massenkatastrophen posttraumatische Reaktionen entdeckt. Doch trotz des Nachweises solcher Reaktionen enthält die 1968 veröffentlichte zweite überarbeitete Ausgabe des DSM noch keine Kategorien für traumabedingte Symptome.[15]

Nach dem Vietnam-Krieg engagierten sich Kriegsveteranen, Fachleute und ein Teil der Öffentlichkeit für die Einbeziehung traumabezogener Syndrome in die nächste überarbeitete Ausgabe des DSM. Daraufhin wurde im Jahre 1980 im DSM-III der heute allgemein gebräuchliche Begriff für traumabezogene Störungen eingeführt: Posttraumatische Belastungsstörung (PTBS).[16]

Erweiterung der Anwendung der PTBS-Diagnose

In den letzten drei Jahrzehnten ist das Konzept der Posttraumatischen Belastungsstörung in weiten Kreisen akzeptiert worden. In den 1980er Jahren wurde der Begriff, der sich ursprünglich nur auf kriegsbedingte Traumata bezog, auf die Nachwirkungen von häuslicher Gewalt, sexuellen Übergriffen sowie Mißbrauch und Mißhandlung im Kindesalter übertragen. Auch dissoziative Prozesse fanden im DSM-III mehr Beachtung, und man faßte fünf dissoziative Störungen zu einer unabhängigen diagnostischen Kategorie zusammen, obwohl man sie eigentlich mit den traumatischen Belastungen hätte zusammenfassen müssen, da zwischen beiden Bereichen ein enger Zusammenhang besteht.[17]

In den 1980er und 1990er Jahren fingen Forscher an, Verbindungen zwischen der normalen physischen Überlebensreaktion und häufig bei PTBS auftretenden Symptomen herzustellen, und dadurch gelang es, die physiologische Grundlage der PTBS-Reaktion zu klären. Diese Erkenntnisse führten zur vermehrten Entwicklung von Methoden zur Behandlung traumabezogener Syndrome.

Moderne Modelle der Behandlung posttraumatischer Belastungen

In den 1970er und 1980er Jahren betonten die gängigen Behandlungsmodelle die Bedeutung der Katharsis: Es wurde als wichtig angesehen, alle mit einem traumatischen Erlebnis verbundenen Gefühle und Erinnerungen »herauszulassen«. In diesem Behandlungsmodell spiegelte sich die bereits von Freud und Breuer betonte Bedeutung der Abreaktion. Dem lag die Annahme zugrunde, daß das Vermeiden der Erinnerungen an traumatische Erlebnisse und der mit ihnen verbundenen Gefühle die Ursache für die Symptome einer posttraumatischen Belastung (von posttraumatischem Streß) seien. Dieses Modell sagte vielen Traumatisierten zu, weil sie ihre Erinnerungen an solche Erlebnisse irgendwie »loswerden« oder sich von ihnen »reinigen« wollten.

Kognitiv-behavioral orientierte Behandlungsansätze wie die Expositionstherapie und die Methode der kognitiven Verarbeitung haben in neueren wissenschaftlichen Untersuchungen über die Behandlung von PTBS eine wichtige Rolle gespielt. In den 1980er und 1990er Jahren wurde das Konzept der Expositionstherapie[18] als Methode der Traumabehandlung populär. Die Expositionstherapie basiert auf behavioralen Modellen der Angst, die von der Vorstellung ausgehen, daß Klienten alles, was sie an ein erlebtes Trauma erinnert, zu vermeiden versuchen. Diesen Modellen gemäß verstärkt das Vermeiden jedoch die Angst bezüglich der traumatischen Ereignisse noch weiter, weil es nicht möglich ist, die angstbasierten Assoziationen zu verlernen. Die Behandlung besteht folglich darin, den Klienten mit eben den Dingen, die ihn an sein Trauma erinnern, zu konfrontieren. Eine Form der Expositionstherapie ist die *systematische Desensibilisierung*, die den Klienten zunehmend stärkeren Reizen aussetzt, die ihn an das erlebte Trauma erinnern, wobei er sich gleichzeitig darin übt, sich zu entspannen. Bei der *prolongierten Exposition*[19], die Edna Foa entwickelte, werden die Klienten über längere Zeit mit spezifischen Elementen ihrer traumatischen Erinnerungen konfrontiert. Die Stärke der Angst und des Vermeidens der Klienten soll bei der prolongierten Exposition allmählich abnehmen. Die von Patricia Resick entwickelte *Cognitive Processing Therapy* (CPT) verbindet die Expositionsbehandlung mit dem kognitiven Umstrukturieren. Hier geht es darum, die Überzeugungen zu identifizieren, die Klienten bezüglich ihrer eigenen Person, anderer Menschen und der Welt entwickelt haben, und ihnen zu helfen, die Schemata zu verändern, die ihre traumabedingten Symptome verstärken.[20]

Abgesehen von den kognitiv-behavioralen Therapien wurden auch viele andere Ansätze zur Behandlung chronischer traumabedingter Streßsymptome benutzt, darunter die Gruppentherapie, die psychodynamischen Therapien, Hypnosebehandlungen, die psychosoziale Rehabilitation, EMDR (*Eye Movement Desensitization and Reprocessing* – Beschreibung folgt weiter unten), die [in den USA schon gebräuchliche] »schulbasierte Therapie«, die Paar- und Familientherapie und die künstlerischen Therapien. Außerdem werden traumabedingte Symptome häufig mit Psychopharmaka behandelt. Dazu werden am häufigsten selektive Serotonin-Wiederaufnahme-Hemmer (SSRI), Antidepressiva sowie neuere Antidepressiva verwendet, die unter dem Namen Serotonin-Norepinephrin-Wiederaufnahme-Hemmer (SNRI) bekannt sind; es wurden allerdings auch noch andere Medikamente von unterschiedlicher Effektivität und mit jeweils unterschiedlichen Nebenwirkungen eingesetzt.[21] Eine kürzlich publizierte Meta-Analyse ergab, daß alle traumafokussierten Behandlungen etwa gleich wirksam waren; und traumafokussierte Behandlungen als Gesamtgruppe erwiesen sich als wirksamer als traditionelle oder unterstützende Therapieansätze, die nicht speziell für die Traumabehandlung entwickelt worden waren.[22]

Komplexe Traumata und die Begrenztheit der derzeitigen Behandlungsmodelle

In den letzten 20 Jahren haben Pioniere auf dem Gebiet der Behandlung von traumatischem Streß wie Bessel A. van der Kolk und Judith Herman die Unzulänglichkeit der DSM-IV-Diagnose PTBS als einziger Diagnosekategorie für traumabezogene Störungen kritisiert. Sie stellten fest, daß das chronische Einwirken interpersonaler Traumata, insbesondere in der frühen Entwicklungszeit, oft zu tieferen und umfassenderen Wirkungen führt, als die Beschreibung der PTBS-Diagnose erkennen läßt. Bei Menschen, die chronische oder wiederholte Traumatisierungen erlebt haben, und insbesondere bei denjenigen, die in wichtigen Entwicklungsabschnitten traumatisiert wurden, werden Geist, Körper und Seele durch das erlebte Trauma beeinflußt. Überlebende chronischen oder wiederholten Mißbrauchs werden oft nur sehr schwer mit ihren Emotionen fertig und sind kaum in der Lage, gesunde und erfreuliche Freundschaften und intime Beziehungen aufzubauen. Häufig leiden sie permanent unter Gefühlen der Wertlosigkeit und Scham, und sie plagen sich mit einer starken Neigung zur Selbstkritik und zu Selbstbeschuldigungen. Diese Neigung zu negativen Selbsteinschätzungen resultiert aus dem Gefühl, für die traumatischen Erlebnisse selbst verantwortlich zu sein, und häufig werden diese Empfindungen im Laufe der Zeit auf den größten Teil der eigenen Erlebnisse, Entscheidungen und Handlungen übertragen. Der Begriff *komplexes Trauma* bezeichnet diese tiefreichenden Folgen längerfristigen Lebens in einer Atmosphäre, die von schlechter Behandlung und Vernachlässigung geprägt ist. Eine *komplexe Posttraumatische Belastungsstörung* (komplexe PTBS) umfaßt folgende Konstellation von Symptomen: Affektdysregulation; Dissoziation; somatische Störungen; negatives oder verzerrtes Selbstbild; Beeinträchtigung der

Fähigkeit, Beziehungen zu anderen Menschen aufzubauen, damit umzugehen oder sie aufrechtzuerhalten; sowie Zerbrechen der eigenen Grundüberzeugungen und Sinngebungssysteme.[23]

Obwohl viele die Expositionstherapie für eine wirksame Methode zur Behandlung vieler PTBS-Fälle halten[24], können andere Patienten eine Expositionsbehandlung kaum ertragen. Die Konfrontation mit traumatischen Erinnerungen führt häufig zu einer Verstärkung der physiologischen oder emotionalen Belastungserscheinungen, der aufgrund von Habituation (Gewöhnung) ein allmähliches Nachlassen der Intensität der emotionalen Reaktion folgt. Doch verfügen viele Menschen mit komplexen Traumata nicht über die inneren und äußeren Ressourcen, die sie benötigen würden, um die Intensität der physiologischen und emotionalen Erlebnisse ertragen zu können, welche häufig während der Exposition auftreten. Therapeuten benutzen die Expositionsverfahren oft nicht aus Sorge, die Symptome ihrer Klienten könnten dadurch verstärkt werden, die Betreffenden könnten ihre Therapie sogar vorzeitig abbrechen oder sie könnten die Behandlung nur schwer ertragen.[25]

Leider gehen viele Untersuchungen über die Wirkung von Behandlungsverfahren bei traumabezogenen Problemen nicht auf die einzigartigen Bedürfnisse der Menschen ein, die unter komplexen Traumata leiden. Viele standardisierte Ergebnisstudien schließen einen erheblichen Teil der Kandidaten aufgrund der Schwere und Komplexität ihrer Symptome von der Teilnahme aus, und bei vielen Studien ist die Zahl der »Abbrecher« unter den Untersuchungsteilnehmern sehr hoch.[26] Deshalb lassen sich die Schlüsse, die aus diesen Untersuchungen gezogen werden, nicht unbedingt auf Menschen übertragen, die unter komplexen Traumata leiden. Mittlerweile haben Forscher begonnen, sich mit jenen Untersuchungsteilnehmern zu befassen, deren Zustand sich aufgrund der Teilnahme an einer Ergebnisstudie verschlimmerte oder die von vornherein von der Teilnahme ausgeschlossen wurden[27]; dabei geht es darum, für die betreffenden Klienten wirksamere Behandlungsformen zu entwickeln.

Neuere Behandlungsmethoden

Aufgrund des zunehmenden Bewußtseins der Komplexität von Reaktionen auf Traumata haben Experten mittlerweile mit der Entwicklung neuer Behandlungsformen begonnen, die den besonderen Bedürfnissen von Menschen mit komplexen Traumata gerecht zu werden versuchen. Diese Interventionen zielen in der Regel darauf, vor der Arbeit an den traumatischen Erinnerungen selbst zunächst die Bewältigungsfähigkeiten der Klienten zu stärken. Beispielsweise hat Marylene Coitre ein Behandlungsmodell mit Namen *Skills Training in Affective and Interpersonal Regulation* (STAIR)[28] entwickelt, das vor der Arbeit an der Entwicklung einer Traumaerzählung die Selbstregulationsfertigkeiten zu verbessern versucht.

Obgleich die von Marsha Linehan entwickelte *Dialektisch-Behaviorale Therapie* (DBT) ursprünglich nicht als traumaspezifisches Behandlungsmodell konzipiert war, konzentriert sie sich bei ihrer Arbeit auf die Entwicklung einiger wichtiger psychischer Fähigkeiten und Fertigkeiten (Aufmerksamkeit, Streßtoleranz, Emotionsregulation und Effektivität in interpersonalen Beziehungen), die Traumatisierten oft völlig fehlen oder die bei ihnen deutlich unterentwickelt sind.[29] Im *Trauma Center* hat es sich bei vielen unserer Klienten positiv ausgewirkt, wenn wir Elemente der DBT in die Behandlungspläne einbeziehen.

Auch *Eye Movement Desensitization and Reprocessing* (EMDR) ist eine sehr innovative und einzigartige Methode der Traumaverarbeitung, die Traumatisierten hilft, emotionale, kognitive und somatische Elemente ihrer traumatischen Erlebnisse in den Gesamtkontext ihres Lebens zu integrieren.[30] Obwohl EMDR zunächst als Methode der Traumaverarbeitung entwickelt wurde, existieren mittlerweile auch EMDR-Protokolle für die »Identifikation und Etablierung von Ressourcen«, was es ermöglicht hat, auch im Rahmen dieser Methode zunächst schwerpunktmäßig an der Stärkung der Resilienz zu arbeiten und erst später zur Erforschung von Traumaerinnerungen überzugehen.[31] Außerdem haben Experten für traumatische Belastungen bei Kindern angefangen, Interventionen zu entwickeln, die auf die Verbesserung der Regulationsfähigkeit und die Entwicklung von Stärken und Resilienz zielen.[32]

Die Zukunft der Traumabehandlung

Die aktuellsten Traumabehandlungsmethoden umfassen alternative und integrative Interventionsstrategien, die über die traditionellen verbal orientierten Therapien deutlich hinausgehen. Bessel A. van der Kolk hat versichert: »Das Beschreiben traumatischer Erlebnisse im Rahmen einer herkömmlichen verbal orientierten Therapie aktiviert wahrscheinlich implizite Erinnerungen, also traumabezogene physische Empfindungen, und löst sensorisches und physiologisches Hyper- oder Hypoarousal (Über- bzw. Untererregung) aus, wodurch Emotionen wie Hilflosigkeit, Angst, Scham und Wut aktiviert werden. Tritt dies ein, entwickeln Traumatisierte häufig das Gefühl, es sei für sie immer noch riskant, sich mit ihrem Trauma auseinanderzusetzen.«[33] Viele neuere Interventionen stellen die Entwicklung von

Ressourcen in den Vordergrund, und sie nutzen einen sogenannten *Bottom-up-Ansatz*, der den Körper in die Behandlung einbezieht. So werden beispielsweise bei der von Pat Ogden entwickelten *Sensumotorischen Psychotherapie*[34] über den Körper die Ressourcen und unverarbeiteten traumatischen Erinnerungen des Klienten erschlossen und erforscht. Neu entstehende kreative Therapien – die beispielsweise Kunst, Tanz, Musik und theaterbasierte Interventionsansätze nutzen – fokussieren auf die Integration von Geist und Körper zur Förderung der Heilung. Ebenso bietet die Yogaübung bei der Arbeit mit Traumatisierten Möglichkeiten zur Entwicklung körperbasierter Interventionen. Dabei werden Körperbewegungen und regenerative Handlungsmuster in die Behandlung integriert, um den Traumatisierten zu helfen, innere Stärken und Ressourcen zu verkörpern. Zusammen mit anderen körperbasierten Behandlungsstrategien stellt die Einbeziehung von Yogaübungen in die Traumabehandlung zur Zeit eine der progressivsten Methoden zur Förderung der Geist-Körper-Heilung dar.

Trauma und Überlebensreaktion

> Die Tatsache, daß Erinnerungen an die Vergangenheit automatisch bestimmte neurobiologische Reaktionen auslösen, erklärt, weshalb Traumatisierte zu irrationalen, subkortikal initiierten Reaktionen neigen, die in der Gegenwart sinnlos und sogar schädlich sind. ...
>
> Die Konfrontation mit extremen Bedrohungen, insbesondere früh im Leben, verbunden mit einem Mangel an angemessen fürsorglichen Reaktionen der Betreuungspersonen, beeinträchtigt langfristig in erheblichem Maße die Fähigkeit des menschlichen Organismus, in Reaktion auf dadurch entstehenden Streß die Aktivität des sympathischen und parasympathischen Nervensystems zu modulieren.
>
> — BESSEL A. VAN DER KOLK[35]

Traumabedingte Streßsymptome haben eine physiologische Grundlage. Wir geben unseren Lesern im folgenden einen ziemlich »technischen« Überblick über das Überlebensreaktionssystem des menschlichen Körpers und über die Verbindung zwischen diesem adaptiven System und traumabedingten Streßsymptomen. Wir empfehlen Ihnen, diesen Abschnitt zu lesen, falls Sie sich für die Thematik interessieren; Sie können ihn aber auch überspringen, wenn die physiologischen Grundlagen der Traumareaktion Sie weniger interessieren.

Wenn wir uns mit einer auf uns bedrohlich wirkenden Situation konfrontiert sehen, wird unser körpereigenes überlebenssicherndes System aktiv. Wir wenden dann verschiedene Strategien an, die dazu dienen, uns aus der Gefahrenzone zu bringen, was in Form von Kampf, Flucht, Erstarren und Unterwerfungsreaktionen geschehen kann. Die Aktivierung der Überlebensreaktion basiert auf zwei wichtigen Systemen des menschlichen Körpers: dem autonomen Nervensystem (ANS) und dem endokrinen System. Das ANS umfaßt einen sympathischen und einen parasympathischen Zweig. Das sympathische Nervensystem (SNS) hat die Aufgabe, in belastenden oder bedrohlichen Situationen die körpereigenen Ressourcen zu mobilisieren. Es signalisiert den Nebennieren, »Streßhormone« wie Adrenalin und Noradrenalin auszuschütten, die den Körper in die Lage versetzen, auf eine Bedrohung zu reagieren. Durch die Aktivierung des SNS werden die Herzfrequenz und der Blutdruck erhöht, die Atmung wird beschleunigt, und die Muskeln werden auf Aktivität vorbereitet. Das parasympathische Nervensystem (PNS) schaltet die Aktivierung des Körpers ab. Für die Regulierung der körpereigenen Energie und die Bereitstellung von Ressourcen, wo sie benötigt werden, ist es wichtig, daß zwischen den Aktivitäten des SNS und des PNS ein ausgeglichenes Verhältnis besteht.

Die Streßreaktion verursacht auch die Aktivierung der Hypothalamus-Hypophysen-Nebennieren-Achse (HHN), eines endokrinen Reaktionssystems. Dieses umfaßt eine Feedbackschleife, die aktiviert wird, wenn der Hypothalamus CRH *(corticotropin-releasing hormone)* ausschüttet, ein Hormon, das den Körper in bedrohlichen Situationen darauf vorbereitet zu handeln. CRH veranlaßt die Hirnanhangdrüse, das adrenokortikotrope Hormon (ACTH) ins Blut auszuschütten, was die Nebennieren zur Ausschüttung zahlreicher weiterer Hormone veranlaßt, darunter Kortisol, das wichtigste Streßbekämpfungshormon des menschlichen Körpers.

Die Reaktionsmuster des Kämpfens, Fliehens, Erstarrens und der Unterwerfung sind jeweils mit bestimmten neurophysiologischen Reaktionen assoziiert. Die Kampfreaktion ist ein Zustand starker Erregung, was auf die Aktivierung des SNS sowie der HHN-Achse schließen läßt. Im Falle der Kampfreaktion sind wir in der Lage, uns einem bedrohlichen Reiz zu nähern und aktiv auf seine Abwehr hinzuarbeiten. Das SNS und das neuroendokrine System sind auch stark an der Fluchtreaktion beteiligt. In diesem Fall wird unser Körper so aktiviert, daß er uns von der Gefahr möglichst schnell entfernt. Die physiologische Reaktion ähnelt derjenigen bei der Kampfreaktion, doch werden andere Emotionen (Angst und Furcht im Gegensatz zu Wut und Rage) aktiviert, und die Bewältigungsreaktion (Vermeiden im Gegensatz zu Annäherung) ist eine andere.

Es gibt Anzeichen dafür, daß im Falle der Erstarrungsreaktion beide Zweige des ANS aktiviert werden, also das SNS *und* das PNS. Diese Auffassung steht im Einklang mit Tiermodellen von Reaktionssystemen zur Abwehr von Gefahren, bezüglich derer im Falle der Erstarrungsreaktion die gleichzeitige Aktivierung von

SNS und PNS nachgewiesen wurde.[36] Wenn wir eine Erstarrungsreaktion erleben, ist unser Körper stark aktiviert, und wir sind uns einer potentiellen Gefahr bewußt. Wir assimilieren dann große Mengen an sensorischen Informationen aus unserer Umgebung, um eine Entscheidung über die bestmögliche Reaktion treffen zu können. Inzwischen befinden wir uns in einem hypervigilanten (übermäßig wachsamen) Zustand »tonischer Erstarrung«: Unser Körper regt sich nicht, und die gesamte verfügbare Energie wird darauf konzentriert, Informationen über die bedrohliche Situation aufzunehmen.

Im Falle der Unterwerfungsreaktion werden die aktiven Verteidigungsmöglichkeiten des Körpers »abgeschaltet«, oder es findet eine Dissoziation statt. Wenn Menschen so reagieren, ähnelt dies dem »Totstellen« von Tieren in der Wildnis, und die physiologischen Manifestationen der Unterwerfungsreaktion scheinen dem zu entsprechen, was wir über die Reaktion von Tieren auf eine Niederlage wissen. Bei der Unterwerfungsreaktion wird ein primitiver, nicht mit einer Myelinschicht versehener vegetativer Vagusnerv[37] des PNS aktiviert, der die aktiven Verteidigungsmöglichkeiten unseres Körpers abschaltet, was zur Folge hat, daß der Blutdruck sinkt und die Herzfrequenz langsamer wird. Außerdem beeinflußt der Körper durch die Produktion körpereigener Opioide die Schmerzwahrnehmung sowie das Erleben von Zeit und Ort und der Realität im allgemeinen.[38] Diese Reaktion dient dazu, einen Angreifer nicht noch wütender zu machen und eine Dissoziation von dem mit dem Angriff verbundenen Schmerz zu ermöglichen.

Die meisten Menschen benutzen je nach Zusammenhang alle genannten Überlebensstrategien, und wir können auch bei einem Ereignis Kombinationen von ihnen einsetzen. Angesichts akuter Gefahr sind alle diese Reaktionsweisen adaptiv und helfen uns, gefährliche Situationen zu meiden, ihnen zu entfliehen oder mit ihnen fertig zu werden. Manchmal treten diese Reaktionen aber auch in Situationen auf, in denen keine Bedrohung oder Gefahr besteht. Starke, chronische oder wiederholte traumatische Ereignisse können unser System der Gefahrenabwehr verändern. Nach vorliegenden wissenschaftlichen Untersuchungen sind bei Menschen, die unter PTBS leiden, verschiedene biologische Systeme übermäßig stark sensibilisiert, und entsprechend reagieren sie, unter anderem das ANS und die HHN-Achse (wobei letztere den Kortisolspiegel senkt).[39]

Diese Veränderungen des körpereigenen Alarmsystems manifestieren sich in Form traumabezogener Symptome, unter anderem als Übererregungs- oder Untererregungszustände des Körpers. Zu den Übererregungssymptomen zählen unter anderem Angst und Furcht, intrusive Erinnerungen, Triggerreaktionen, Konzentrationsprobleme, Albträume und Hypervigilanz. Wenn unser Körper übermäßig erregt ist, halten wir ständig nach Gefahrenanzeichen Ausschau, oder bei uns wird leicht eine Überlebensreaktion ausgelöst. Der Zustand der Untererregung findet seinen Ausdruck in Form von emotionalen Taubheitsempfindungen, Vermeiden sozialer Bezüge, Hypersomnie, Erschöpfungszuständen, Energiemangel und Dissoziation. Bei Untererregung ist unser Alarmsystem zu schwach aktiv oder völlig abgeschaltet, mit der Folge, daß wir Anzeichen für eine potentielle Gefahr nicht erkennen. Viele Menschen, die über längere Zeit interpersonale Traumata erlitten haben, unterbrechen ihre Verbindung zu ihrem Körper, um keinen emotionalen oder körperlichen Schmerz mehr zu spüren. Abgesehen von diesem Verlust des Schmerzempfindens verlieren diejenigen, die sich von ihren Erlebnissen regelmäßig durch Dissoziation distanzieren, häufig auch andere physische und emotionale Empfindungen, beispielsweise diejenigen der Freude, Lust und Verbundenheit. Haben Menschen chronische oder wiederholte Traumatisierungen erlebt, kommt es in ihren körpereigenen Erregungssteuerungssystemen häufig zu Störungen, und die Betroffenen wechseln zwischen Zuständen übermäßig starker Sensibilisierung, in denen leicht Traumareaktionen ausgelöst werden können, und Empfindungen der Gefühlstaubheit oder mangelnder Verbundenheit mit sich selbst und mit anderen Menschen.

Die Wirkung des Traumas

> Das Trauma löst beim Opfer ein Gefühl der Ohnmacht und des Kontrollverlusts aus.
>
> —Judith Herman,
> Mitbegründerin des Programms *Victims of Violence* der *Cambridge Health Alliance*
> und Autorin des Buches *Die Narben der Gewalt*.[40]

Emotionaler Schmerz und traumatische Erinnerungen können im Körper noch lange nach Abschluß einer traumatischen Situation »gespeichert« werden – was Bessel A. van der Kolk zu der Feststellung »Der Körper registriert alles« *(»the body keeps the score«)* veranlaßt hat.[41] Dieses Speichern traumatischer Erinnerungen und der mit ihnen verbundenen emotionalen Empfindungen ist im Sinne der Weiterentwicklung des Menschen adaptiv. Wir müssen uns an gefährliche oder bedrohliche Situationen erinnern, denn nur dann können wir versuchen, sie in Zukunft zu vermeiden. Doch da wir diese Erinnerungen (sowohl im physischen als auch im emotionalen Sinne) in unserem Körper festhalten, können sie viel Unbehagen und Schmerz hervorrufen.

Im Körper vieler Traumatisierter tobt ein permanenter Kampf. PTBS-Symptome sind Ausdrucksformen solcher innerer Konflikte. Zwei Symptomkategorien der PTBS sind *intrusive Symptome* und *Vermeidungssymptome*. Intrusive Symptome treten auf, wenn Erinnerungen an ein traumatisches Ereignis in unser Bewußtsein vordringen, manchmal ohne jeden erkennbaren Grund, in anderen Fällen infolge der Aktivierung durch einen Trigger. Auf solche intrusiven Erinnerungen können wir mit emotionalem und/oder physischem Schmerz reagieren. Manchmal sind die Intrusionen so stark, daß wir uns des aktuellen Zeitpunktes und des Ortes, an dem wir uns real befinden, nicht mehr bewußt sind und wir uns so fühlen, als würde das Trauma erneut stattfinden (ein sogenannter *Flashback*). Vermeidungssymptome könnte man als das Gegenstück zu den intrusiven Symptomen bezeichnen, denn sie beinhalten, daß wir alle verfügbare Energie benutzen, um die Erinnerungen an ein erlebtes Trauma wegzudrängen, alles, was diese Erinnerung wecken könnte, vermeiden und »weiterleben«. Durch diesen inneren Kampf entsteht eine anhaltende Anspannung, die sich selbst perpetuiert. Sobald die Intrusionen stärker werden, bringt uns der mit ihnen verbundene Schmerz dazu, unsere Abwehr zu verstärken und die Erinnerungen samt zugehörigen Emotionen weiter wegzudrücken. Wird die Vermeidenstendenz stärker, und sind wir in der Lage, unsere Emotionen und Erinnerungen eine Weile zu vergessen, werden häufig die zugrundeliegenden Emotionen und Erinnerungen stärker. Ähnlich wie bei phobischen Reaktionen erhält unser Vermeiden im Grunde die Furcht und Angst aufrecht, denen wir zu entfliehen versuchen.

Die extremste Form von Vermeiden ist Dissoziation. Dabei wird »ein bestimmter Teil des Erlebten abgeschottet: Elemente eines Erlebnisses werden nicht in ein Ganzes integriert, sondern isoliert gespeichert.«[42] Dissoziation ist ein Bewältigungsmechanismus, der dazu dient, Distanz von Emotionen, Kognitionen und somatischen Symptomen zu schaffen. Wenn wir ständig Gefährdungen oder Verletzungen erleben, lernen wir, unsere Verbindung zu uns selbst zu unterbrechen, um den körperlichen oder emotionalen Schmerz, den wir empfinden, ertragen zu können. Unser Körper ist dann zu einem Ort geworden, für den der Zustand der Verletztheit charakteristisch ist. Wir fühlen uns in uns selbst oder in einer Welt des Schmerzes gefangen. Dissoziation kann uns helfen, von diesem Schmerz frei zu werden, indem wir eine mentale oder emotionale Flucht antreten.

Dissoziation wird problematisch, wenn die Barrieren, die wir zu unserem Schutz aufbauen, zu starr werden, denn das führt zu einer dauerhaften Spaltung. In solchen Fällen kann unsere Verbindung zu unseren Emotionen, unserem Körper oder unseren Gedanken dauerhaft unterbrochen werden; außerdem kann die

Kontinuität unseres Erinnerungsvermögens erheblich gestört werden; und unsere Fähigkeit, ein integriertes Selbstempfinden zu entwickeln, kann ebenfalls beeinträchtigt werden. Dissoziation macht die Erinnerungen an ein erlebtes Trauma unserem Bewußtsein manchmal völlig unzugänglich, und ebenso kann es uns mit dem emotionalen Schmerz ergehen, der mit den Erinnerungen verbunden ist. Trotzdem kann dieser Schmerz auf der somatischen Ebene weiter bestehen bleiben. Beispielsweise könnte jemand unter chronischen Nacken- und Rückenschmerzen leiden, weil er sich eine extrem starre Haltung angeeignet hat. Und ein anderer empfindet ein Würgen in der Kehle, wenn er mit einem Konflikt konfrontiert wird. Und ein Dritter spürt in seinem Körper nichts, weil er sein untergründiges Schmerzempfinden so gründlich dissoziiert hat.

Alle diese Menschen erleben ihren Körper möglicherweise wie »den Feind«. Sie haben das Gefühl, daß er sie absichtlich verletzt, denn wenn sie sich seiner Botschaften bewußt werden, merken sie, daß viele dieser Botschaften die Empfindung, verletzt worden zu sein, ausdrücken. Die Dissoziation erspart ihnen, diese schmerzlichen Botschaften aufnehmen zu müssen. Allerdings hat dieses Vermeiden seinen Preis. Wenn wir nicht mit unserem Körper und mit uns selbst verbunden sind, können wir keine Gefahrenanzeichen erkennen, was eine erneute Verletzung zur Folge haben kann. Wir sind dann nicht in der Lage, die ersten Anzeichen für Streß zu erkennen, und folglich können wir einem solchen Warnsignal nicht mit einer Verstärkung der Selbstfürsorge begegnen und können auch die Ursachen des Stresses nicht beheben. Chronischer Streß wirkt auf unseren Geist ebenso erschöpfend wie auf unseren Körper, was traumabedingte Probleme noch weiter verstärken kann. Wir können keine echte Verbindung zu anderen herstellen, weil wir nicht mit uns selbst in Kontakt sind. Und außerdem mangelt es uns an der Freude, wahrhaft präsent und mit uns selbst im Einklang zu sein.

Yoga als Traumabehandlung

> Für die Genesung ist es daher entscheidend, daß Überlebende ihr Gefühl der Stärke und Kontrolle wiedererlangen.
>
> — Judith Herman[43]

Weil Traumata sich auf die Physiologie des Körpers auswirken und weil traumatische Erinnerungen oft in somatischer Form gespeichert werden, beharren Experten zunehmend darauf, daß der Körper in die Traumabehandlung einbezogen werden muß.[44]

Vielen traditionellen Therapieformen liegt ein kognitiver Behandlungsansatz – ein sogenannter *Top-down*-Ansatz – zugrunde, wohingegen yogabasierte Interventionen von einem *Bottom-up*-Ansatz ausgehen, der das somatische Erleben als Zugang zur Psyche nutzt. Körperorientierte Therapien basieren auf der Annahme, daß unser Geist schwer faßbar ist, womit sie erklären, weshalb verbal orientierte Therapien manchmal viele Jahre dauern, ohne daß sie den Zugang zu wichtigen Aspekten des inneren Erlebens erschließen. Intellektualisieren, ein häufig benutzter Abwehrmechanismen, beinhaltet, daß wir Unmengen von Zeit darauf verwenden, etwas herauszufinden, jedoch nie zum Wesentlichen kommen. Körperorientierte Therapien wie yogabasierte Interventionen zielen vorrangig auf die Herstellung einer Verbindung auf der somatischen Ebene und arbeiten sich von diesem Ansatzpunkt aus zu den Emotionen und Kognitionen vor.

Yogabasierte Ansätze nutzen eine Sequenz von Yogahaltungen und Atemübungen, um das Gefühl der Klienten, mit sich selbst verbunden zu sein, zu stärken. Yoga kann die Fähigkeit, in der Gegenwart präsent zu bleiben, innere Erlebnisse zu registrieren und zu ertragen, und eine neue Beziehung zum eigenen Körper zu entwickeln, fördern. Diese körperbasierte Form der Übung wirkt dann allmählich auf die emotionale und psychische Gesundheit, auf die Beziehungen des Klienten und auf sein Empfinden des Lebens in der Welt.

3 Yoga

Die Ursprünge des Yoga

> Yoga ist der Pfad, der den Körper und die Sinne kultiviert, den Geist verfeinert, die Intelligenz fördert und in der Seele ruht, die das Herz unseres Seins ist.
>
> — B. K. S. Iyengar,
> *bekannter Yogalehrer und einer der ersten, die Yoga in der westlichen Welt bekannt gemacht haben*

> Yoga ist eine Lebensweise. Es verändert Sie und somit auch die Art, wie Sie zu anderen Menschen in Beziehung treten und wie Sie Ihre Umgebung beeinflussen.
>
> — Vanda Scaravelli,
> *innovative Yogalehrerin, Schülerin von Iyengar und Autorin des Buches »Awakening the Spine«*[1]

Die Geschichte des Yoga vollständig zu erfassen ist weder unser Ziel noch für das, was wir in diesem Buch vermitteln wollen, wichtig.[2] Vielmehr werden wir, während wir uns mit den Ursprüngen und der weiteren Entwicklung des Yoga befassen, bestimmte Aspekte der yogischen Philosophie und einige Prinzipien und Praktiken beleuchten, denen wir im Rahmen unseres Vorhabens besondere Bedeutung beimessen – nämlich im Hinblick auf die Frage, wie man Yoga für Menschen, die schwere Traumata erlitten haben, nutzen kann.

Seit über 5000 Jahren üben Menschen Yoga. Die Yogalehren lassen sich auf einige der frühesten Schriften aus der Region der heutigen Länder Pakistan und Indien zurückverfolgen – die Täler des Indus und des Saraswati. Diese frühen Texte, die *Vedas* und *Upanischaden*, gelten im Hinduismus als heilige Schriften. Frühe Formen des Yoga tauchen auch in den Meditationsübungen zweier anderer Weltreligionen aus dieser Region auf: im Buddhismus und Jainismus.

Während Yoga sich im alten Indien und im Kontext der erblühenden Lehren des Hinduismus, Buddhismus und Jainismus entwickelte, eigneten sich Menschen, die sich als Yogis (Yogaübende) verstanden, ihrerseits Aspekte der genannten drei Religionen an und schufen daraus eine orthodoxe Yogalehre. Zwischen den Yogaübungen und den Philosophien und Geboten der drei genannten Religionen scheint es eine sehr organische, fließende Beziehung gegeben zu haben. Patanjali, ein bekannter Yogi, dessen Schriften bis in unsere Zeit erhalten geblieben sind, stellte jenen dogmatischsten Text zusammen, der sich ausschließlich mit Yoga befaßt, wobei er insbesondere auf die Lehren des Buddhismus zurückgriff. Seine *Yoga Sutras*, die im 2. Jahrhundert vor der Zeitenwende entstanden sind (im Hinduismus bezeichnet das Wort *Sutra* eine literarische Sammlung von Aphorismen oder Wahrheiten, und bedeutet wörtlich übersetzt »ein Faden, der die Dinge zusammenhält«), wurden sowohl als hinduistische Schriften als auch als Grundlagenwerk über Philosophie und Praxis des Yoga angesehen.[3] In diesem wichtigen Werk werden auch Patanjalis *Ashtanga*, die »acht Glieder (bzw. Schritte) des Yoga«, beschrieben, die bis heute für das Verständnis der Selbstdisziplin und Achtsamkeit, die für die yogische Lebensweise prägend sind, zentrale Bedeutung haben.

Trotz eindeutiger religiöser Konnotationen in der Geschichte des Yoga haben viele, die im Laufe der folgenden beiden Jahrtausende Yoga geübt, darüber nachgedacht und darüber geschrieben haben, die Auffassung vertreten, die Yogaübung selbst sei nicht mit der Absicht entwickelt worden, den Geboten einer bestimmten Religion gerecht zu werden, sondern diese Lehre sei so flexibel, daß sie in verschiedene religiöse, spirituelle und säkulare (nichtreligiöse) Traditionen einbezogen werden und je nach persönlichen oder gemeinschaftlichen Bedürfnissen und Zielen von sehr unterschiedlichen Menschen geübt werden könne. Viele halten Yoga in erster Linie für eine Methode der »Erforschung des Seins«, für eine Einladung an alle, die neugierig darauf sind, was es bedeutet, lebendig zu sein – und keineswegs für eine Religion. In diesem Sinne verstanden ist Yoga eine Sammlung von Ideen, die sehr sensible Menschen durch Untersuchung des subjektiven (und möglicherweise auch objektiven) Erlebens des Seins zusammengetragen haben. Während in den frühen Schriften, die mit Yoga in Verbindung gebracht werden, Rituale und religiöse Dogmen eine wichtige Rolle spielen, hat Yoga als Übungsmethode die Jahrtausende hauptsächlich aufgrund seiner einerseits umfassenden und andererseits einschließenden Wesensart überdauert. Die Yogalehren haben bewiesen, daß sie sich an die Bedürfnisse sehr unterschiedlicher Kulturen – vom alten Indien bis hin zum heutigen New York City – anpassen lassen. Im Rahmen unserer Auseinandersetzung mit den Ursprüngen des Yoga ist diese Anpassungsfähigkeit für unsere Bemühungen, die Yogaübungen entsprechend den Bedürfnissen Traumatisierter zu modifizieren, von zentraler Bedeutung. Obwohl Yoga für

Menschen schon die unterschiedlichsten Bedeutungen gehabt hat, verstehen wir diese Lehre im Rahmen unserer konkreten Zielsetzung nicht als religiöse Übung, sondern als praktische Methode der Untersuchung des menschlichen Seins.

Eine weitere wichtige Eigenart der Geschichte des Yoga, mit der wir uns beschäftigen müssen, ist die lange Tradition der Gurus, die den östlichen Wurzeln des Yoga zuzuschreiben ist und die sich in der westlichen Welt zu einem regelrechten Persönlichkeitskult entwickelt hat.[4] In besonders extremen Fällen werden Yogaübende aufgefordert, ihren Willen dem des Guru unterzuordnen und ihr eigenes subjektives Erleben zu ignorieren, sich also völlig den Fähigkeiten und Vorlieben des Gurus unterzuordnen. Für Leser, die sich für traumasensibles Yoga interessieren, ist dies das Gegenteil dessen, was sie sich vom Yoga erhoffen, und tatsächlich kommt diese Tendenz der Definition des Traumas näher als der einer befreiend wirkenden Übungsmethode, die auf Selbstentdeckung und Selbstfürsorge basiert. Deshalb lehnen wir den Gurukult ab, der im Yoga auch heute noch zu finden ist; demgegenüber bevorzugen wir ein Modell, demzufolge der Yogalehrer, während er für eine gewisse Struktur und eine Atmosphäre der Sicherheit sorgt, seine Schüler auffordert, in erster Linie auf ihren eigenen Körper zu hören und sich von ihrem Erleben im gegenwärtigen Augenblick leiten zu lassen. Weder ein Guru noch Dogmen sind erforderlich, um Traumatisierten eine gefahrlose, wirksame und sogar spirituell nährende Yogaübung zu ermöglichen.

Wir hoffen, durch die vorliegende Darstellung veranschaulicht zu haben, daß Yoga für viele Menschen viele verschiedene Dinge beinhalten kann. Yoga ist für diejenigen unter uns, die diese Übungsmethode Traumatisierten nahebringen wollen, ebenso interessant wie in früheren Zeiten für jene, die Yoga zum Fundament ihrer spirituellen Praxis gemacht haben. Wir können die Yogaübungen so modifizieren, daß sie unseren Bedürfnissen entsprechen, und das Resultat trotzdem Yoga nennen, denn die Yogaübung ist eben wegen ihrer Anpassungsfähigkeit so lange erhalten geblieben. Tatsächlich könnte man die Auffassung vertreten, daß die Hervorhebung des Aspekts der Selbsterforschung und Selbstfürsorge bei der Yogaübung, für die wir eintreten, den Intentionen der ersten Yogaübenden wesentlich näher kommt als einige andere moderne Deutungen der Yogalehren. Doch unabhängig davon ist Yoga in jedem Fall stark genug, um viele Deutungen zu überleben. Sowohl religiös orientierte Übende als auch Menschen mit rein »weltlichen« Zielen nehmen Yoga für sich in Anspruch. Menschen, die sich nach einem genau vorgegebenen Weg sehnen, haben die Möglichkeit, einen Guru aufzusuchen, und diejenigen, denen mehr an einem selbstbestimmten Ansatz liegt, haben die Möglichkeit, Yoga unbeaufsichtigt in ihrem Wohnzimmer zu üben.

Angesichts der verschiedenen Möglichkeiten, Yoga zu beschreiben und zu verstehen, halten wir es für sinnvoll, die Auffassung zu vertreten, daß Yoga letztlich eine Übungsmethode für Einzelne und Gruppen ist, die auf die körperlichen, emotionalen und spirituellen Bedürfnisse jedes einzelnen Übenden abgestimmt werden kann. Obgleich es eine große Zahl unterschiedlicher Yogaübungen gibt, die von einer riesigen Zahl von Lehrern propagiert werden, ist doch letztlich für jeden Menschen eine ganz spezielle Übungsform am besten geeignet. Im Kontext einer traumasensiblen Yogapraxis ist diese Sicht sehr nützlich. Es liegt nicht in unserer Absicht, Erlebnisse einzuschränken oder bestimmte Dinge zwingend vorzuschreiben, sondern es geht uns darum, daß Menschen lernen, bei ihrem Körper so präsent zu sein und mit ihm so zu interagieren, daß sie herausfinden können, was für sie persönlich am Besten ist.

So wichtig es ist, sich an allgemeinen Sicherheitsrichtlinien zu orientieren und als Lehrer während eines traumasensiblen Yogakurses klare und prägnante Anleitungen zu geben, so wichtig ist es andererseits auch, daß Yogaübende lernen, sich wohlzufühlen, wenn sie ihr Erleben selbst lenken und beeinflussen wollen. Dazu müssen sie manchmal lernen, etwas nicht mehr zu tun, weil es schmerzhaft oder aus irgendwelchen Gründen unangenehm ist. Manchmal müssen sie auch einen Lehrer um Hilfe bitten. Es kann auch notwendig sein, daß Teilnehmer einen Kurs vorzeitig verlassen und einen Spaziergang machen, wenn sie die Gefahr spüren, von Gedanken und Gefühlen, die mit einem erlebten Trauma zusammenhängen, überwältigt zu werden. Im Kontext eines traumasensiblen Yoga lernen wir als Yogalehrer und Traumatherapeuten, alle Entscheidungen, die Schüler bzw. Klienten treffen, zu tolerieren und sogar zu fördern, um ihr Wohlbefinden zu verbessern. In großen Teilen dieses Buches geht es um die Untersuchung von Möglichkeiten, genau dies zu tun – aus der Perspektive des Übenden selbst, des Yogalehrers und des Traumatherapeuten.

Yoga in der westlichen Welt

> Yoga ist ein erstaunlich vielfältiges Phänomen und deshalb sehr schwer zu definieren, weil es zu jeder vorstellbaren grundsätzlichen Aussage über Yoga Ausnahmen gibt.
>
> — GEORG FEUERSTEIN, PH. D.,
> *Autor des Buches »Die Yogatradition« und wichtiger Vermittler der Yogaübung für Menschen der westlichen Welt*

Weil unser Ansatz eines traumasensiblen Yoga in den Vereinigten Staaten entwikkelt wurde, sollten wir uns einmal ein wenig genauer anschauen, was Yoga in der heutigen westlichen Welt beinhaltet.

Nach einer im Jahre 2008 durchgeführten Untersuchung mit Namen »Yoga in America«, die im *Yoga Journal* publiziert wurde, geben Amerikaner im Jahr 5,7 Milliarden Dollar für Yogakurse und entsprechende Produkte wie Übungshilfen, Kleidung, Yogaurlaube und Medien (DVDs, Videos, Bücher und Zeitschriften) aus.[5] Der gleichen Studie zufolge widmen sich 15,8 Millionen Amerikaner der Yogaübung, und weitere 18,3 Millionen sind an Yoga »sehr stark interessiert«.

Wer in größeren Städten Yoga üben will, hat wahrscheinlich keinen weiten Weg. Im Internet findet man problemlos ein Yogazentrum in der Nähe, und auch in manchen Fitness-Studios werden mittlerweile Yogakurse angeboten. Alle diese Kurse ähneln einander, insofern es um das Üben bestimmter Yogahaltungen und Atemmuster geht. Allerdings zeigt eine Suche im Internet auch, daß es erstaunlich viele verschiedene Yogastile gibt, unter denen wohl die bekanntesten *Vinyasa-Yoga*, *Power-Yoga*, *Iyengar-Yoga* und *Bikram-Yoga* sind – es gibt aber auch noch Dutzende anderer. Für alle diese Varianten sind Körperübungen und das Beobachten des Atems wichtig, doch jede setzt etwas andere Schwerpunkte. Beispielsweise konzentrieren sich einige stärker auf die Korrektur der Haltung und andere mehr auf die Synchronisierung von Bewegungen und Atmung.

Um zu veranschaulichen, weshalb die Yogaübung speziell für Traumatisierte modifiziert werden muß, werden wir uns einige besonders populäre Yogastile, die in vielen Städten zu finden sind, genauer anschauen. Dabei werden wir einige Beobachtungen verallgemeinern, so wie wir sie erlebt haben. Natürlich gibt es immer Ausnahmen zu solchen allgemeinen Aussagen. Außerdem werden wir im Rahmen dieser allgemeinen Auseinandersetzung mit einigen zentralen Merkmalen bestimmter populärer Yogastile darauf hinweisen, welche Aspekte der herkömmlichen Yogaübung für Traumatisierte besonders problematisch sind. Anschließend setzen wir uns ausführlich damit auseinander, wie wir Yoga zu einer für Traumatisierte geeigneten Übungsmethode machen können und warum dies wichtig ist.

Bei Kursen in *Bikram-*[6] und *Power-Yoga*[7] wird im Übungsraum eine Temperatur von zirka 38 Grad Celsius erzeugt. Man schwitzt also schon, wenn man den Raum betritt. Deshalb sind die Übenden nur spärlich bekleidet. Männer tragen oft kein Unterhemd, und ansonsten sieht man viel Elastan und viele Tank-Tops. Alle schwitzen reichlich, und zwischen den Teilnehmern ist manchmal nur wenig Abstand, je nachdem, wie voll ein Kurs ist.

Abgesehen von der rein physischen Situation bedienen sich die Lehrer von Power- und Bikram-Yoga in der Regel einer bestimmten Sprache. Power-Yoga-Lehrer wiederholen ständig, man solle »einfach ein bißchen länger durchhalten«, sich »ein wenig weiter strecken« oder »ein wenig tiefer gehen«. Mit diesen Yogavarianten sind zahlreiche sprachliche Besonderheiten verbunden, doch der für uns wichtigste Aspekt ist, daß die Schüler in der Regel dazu angehalten werden, ihren Körper erbarmungslos zu Höchstleistungen anzutreiben; sie werden also nicht dazu angehalten, genau darauf zu achten, was er von sich aus will. In Bikram-Yoga-Kursen sind sowohl die sprachlichen Kommandos als auch die Übungsfolge genau festgelegt. Wenn die Schüler etwas anderes ausprobieren als das, was der Lehrer ihnen vorgegeben hat, werden sie manchmal in aller Öffentlichkeit korrigiert, was einige betroffene Schüler wie eine Bestrafung oder wie öffentlichen Tadel erlebt haben. Die Instruktoren geben ganz genaue Anweisungen zur Ausführung einer Übung, so daß die sprachlichen Instruktionen in einem Bikram-Kurs so gut wie keinen Raum für individuelles Experimentieren und Forschen lassen.

Die weiter oben erwähnten unterschiedlichen Yogastile weisen einige Eigenarten auf, die Anfängern, wenn sie den Übungsraum betreten, nicht bekannt sein dürften, die ihr Erleben in diesem Raum aber stark beeinflussen. Wie wir wissen, sind Traumata häufig mit dem Erlebnis, gedrängt, genötigt oder gezwungen zu werden, verbunden – damit, daß jemand, der Macht hat, die Kontrolle über den Körper des Traumatisierten zu erlangen versucht. Viele Traumatisierte haben somatisch ihre Hilflosigkeit empfunden. Oft sind diese Menschen sehr skeptisch gegenüber der Vorstellung, sie könnten jemals wieder das Gefühl haben, ihr Leben selbst zu steuern oder ihren Körper positiv zu erleben. Die bereits beschriebenen Dynamiken, die in Yogakursen entstehen können, entsprechen häufig genau dieser negativen Erwartung und können bei Traumatisierten ein Gefühl der Machtlosigkeit und Unzulänglichkeit verstärken.

Was passiert, wenn die Autoritätsfigur sagt: »Halten Sie das noch ein bißchen länger aus«, doch Sie selbst empfinden dies als unangenehm oder sogar schmerzhaft? Viele Menschen, mit denen wir im *Trauma Center* arbeiten, haben dies als ein großes Dilemma beschrieben. Sie sagen oft, sie seien nicht bereit gewesen, auf ihren eigenen Körper zu hören, und hätten schließlich die Anweisungen des Lehrers ausgeführt und sich dadurch selbst geschädigt. Genau das versuchen wir in unseren Kursen in traumasensiblem Yoga und durch die Integration yogabasierter Strategien in die Therapie zu vermeiden. Primär geht es uns darum, daß die Schüler lernen, auf ihren eigenen Körper zu hören und Entscheidungen zu treffen, bei denen ihr eigenes Wohl an erster Stelle steht.

Ein anderer im Westen sehr populärer Yogastil ist *Iyengar-Yoga*.[8] Er ist nach seinem Begründer, B. K. S. Iyengar, benannt, ist sehr zielbewußt und legt in erster Linie Wert auf die »korrekte Haltung«. Abgesehen von dieser strikten Fokussierung, die sehr willkürlich und »aufgesetzt« wirken kann, da sie nicht daran interessiert zu sein scheint, daß der Übende eine eigenständige innere Sicht entwickelt, benutzen viele Iyengar-Yogalehrer zahlreiche Hilfsmittel, darunter manchmal ein ganzes Sortiment von Riemen und Gummibändern. Da einige unserer Schüler bzw. Klienten während traumatisierender Erlebnisse festgebunden oder anderweitig in ihrer Bewegungsfreiheit eingeschränkt wurden, können sie Lederriemen und ähnliche Dinge nicht als nützliche Yogahilfsmittel akzeptieren, sondern sehen darin eher Foltergeräte. Aufgrund des Feedbacks unserer tapferen Schüler gibt es in unserem Yoga-Übungsraum im *Trauma Center* keine Lederriemen mehr. Uns ist nämlich klar geworden, daß der Nutzen solcher Gerätschaften relativ gering zu werten ist, wenn man ihn gegen das Bedürfnis unserer Schüler abwägt, sich im Übungsraum sicher zu fühlen.

Ein weiterer problematischer Aspekt einer stark mit Hilfsmitteln arbeitenden bestimmten Yogapraxis wie der von Iyengar entwickelten ist, daß die Schüler aufgefordert werden (also nicht etwa erst einmal gebeten werden, ihr Einverständnis zu erklären), verschiedene Hilfsmittel zu benutzen, um sich in die »richtige« Haltung zu versetzen, was bei den Betreffenden das Gefühl hervorrufen kann, ihr körperliches Erleben müsse durch äußere Objekte vermittelt werden, weil es sonst nicht »korrekt« sei. Zwar kann es Spaß machen, solche Hilfsmittel zu benutzen, und es kann ein sehr nützliches Experiment sein, wenn die Schüler sich freiwillig dafür entschieden haben. Doch wenn der Vorgang nicht angemessen erklärt wird, kann dadurch das Gefühl verstärkt werden, der Körper sei ein Problem und bedürfe einer Korrektur, um akzeptabel zu werden. Im Rahmen einer Traumatherapie ist dies eine problematische Botschaft, die schädigend wirken kann, denn ein entscheidender Teil der Heilung besteht darin, daß man dem eigenen Körper vertraut, ihn akzeptiert und ihn wertschätzt, so wie er ist.

Vinyasa-Yoga[9] schließlich hebt die Bedeutung der Übergänge, also Bewegungen zwischen den einzelnen Yogahaltungen hervor, und diese Bewegungen werden je nach Lehrer möglicherweise sehr schnell ausgeführt. In einem Vinyasa-Kurs kann man sehr schnell den Faden verlieren und zurückbleiben, wodurch das Gefühl entsteht, man müsse »aufholen«, um die Dinge »richtig zu machen«. Wenn ein Schüler hinter den Leiter des Kurses und die übrigen Studenten zurückfällt, kann dies ein Gefühl des Versagens und der Unzulänglichkeit hervorrufen und dazu führen, daß man völlig aufgibt, statt die erlebte Demütigung noch einmal erleben zu müssen. Außerdem haben Schüler bzw. Klienten im *Trauma Center* berichtet, ein Yogakurs im Vinyasa-Stil habe ihnen ermöglicht zu dissoziieren, weil der Rhythmus so lebhaft gewesen sei, daß sie völlig »abgehakt« und nach Abschluß des Kurses manchmal sogar vergessen hätten, wo sie gewesen seien oder was während des Kurses geschehen sei. Wir hoffen, Klienten durch traumasensibles Yoga zu helfen, während der gesamten Übungssitzung aufmerksam zu bleiben, damit sie an der Weiterentwicklung ihrer Affektregulation arbeiten können. Demnach muß man ein Tempo finden, das weder zu langsam noch zu schnell ist, damit die Kursteilnehmer darauf achten können, wo sie sind, und damit sie ihren Atem und ihre Bewegungen verfolgen können, ohne sich zu gefährden.

Der Stil der Yogaarbeit hat starken Einfluß auf das Erleben, und wir müssen uns Gedanken darüber machen, welche Eigenarten positiv wirken, welche ablenken und welche schädlich oder sogar gefährlich sind, wenn wir eine traumasensible Yogapraxis entwickeln wollen. Ein weiterer wichtiger Aspekt, der in jedem Yogakurs eine Rolle spielt, sind die Lehrer selbst. In diesem Zusammenhang ist es von zentraler Bedeutung, ob der Lehrer körperliche Hilfestellung gibt oder nicht. Wie wahrscheinlich ist es, daß der Yogalehrer die Haltung eines Schülers bei einer Übung durch physische Berührung zu korrigieren versucht? Nach unseren Beobachtungen leisten Yogalehrer in der westlichen Welt generell zu häufig körperliche Hilfestellung. Einige haben zwar gelernt, die Schüler vor einer solchen Berührung um Erlaubnis zu bitten, doch viele legen – um Zeit zu sparen oder aus anderen Gründen – ihre Hände auf den Körper eines Schülers, bevor dieser auch nur gemerkt hat, daß der Lehrer sich ihnen nähert.

Für viele Traumatisierte, ob Kriegsveteranen oder sexuell Mißbrauchte, ist es eine Katastrophe, wenn andere Menschen sie unversehens und ohne ihre ausdrückliche Erlaubnis mit den Händen berühren. Die im folgenden Beispiel beschriebene Situation ist kein Einzelfall. Viele Schüler haben uns erzählt, daß sie einmal während eines Yogakurses die Hund-Haltung (man stelle sich ein auf dem Kopf stehendes V vor) eingenommen hatten und der Lehrer sich ihnen dann von hinten genähert habe, eine Hand zwischen ihre Schulterblätter gelegt und damit nach unten gedrückt habe. Dem mag zwar eine positive Absicht zugrunde gelegen haben, doch kann dadurch ein starker Trigger aktiv werden, der einen Flashback oder eine Dissoziation auslöst, eventuell mit der Folge, daß der betreffende Schüler sich nie mehr in einen Yogakurs hineinwagt. Wir kommen auf die Problematik körperlicher Hilfestellungen später im Buch noch einmal zurück.

Natürlich hat das, was wir als extrem problematisch ansehen, wenn es um die Teilnahme von Traumatisierten an Yogakursen geht, keine negativen Auswirkungen auf den generellen Erfolg des Yoga in der westlichen Welt gehabt. Yoga ist mittlerweile nicht nur zu einem Milliardengeschäft geworden, sondern ist auch ein fester Bestandteil der populären Kultur. Von den Beatles bis zu Madonna, inklusive einiger Episoden aus *Sex in the City*, ist Yoga in die westliche Kultur eingedrungen. Viele Menschen empfinden normale Yogakurse als sehr angenehm und nützlich. Doch in diesem Buch geht es uns um die besonderen Bedürfnisse von Traumatisierten. Gerade wegen der außerordentlichen Bekanntheit einiger Attribute der populärsten Yogastile, die »Normalverbrauchern« zugänglich sind, haben Traumatisierte keine adäquate Möglichkeit, die potentiell positiven Wirkungen von Yogaübungen zu nutzen. Für viele von ihnen ist Yoga einer unter vielen Bereichen, in denen sie Mißerfolge, Enttäuschungen und Schmerzen erlebt haben.[10]

Im folgenden werden wir einige zentrale Modifikationen vorstellen, durch die wir Yogakurse den Bedürfnissen Traumatisierter gerecht zu machen versuchen. In diesem Zusammenhang werden wir einige Empfehlungen geben und spezielle Übungen beschreiben, die Traumatisierte selbständig zu Hause ausführen können. Eines der folgenden Kapitel ist speziell für Therapeuten bestimmt, die Grundelemente des Yoga kennenlernen und in ihre therapeutische Praxis oder in ihre Arbeitssituation einbeziehen wollen (beispielsweise in die Gruppenarbeit in Schulen oder in die Arbeit in Krankenhäusern, Flüchtlingslagern, Gemeindezentren und anderen Orten dieser Art). Ein weiteres Kapitel wendet sich in erster Linie an Yogalehrer, die Kurse im Sinne eines traumasensiblen Yoga organisieren wollen. Obwohl die übermittelten Informationen, wie soeben beschrieben, interessentengruppenspezifisch vorgestellt werden, versuchen wir, alle Teile des Buches für alle Leserkreise gleichermaßen verständlich abzufassen. Dabei gilt unser besonderes Augenmerk jenen Traumatisierten, die verstehen wollen, warum wir bestimmte Modifikationen für unverzichtbar und absolut notwendig halten, wenn es um eine traumagerechte Gestaltung von Yogaübungen geht.

4 Traumasensibles Yoga

Weshalb traumasensibles Yoga wichtig ist

> Seit einigen Jahren häufen sich wissenschaftliche Untersuchungen, aus denen hervorgeht, daß es wichtig ist, Patienten zu helfen, mit akuten Problemen hinsichtlich Dissoziation, Affektregulation und Veränderungen der Beziehung zu sich selbst und anderen Menschen fertig zu werden, bevor man mit ihnen eine Trauma-Expositionsbehandlung durchführt.
>
> — BESSEL A. VAN DER KOLK, MD

> Ich sehe die Posttraumatische Belastungsstörung nicht als eine Pathologie, die bewältigt, unterdrückt oder durch Anpassung überwunden werden muß, sondern als Resultat des Fehlschlagens eines natürlichen Prozesses.
>
> — PETER A. LEVINE, PH. D.

> Die Yogapraxis erfordert nur, daß wir handeln und in unserem Handeln aufmerksam sind.
>
> — T. K. V. DESIKACHAR,
> *einflußreicher Yogalehrer und Autor des Buches »The Heart of Yoga«*

Traumata haben eine tiefreichende und langfristige Wirkung auf den gesamten Organismus. Sie verursachen chemische und anatomische Veränderungen im Gehirn, verändern die physiologischen Systeme des Körpers und beeinflussen das Erleben des Traumatisierten.[1] Deshalb erfordert eine Traumabehandlung große Sorgfalt – der Traumatisierte muß dabei als Ganzheit gesehen werden, und man muß auf das gesamte Spektrum der Wirkungen eingehen, die das Trauma auf ihn hat. Außerdem muß man der Intensität der Traumafolgen mit einem entsprechenden Maß an Geduld, Mitgefühl und Behutsamkeit begegnen. Wenn wir Menschen helfen wollen, von jener heimtückischen Verletzung ihres Seins zu genesen, benötigen wir ein vielfältiges Sortiment von Werkzeugen, die sich für diese Aufgabe eignen. Im *Trauma Center* lernen wir allmählich, Yoga als besonders wirksames

Werkzeug einzusetzen, das Traumatisierten auf ihrem oft sehr langen und komplexen Weg zur Genesung hilft.

Allerdings ist Yoga nur dann wirksam, wenn man tatsächlich übt – was ein Problem sein kann. Natürlich ist bei vielen Traumatisierten der Körper bestenfalls vom Selbst getrennt, und schlimmstenfalls wird er von ihnen als ein unbeständiger, gefährlicher Ort wahrgenommen. Weil Yoga im Grunde eine körperbasierte Aktivität ist, sehen wir uns mit einem Dilemma konfrontiert: Wie können wir Menschen eine körperbasierte Aktivität erschließen und diese für sie erträglich machen, wenn ihr Körper für sie zum Feind geworden ist?

Im Rahmen des Programms, das wir im *Trauma Center* entwickelt haben, beschäftigen wir uns sehr intensiv mit dieser Frage. In jedem unserer Kurse sehen wir tapfere Frauen und Männer, die alles daransetzen würden, um geheilt zu werden, die aber offensichtlich schon allein darunter leiden, zu sitzen, zu stehen oder einfach nur da zu sein. Jede unnatürlich wirkende Bewegung, jede starre Geste bringt diesen tief innerlichen Kampf zum Ausdruck: »Ich habe gelernt, daß mein Körper mein Feind ist, aber wenn ich jetzt dieses Leben führen will, muß ich eine Möglichkeit finden, mit meinem Körper wieder Freundschaft zu schließen.«

Falls Sie Yogalehrer sind und Traumatisierten Yogakurse anbieten, dann halten Sie nun bitte inne, und vergegenwärtigen Sie sich, wieviel Tapferkeit Ihre Kursteilnehmer schon allein dadurch zum Ausdruck bringen, daß sie zu Ihrem Kurs gekommen sind. Wenn Sie Therapeut sind und im Rahmen Ihrer Arbeit sanfte Yogaübungen einsetzen wollen, dann führen Sie sich bitte vor Augen, wie heldenhaft es von Ihrem Klienten ist, wenn er versucht, sich sanft und achtsam zu bewegen und entsprechend zu atmen. Und falls Sie als Traumatisierte zum ersten Mal (oder zum hundertsten Mal!) versuchen, Yogaübungen auszuführen, und Sie empfinden dies als schwieriger, als Sie es sich jemals vorgestellt hätten, dann sollten Sie wissen, daß Sie damit nicht allein sind. Bitte nehmen Sie sich einen Moment Zeit, um sich anhand von Kates Geschichte klarzumachen, wie es für eine Traumatisierte sein mag, an einem herkömmlichen Yogakurs teilzunehmen.

Kates Geschichte

Kate (eine Kunstfigur, die sich aus mehreren Schülern zusammensetzt, die wir im Laufe der Jahre hatten) ist in ihrer Kindheit von einem Mitglied ihrer Familie immer wieder sexuell mißbraucht worden. Sie hört von einer lokalen Yogagruppe und ist von der Möglichkeit, daran teilzunehmen, einerseits fasziniert, und andererseits schreckt sie davor zurück. Nachdem sie sich monatelang die Website des Yogastudios angeschaut hat, den Wochenplan dieser Einrichtung ebenso genau kennt wie die Biographien der dort tätigen Yogalehrer, entscheidet sie sich für eine bestimmte Lehrerin, von der sie annimmt, mit ihr werde sie am besten zurechtkommen, und schließlich trägt sie in ihrem Kalender für Freitag nachmittag ein: »16.00 Uhr Yoga«.

Kate lebt allein, arbeitet aber seit langem mit einem Psychotherapeuten zusammen. Sie hat mit ihm über Yoga gesprochen, aber nicht erwähnt, wie qualvoll es für sie ist, sich konkret für einen Yogakurs zu entscheiden. Sie kann dies gar nicht in Worte fassen. Sie ist jung und körperlich fit, hat aber noch nie einen Gruppensport und auch keine ähnliche Aktivität ausprobiert, seit sie die Teilnahme an einem Volleyball-Kurs in der High-school einmal als völlige Katastrophe erlebte.

Der Freitagnachmittag kommt, und sie schafft es mit purer jugendlicher Energie (aber trotzdem nur mit Mühe), um 15.40 Uhr im Yogastudio zu erscheinen. In einigen Kreisen (beispielsweise in denen traumasensibler Therapeuten und Yogalehrer, um nur zwei zu nennen) würde man dies vermutlich als Wunder ansehen. Wir wissen, wie schwierig es für Kate ist, einen solchen Ort aufzusuchen, wo Menschen sich öffentlich zu ihrem Körper bekennen! Das ist etwas anderes als in der Universität, wo sie ständig mit konkreten Aufgaben beschäftigt ist und sie sich mit der Suche nach logischen Lösungen zu Problemen befaßt, oder in ihrem Labor, wo sie als eine der intelligentesten Wissenschaftlerinnen ihres Fachbereichs gilt. In solchen Situationen ist sie nichts weiter als ein Gehirn – und zwar ein extrem gut funktionierendes Gehirn –, und das fühlt sich gut für sie an. Sie hat dort keinen Körper und ist kein Ganzes.

Als sie das Studio betritt, wird sie an der Rezeption von einer jungen Frau begrüßt, die ungefähr in ihrem Alter ist. »Willkommen«, sagt sie sanft und lächelt (gut!). Nachdem Kate bezahlt hat, zeigt die Frau ihr, wo der Kurs stattfindet. »Die Schuhe kommen hierhin, und dort ist der Umkleideraum« (gut!). Kate bemerkt, daß im Übungsraum Räucherstäbchen brennen, wovon ihr übel wird. An einer Wand sieht sie Riemen und Gurte hängen, was sie als sehr unangenehm empfindet. Die junge Frau an der Rezeption sagt noch ein paar andere Dinge, die Kate nicht registriert, doch dann hört sie, daß sie dem Lehrer mitteilen soll, ob sie unter irgendwelchen nennenswerten physischen Verletzungen leidet. (Was soll das sein? Verletzungen – was gehört dazu?) Kate antwortet: »Ich habe keine Verletzungen«, und macht sich für den Kurs bereit. Sie hat bewußt eine sechzigminütige Kurseinheit statt einer längeren gewählt, weil sie die Sache »erst einmal ausprobieren« will. Sie legt ihre Matte neben die Eingangstür, da sie das Gefühl hat, es sei für sie wichtig, in unmittelbarer Nähe der Tür zu bleiben.

Dann beginnt der Kurs, und die nächste Stunde zieht sich ziemlich lange hin. Viele Dinge geschehen, aber in Wahrheit »geschehen« nur zwei Dinge, die für Kate wichtig sind. Das erste ist, daß die Lehrerin (die freundliche junge Frau, die vorher an der

> Rezeption stand) schon während der ersten zehn Minuten hinter Kate tritt, während diese sich in der Kind-Haltung befindet, und sanft eine Hand zwischen Kates Schulterblätter legt. Kates Stirn befindet sich auf dem Boden, und sie kann für den Bruchteil einer Sekunde, während die Hand der Lehrerin auf ihrem Körper liegt, ihren Kopf nicht heben. Ihr ist völlig klar, daß dies höchstens eine Sekunde gedauert hat, aber sie hat es wie eine kleine Ewigkeit empfunden. Die Lehrerin hatte die Kind-Haltung als »sicheren Ort« bezeichnet, doch von diesem Moment an war sie für Kate nicht mehr »sicher«.
>
> Etwas später (vielleicht ein paar Minuten oder ... wer weiß wie lange?) hört Kate die Lehrerin sagen: »Vielleicht sollten wir das tun, wovor wir uns fürchten.« Ob sie genau diese Worte oder eine Variante davon gesagt hat, spielt hier keine Rolle. Kate hörte jedenfalls die Aufforderung »Vielleicht sollten wir das tun, wovor wir uns fürchten«. Die Lehrerin lächelte fröhlich, während sie diesen Satz sagte, doch Kate fühlte sich daraufhin von Dunkelheit umgeben. Sie empfand fast unbeherrschbare Wut, die plötzlich wieder versiegte, ohne daß ihr Denken auch nur den geringsten Einfluß darauf hatte, aber dann ... Angst und eine unglaubliche, tiefe Einsamkeit und keinerlei Zeitempfinden. Kate hatte das, was sie erlebte, als Dissoziation erkannt, einen Zustand, der ihr sehr vertraut war, den sie aber trotzdem immer noch als beängstigend und unkontrollierbar empfand. Sie war immer wieder im Schlafzimmer irgendeines Mannes aufgewacht, ohne sich erinnern zu können, wie sie dort hingekommen war – und das, was sie jetzt erlebt hatte, war ähnlich.
>
> Diesmal erkannte Kate allerdings, wo die Tür war, und sie verließ den Raum. Sie raffte ihre Sachen zusammen und machte sich auf den Weg nach draußen, bevor irgend jemand mit ihr hätte reden können. Die Yogalehrerin hatte wahrscheinlich angenommen, sie gehe zur Toilette, um sich ein Glas Wasser zu holen; doch tatsächlich verließ sie das Studio und wollte nie mehr dorthin zurück. Als sie vor dem Haus stand, rief sie ihren Therapeuten an.

Kates Geschichte ist typisch. Yogakurse gibt es heutzutage zumindest in jeder größeren Stadt, und das mit Yoga assoziierte Versprechen, Menschen zu helfen, eine freundliche und sanfte Beziehung zum eigenen Körper zu entwickeln, entspricht dem Zeitgeist. Yoga verspricht, Körper und Geist zu befrieden; doch während eines typischen Yogakurses können viele Dinge passieren, die auf Traumatisierte verheerend wirken.

Als wir anfingen, ein Yogaprogramm für das *Trauma Center* zu entwickeln, hatten wir das Gefühl, es sei möglich, Yoga für Traumatisierte sicherer zu machen. Wir wollen Menschen wie Kate die Möglichkeit geben, Interesse an Yoga zu entwickeln und an einem sicheren Ort mit Hilfe der Yogaübung Freundschaft mit ihrem Körper zu schließen.

Zur Einführung in die Thematik folgen nun einige allgemeinere Gedanken zu einer traumasensiblen Yogapraxis. Yoga ist für Traumatisierte nur dann geeignet, wenn es körperorientiert (physisch) und nüchtern ist, aber auch die Bedürfnisse der Seele nicht leugnet. Im Mittelpunkt einer solchen Yogapraxis stehen Fertigkeiten, aber sie ist weder kalt noch freudlos. Die Übung ist einerseits strukturiert, legt aber andererseits großen Wert auf Wahlmöglichkeiten. Wenn wir unsere Beziehung zu uns selbst verändern wollen, so ist dies nur im Rahmen eines langwierigen Prozesses möglich, der Geduld und Bereitschaft zu vielen Wiederholungen erfordert. Eine traumasensible Yogaübung kann uns helfen, unser inneres Sicherheitsempfinden, unsere persönliche Handlungsfähigkeit und unsere Möglichkeit zu wählen zu verbessern, und gleichzeitig wirkt sie sich positiv auf unsere Fähigkeit zur Selbstwahrnehmung und Selbstregulierung aus.[2]

Zentrale Aspekte einer traumasensiblen Yogapraxis

Uns sind insbesondere vier Themen aufgefallen, die für die Yogaarbeit mit Traumatisierten wichtig sind: das *Erleben des gegenwärtigen Augenblicks*, das *Treffen von Entscheidungen*, *effektives Handeln* und das *Entwickeln von Rhythmen*.

Weil diese Themen von Yogalehrern in Kooperation mit Klinikern herausgearbeitet worden sind, halten wir sie für im klinischen Sinne sachgerecht. Beispielsweise bezeichnet Bessel A. van der Kolk, der Begründer und medizinische Leiter des *Trauma Center*, das Trauma häufig als »die Krankheit, nicht präsent sein zu können«. Diese Charakterisierung veranlaßte uns zur Formulierung des ersten unserer vier Themen. Yogalehrer können einen ganzen Kurs oder einen ganzen Lehrplan auf ein einziges Thema konzentrieren. Sie können aber auch Praktiken eines traumasensiblen Yoga mit denjenigen ihrer normalen Arbeit verbinden – was bedeutet, daß wir alle vier oben genannten Aspekte in einer einzigen Übungssitzung zu ihrem Recht kommen lassen. Zwischen den vier Themen gibt es natürliche Verbindungen, und Yogalehrer entwickeln in der Regel ihre eigene traumagerechte Ausdrucksweise, die ihnen hilft, das Material so zu präzisieren und auf den Punkt zu bringen, daß es für die Schüler, mit denen sie konkret arbeiten, nützlich ist.

Erleben des gegenwärtigen Augenblicks

> Für mich gab es viele Gründe, Yoga in meine therapeutische Arbeit einzubeziehen. Der erste davon war, daß so viele der Kinder, mit denen wir arbeiten, aufgrund von Traumata, die sie in der Vergangenheit erlebt hatten, so stark von ihrem Körper und ihrem Verständnis dieses Körpers abgeschnitten waren. In Verbindung mit den Regulationsfertigkeiten, an deren Verbesserung im Rahmen der Yogapraxis gearbeitet wird, werden die Kinder angeleitet, ihre Körpersignale zu lesen, ihre eigenen Reaktionen zu verstehen – was für sie sehr schwierig ist, weil sie ihrem Körper gegenüber so distanziert sind. Außerdem geschieht so vieles in ihrem Leben in einem rasend schnellen Tempo, darunter auch die übrigen körperlichen Aktivitäten, die wir ihnen anbieten. Yoga ermöglicht es ihnen, allmählich Stärke zu entwickeln, womit eine unserer zentralen Zielsetzungen genannt wäre.
>
> — THERAPEUT, *der Jugendlichen »traumasensibles Yoga« anbietet*

Folgendes Zitat stammt von Dr. van der Kolk: »Ziel der PTBS-Behandlung ist es, den Betroffenen zu helfen, in der Gegenwart zu leben, ohne irrelevante Forderungen zu spüren, die der Vergangenheit zuzurechnen sind, oder sich ihnen entsprechend zu verhalten.«[3] Einige der Gründe dafür, daß Traumatisierte Schwierigkeiten damit haben könnten, in der Gegenwart präsent zu sein (eine Vorstellung, die möglicherweise schon an sich problematisch ist), wurden in diesem Buch schon erläutert. Wir stellten fest, daß aufgrund der natürlichen Überlebenssysteme des menschlichen Körpers viele Traumatisierte grundsätzlich auf ihr Trauma hin orientiert sind, also nicht auf das hin, was hier und jetzt geschieht. Um dies an einem einfachen Beispiel zu veranschaulichen, stelle man sich vor, daß ein Kriegsveteran in einem Restaurant sitzt und essen will. Plötzlich ertönt draußen das Geräusch einer Fehlzündung. In diesem Moment befindet sich der Veteran in seiner Vorstellung nicht mehr beim Essen in der sicheren Umgebung eines Bistros im Süden von Boston, sondern ist physiologisch und emotional wieder in der Kampfzone und wird angegriffen. Plötzlich geht es für ihn wieder um Leben und Tod.[4]

Vielleicht können die Leser dieses Buches sich ähnliche Szenen vorstellen, die einen Traumatisierten aus seiner Beziehung zur Gegenwart (aus dem, was im gegenwärtigen Augenblick tatsächlich geschieht) herauskatapultieren und bei ihm Gefühle und Verhaltensweisen aktivieren, die den in einer früheren Situation (während eines traumatischen Ereignisses) relevanten Anforderungen entsprechen. Mit solchen Situationen immer wieder konfrontiert zu werden kann das Leben eines Menschen sehr schwierig machen. Zu lernen, in der Gegenwart zu leben, bedeutet, daß man es schafft, die Orientierung vom Trauma auf das Jetzt zu verlagern, wobei es vielen Traumatisierten sehr schwer fällt, auf diese Weise »das Visier hochzuklappen«. Die meisten traumabewußten Therapeuten erforschen mit ihren Klienten zahlreiche Strategien und Techniken, um ihnen zu helfen, in der Gegenwart zu leben zu lernen. Wir halten Yoga für eine hervorragende Möglichkeit, Menschen zu helfen, somatisch präsent (d. h., in ihrem Körper) zu sein. Wir werden uns nun ein Beispiel für ein trügerisch simples yogabezogenes Erlebnis des gegenwärtigen Augenblicks anschauen, bei dem Yoga eine wichtige Rolle spielte.

Atemgewahrsein

> Nach zwei Yoga-Übungsstunden berichtete Cathy ihrem Therapeuten, sie sei zum ersten Mal ihres Atmens bewußt gewesen. Ihr war klar geworden, daß sie mehr Angst empfand, wenn ihr Atem stockte, und daß sich ihr Körper entspannte, wenn sie stärker durchatmete. Während sie dies berichtete, lächelte sie. In ihrer jahrzehntelangen Therapie war nie darüber gesprochen worden, daß Cathy sich ihres Atmens nicht bewußt war. Da nun Cathys Therapeut und vor allem auch sie selbst wußte, (1) daß sie vorher noch nie ihres Atmens bewußt gewesen war und (2) daß sie nun in der Lage war, ihren Körper auf diese Weise im gegenwärtigen Augenblick wahrzunehmen, erschlossen sich ihr auch neue Möglichkeiten für ihre Therapie. Sie konnte nun Verbindungen zwischen ihren somatischen Empfindungen und ihren Emotionen herstellen. Dieses achtsame Üben ermöglichte ihr außerdem ein sicheres, positives, körperbasiertes Erleben des gegenwärtigen Augenblicks.

Wenn Cathy eine Möglichkeit, den gegenwärtigen Augenblick zu erleben, gefunden hat, die sie mit ihrem Therapeuten, ihrem Yogalehrer und allein zu Hause üben kann, verfügt sie über ein Werkzeug, das ihr hilft, auch in für sie besonders wichtigen Augenblicken präsent zu bleiben: wenn ein Auslöserreiz, ein sogenannter Trigger, auftaucht und sie sich genötigt sieht, auf eine Weise zu ihrer Vergangenheit in Kontakt zu treten, auf die sie bisher keinen Einfluß zu haben glaubte. Eine so simple Übung wie die des Atemgewahrseins ist nach unserer Auffassung eine authentische Möglichkeit, den gegenwärtigen Augenblick zu erleben, die für den Umgang mit Dissoziation sehr nützlich sein kann. In einem tieferen Sinne sollte man nicht übersehen, daß Cathys Beobachtung ein grundlegender Schritt in Richtung eines somatischen Gewahrseins und entsprechender Regulationsfähigkeit sein könnte.

Yogalehrer und Kliniker können körperliche Signale nutzen, um Traumatisierten zu helfen, eine Verbindung zu ihrem Erleben im gegenwärtigen Augenblick herzustellen. Beispielsweise könnte der Lehrer seine Schüler im Falle der Yogahaltung *Berg* einladen, ihre Füße flach auf den Boden zu stellen und sich einen Augenblick Zeit zu nehmen, um den Stand der Füße auf dem Boden zu spüren. Eine Anleitung, die sich in unserer Praxis als nützlich erwiesen hat, lautet: »Vielleicht können Sie auch noch andere Dinge tun, um den Stand Ihrer Füße auf dem Boden zu spüren, beispielsweise Ihre Zehen bewegen oder leicht mit den Fersen auf den Boden tippen.«

Das Erleben des gegenwärtigen Augenblicks ist in unseren Augen ein körperliches Erlebnis, also kein intellektuelles oder theoretisches. Wir versuchen, unseren Schülern in einem Kurs für traumasensibles Yoga so oft wie möglich Gelegenheit zu solchen Erlebnissen zu geben, damit sie sich allmählich daran gewöhnen, wie es sich anfühlt, präsent (in der Gegenwart verwurzelt) zu sein. Bei einigen Menschen, mit denen wir gearbeitet haben, reichte die somatoforme Dissoziation sogar noch tiefer. Frank, ein Mittfünfziger, beschrieb ein Erlebnis des gegenwärtigen Augenblicks, das er während einer Yoga-Übungssitzung im *Trauma Center* hatte. In dieser Übungssitzung wurde ihm klar, daß er in seinem bisherigen Leben von seinem eigenen Körper völlig abgeschnitten gewesen war.

Franks Geschichte

Als Frank zum ersten Mal zu einer Yoga-Übungsstunde ins *Trauma Center* kam, lud der Yogalehrer die Teilnehmer ein, mit *Beinheben im Sitzen* zu experimentieren. Dabei saßen sie auf einem Stuhl in bequemer aufrechter Haltung und streckten jeweils ein Bein aus (wenn Sie wollen, können Sie dies gern jetzt selbst ausprobieren). Nachdem die Kursteilnehmer einige Minuten lang mit dem Heben, Halten, Atmen und der Rückkehr zur Ausgangsstellung experimentiert hatten, fragte der Lehrer sie: »Was ist Ihnen aufgefallen?« Frank antwortete, wenn er nicht hingeschaut habe, habe er das Anheben des Beins gar nicht bemerkt. Dies war sowohl für ihn als auch für den Yogalehrer eine wichtige Neuentdeckung. Frank wurde schon einige Jahrzehnte wegen seiner PTBS-Symptome therapeutisch behandelt, doch er hatte sich nie über seine somatischen Empfindungen Gedanken gemacht: Sind Sie Ihres Körpers gewahr? Spüren Sie, wie Sie sich bewegen? Fühlen Sie sich mit Ihrem physischen Körper nicht verbunden? Weder ihm noch seinem Therapeuten war jemals aufgegangen, daß es für ihn wichtig sein könnte, diese grundlegende Beziehung zu seinem Körper zu erforschen.

Der Fairness halber sollte an dieser Stelle erwähnt werden, daß herkömmliche Therapien auf derartige Untersuchungen nicht eingestellt sind. Sie konzentrieren sich darauf, über Ereignisse, Gedanken oder Gefühle zu sprechen, nicht darauf, Bewegungen und Empfindungen im Augenblick zu erleben. Frank konnte schon seit Jahren über seine Erlebnisse *reden*, aber ohne jemals ein Gewahrsein des gegenwärtigen Augenblicks zu *erleben*. Ihm wurde nun klar, daß er das Reden im Grunde benutzt hatte, um sich vom Erleben abzukoppeln – und statt dessen ohne jede innere Verbindung zu dem, was er erlebt hatte, seine Geschichte immer wieder zu erzählen.

Wie wir in diesem Buch bereits festgestellt haben, hat sich das traditionelle therapeutische Paradigma in den letzten Jahren zunehmend gewandelt, so daß mittlerweile viele traumabewußte Therapeuten auch auf der somatischen Ebene mit ihren Klienten arbeiten. Kliniker und Klienten stehen heute im Behandlungsraum auf, bewegen sich und erforschen, was sie wahrnehmen und was sich im gegenwärtigen Augenblick richtig anfühlt. Für Frank war dieses simple Beinheben in einer Yoga-Übungssitzung die erste Gelegenheit, diese Art von Untersuchung durchzuführen.

Der nächste Schritt im Rahmen dieser Arbeit war für ihn ebenso wichtig. Der Yogalehrer lud ihn dazu ein, sein Bein anzuschauen, während er es anhob, und eine Hand auf seinen Oberschenkel zu legen, während er das Bein anhob und wieder in die Ausgangsposition zurückbrachte. Als der Lehrer die Kursteilnehmer aufforderte, einmal darauf zu achten, wie sich die Empfindung veränderte, wenn sie ein wenig Druck auf ihren Oberschenkel ausübten, wurde Frank klar, daß er spüren konnte, wie sich die Muskeln in seinem Quadrizeps (die großen Muskeln auf der Oberseite seines Oberschenkels) anspannten. Frank berichtete seinem Therapeuten über dieses Erlebnis, und er übte, sein Bein anzuheben und wieder abzustellen, während er es anschaute und eine Hand auf den Quadrizeps legte. Er arbeitete in seiner Therapie daran, sowohl die somatischen Empfindungen als auch die Emotionen, die er während des Erlebens im gegenwärtigen Augenblick empfand, bewußt wahrzunehmen. Dies war für ihn der Anfang der Wiederherstellung seiner Verbindung zur Interozeption – zum Empfinden seines eigenen Körpers. Im Laufe der Zeit merkte er, daß er die Bewegungen seiner Beine auch wahrnehmen konnte, ohne sie anzuschauen.

Franks Geschichte wirft einige Fragen auf. Was hat er von diesem Erlebnis gehabt? Nachdem er nun mit der muskulären Dynamik in seinen Beinen interagieren konnte, stellte sich die Frage, wie sich dies auf seine Beziehung zu seinem Körper auswirken würde. Wie würde es seinen Heilungsprozeß beeinflussen? Dies sind wichtige Fragen für Traumatisierte, Therapeuten und Yogalehrer, und wir sollten sie einander und uns selbst stellen, wenn wir mit aus dem Yoga stammenden Interventionen experimentieren. Die obigen Fragen schwingen in diesem Buch überall mit, und sie führen unmittelbar ins Zentrum der Arbeit, um die es uns hier geht.

Wahlmöglichkeiten nutzen

Ein Trauma ist mit der Erfahrung, keine Entscheidungsmöglichkeit zu haben, verbunden. Ganz gleich, ob Sie ein Soldat sind, der in einem Kampf angegriffen wird, ob Sie als Kind mißbraucht, mißhandelt oder vernachlässigt worden sind oder ob Sie als Frau überfallen wurden, in all diesen Fällen hatten Sie praktisch keine Möglichkeit, sich in der traumatischen Situation nach Ihren eigenen Vorstellungen zu verhalten bzw. das, wofür Sie sich entschieden hatten, durchzusetzen. Dieses grundlegende Fehlen von Wahlmöglichkeiten ist etwas, das alle Traumatisierten kennen. Es verbindet jemanden, der sich aus einer reißenden Flut nicht befreien kann, eine Frau, die von ihrem Partner mißhandelt wird, einen Soldaten, der vom Feind beschossen wird, und ein Kind, das von anderen Kindern tyrannisiert wird. In allen diesen Fällen geschieht etwas Schreckliches, das unser Gefühl, in der Welt nach unseren Vorstellungen handeln zu können, grundsätzlich in Frage stellt. Etwas ist passiert, das bei uns mit gutem Grund ernsthafte Zweifel daran weckt, ob wir auch nur den geringsten Einfluß darauf haben, was wir in der Welt erleben. Furcht und das Gefühl, hilflos zu sein, können Menschen davon abhalten, aktiv an der Gestaltung ihres Lebens teilzuhaben. Nach unserer Auffassung besteht ein Teil des Prozesses der Traumaheilung im Wiedererlangen des Gefühls, selbst effektiv handeln und das eigene Leben gestalten zu können. Ganz gleich, ob vergewaltigte Frauen an einem *Model-Mugging*-Kurs[5] teilnehmen oder ob ein Vietnam-Veteran als Zivilist an den Schauplatz der Kämpfe, an denen er beteiligt war, zurückkehrt, in jedem Fall ermöglicht die virtuell rekonstruierte Situation, bezüglich des Umgangs mit Traumasymptomen und der Entwicklung eines Gefühls der eigenen Stärke Entscheidungen zu treffen.

Wir sind davon überzeugt, daß Yoga aus ähnlichen Gründen sehr nützlich sein kann; doch Yoga vermag außerdem noch etwas anderes. Abgesehen vom völligen Mangel an Wahlmöglichkeiten ist für traumatische Erlebnisse meist auch extreme Gewalt charakteristisch: Krieg, Vergewaltigungen, häusliche Gewalt, Autounfälle, die durch chronische Vernachlässigung in der Kindheit verursachte tiefreichende Entbehrung und das Vorenthalten von Geborgenheit, liebevoller Zuwendung und Zuneigung – alle diese Erlebnisse sind mit einem entsetzlichen Maß an Gewalt verbunden. Einige Klienten, mit denen wir arbeiten, haben von bestimmten Aspekten der körperlichen Übungen profitiert, die im Rahmen von Kursen in Selbstverteidigung und in der Anwendung östlicher Kampfkünste ausgeführt werden; für die Betreffenden sind diese Übungsmethoden eine Quelle der Befähigung und Stärke. Allerdings zeigen sich die positiven Auswirkungen solcher Übungen fast immer – wenn überhaupt – erst in einem relativ fortgeschrittenen Stadium der Traumagenesung. Hingegen haben wir fast immer beobachtet, daß die meisten Traumatisierten, die chronisch schlecht behandelt oder vernachlässigt wurden, nicht in der Lage sind, solche Techniken risikolos anzuwenden oder die Erinnerungen an Gewalttaten und erlittenen Schmerz sowie die damit verbundenen traumabasierten Gedanken, Emotionen und Körperreaktionen zu ertragen, die durch die Aktivierung aggressiver Handlungsmuster, auch wenn sie im Dienste der Selbstverteidigung geschieht, regelmäßig ausgelöst werden. Traumatisierte müssen Möglichkeiten finden, auf sanfte und nährende Weise in ihrem Körper gegenwärtig zu sein. Was traumasensibles Yoga von den Praktiken vieler anderer körperorientierter Übungsmethoden unterscheidet, ist ein strukturiertes, unterstützendes und selbstgesteuertes Medium, mit dessen Hilfe Traumatisierte Entscheidungen hinsichtlich ihres Körpers und ihres Erlebens treffen können, die gütig, sanft und liebevoll sind – Qualitäten, die ihnen während eines traumatischen Erlebnisses gänzlich fehlen.

Wenn wir uns dafür entscheiden, uns selbst gegenüber gütig, sanft und liebevoll zu sein, müssen wir uns darin üben; besonders wichtig ist dies jedoch für Traumatisierte. Yoga bietet eine Möglichkeit, kleine, überschaubare Entscheidungen bezüglich des eigenen Körpers zu treffen. Beispielsweise kann der Lehrer die Schüler beim *Nackenrollen* darauf hinweisen, daß sie möglicherweise mit einigen Muskeln in Kontakt kommen werden, die sehr fest oder angespannt sind. Der Lehrer kann in diesem Zusammenhang auch darauf hinweisen, daß die Schüler mit diesen Empfindungen unterschiedlich umgehen können: »Falls Sie dabei Schmerzen bekommen, können Sie jederzeit damit aufhören.« Dies ist von zentraler Bedeutung bei allen Bemühungen, Menschen wieder in die Lage zu versetzen, die eigene Situation zu beeinflussen: Falls Sie während Ihrer Yogaübung irgendwelche Schmerzen oder irgendeine andere Form von Unbehagen verspüren, können Sie mit dem, was Sie gerade tun, jederzeit aufhören. In dieser Einstellung kommt die Auffassung zum Ausdruck: »Sie haben dieses schmerzhafte Erlebnis nicht nur deshalb, weil ich Sie mit dem Nackenrollen bekannt gemacht habe. Wenn Ihnen das, was Sie erleben, aus irgendeinem Grund nicht gefällt, können Sie es beeinflussen, indem Sie es unterbinden.« Schüler oder Klienten, aber auch Therapeuten und Yogalehrer brauchen manchmal sehr lange, um diese Art, an der Entscheidungsfähigkeit zu arbeiten, zu akzeptieren und Vertrauen zu ihr zu entwickeln. Doch alle daran Beteiligten – ob Therapeuten, Yogalehrer, Schüler oder Klienten – profitieren von einem Höchstmaß an Geduld und von der häufigen Wiederholung solcher Anleitungen.

Nachdem die wichtigste Entscheidungsmöglichkeit, nämlich die, die Arbeit jederzeit zu unterbrechen, dem Klienten zu Bewußtsein gelangt ist, kann der Yogalehrer darauf hinweisen, daß es auch noch andere Möglichkeiten gibt. Beispielsweise können die Teilnehmer die Bewegungen kleiner werden lassen, um herauszufinden, ob sie sich dann ohne jeden Schmerz und ohne Unbehagen bewegen können. Manche Teilnehmer möchten auch die entsprechende Dehnung erforschen und die Bewegungen ein wenig größer machen. Es empfiehlt sich, daß der Lehrer im Laufe eines Kurses immer wieder darauf hinweist, daß die Schüler bezüglich ihrer physischen Aktivitäten in einem Yogakurs immer Wahlmöglichkeiten haben. Nach dem Feedback zu schließen, das viele Schüler uns geben, können wir sie gar nicht oft genug an die Tatsache erinnern, daß sie unterschiedliche Entscheidungen treffen können. Wenn Sie wollen, können Sie nun die anschließend beschriebene Übung des Nackenrollens ausführen und dabei insbesondere auf das Treffen von Entscheidungen achten.

Nackenrollen und Entscheidungsmöglichkeiten

Bitte setzen Sie sich bequem hin. Wenn Sie möchten, nehmen Sie sich einen Moment Zeit, um sich auf Ihrem Sitz ein wenig stärker aufzurichten, vielleicht indem Sie sich vorstellen, Sie würden durch den obersten Punkt Ihres Kopfes ganz leicht nach oben gezogen. Stellen Sie sich einen Augenblick lang Ihre natürlich aufgerichtete Wirbelsäule vor. Vielleicht spüren Sie in Ihrem Körper ein paar Muskeln, die Ihre aufgerichtete Haltung unterstützen. Sobald Sie sich bereit fühlen, lassen Sie Ihr Kinn sanft in Richtung Brustbein sinken. Lassen Sie zu, daß es sich ein wenig in Richtung Ihres Herzens bewegt. Wenn Sie möchten, können Sie nun mit dem Nackenrollen experimentieren. Lassen Sie den Kopf sanft von einer Seite zur anderen rollen. Vergegenwärtigen Sie sich, daß Sie allein darüber entscheiden können, was mit Ihrem Körper geschieht. Sie können sehr kleine Bewegungen ausführen. Sie können die Bewegungen größer werden lassen. Sie können sich sehr langsam bewegen. Sie können die Bewegungen aber auch beschleunigen, um herauszufinden, was für Sie am besten ist. Die Bewegung des Kopfes können Sie allmählich zu einem vollständigen Kreis erweitern. Oder Sie können Ihr Kinn auf jeder Seite ein wenig anheben. Auch bei dieser Übung können Sie nach Belieben forschen und Entscheidungen treffen, die Ihrer Art, Dinge zu erleben, am besten entsprechen. Sie können mit dem Nackenrollen zwischen dreißig Sekunden bis zu einer Minute lang fortfahren. Beenden Sie die Übung, wenn Sie sich dazu bereit fühlen.

Bieten Sie Anfängern zunächst nur eine kleine Zahl konkreter Wahlmöglichkeiten an, damit sie sich nicht überfordert fühlen. Wenn Traumatisierte in ihrem Leben lange Zeit keinerlei Wahlmöglichkeiten hatten, ist für sie die Aufforderung, sich frei zu entscheiden, so ungewohnt, daß sie schon allein deshalb Mißtrauen hervorrufen, Angst erzeugen oder eine limbische oder dissoziative Überlebensreaktion auslösen kann. Allmählich sollten Sie jedoch immer stärker das Ziel verfolgen, einen Rahmen zu schaffen, in dem die Übenden selbst darüber entscheiden, was sie tun wollen. Instruktionen können dieses Gefühl der Wahl verstärken, wenn sie beispielsweise wie folgt formuliert sind: »Sie haben jederzeit die Möglichkeit, zu verändern, wie Sie diese Übung ausführen, so daß Sie sich dabei wohler fühlen.« Dies ist eine ausgesprochen offene Instruktion, mit der Anfänger nicht immer fertig werden; zu einem späteren Zeitpunkt jedoch kann sie, wenn es darum geht, das Treffen von Entscheidungen zu üben, durchaus angemessen sein.

Die folgende Geschichte veranschaulicht, inwiefern das Üben von Entscheidungen ein wichtiger Bestandteil eines Kurses in traumasensiblem Yoga ist.

Üben, sich zu entscheiden: Die Geschichte eines Teenagers

Ähnlich wie Erwachsene haben auch Kinder und Jugendliche, die ein Trauma erlebt haben, häufig Schwierigkeiten, zu somatischen und physiologischen Erlebnissen in Kontakt zu treten, diese zu organisieren, sie zu tolerieren und sie zu modulieren.[6] Die Erkenntnis, daß komplexe Traumata sich auch physiologisch auswirken, hat Kliniker dazu gebracht, alternative Möglichkeiten der Arbeit mit Kindern zu erforschen, um ihnen helfen zu können, körperliche Empfindungen zu registrieren und zu beeinflussen.[7] Doch traumasensibles Yoga mit Kindern und Teenagern kann einige spezielle Probleme mit sich bringen. Beispielsweise werden Teenager häufig stark von Gleichaltrigen beeinflußt und sind deshalb sehr besorgt, wie sie vor diesen »dastehen«. Die Komplexität der Sinngebung und Selbsteinschätzung im Hinblick auf ihr Ansehen unter Gleichaltrigen, ihre Verbundenheit mit anderen und die soziale Anerkennung, die sie erleben, ist bei traumatisierten Jugendlichen häufig erheblich komplizierter als bei nicht traumatisierten Gleichaltrigen.

Eine Klientin im frühen Teenageralter nahm an einem Kurs in traumasensiblem Yoga für Mädchen teil, der in der Internatsschule angeboten wurde, wo sie mit etwa 20 anderen weiblichen und männlichen Teenagern wohnte. Diese junge Frau – wir werden sie »Abby« nennen – war fest entschlossen, eine Yogahaltung auszuprobieren, die für sie schmerzhaft war, und sie hatte sich dies offenbar nur deshalb in den Kopf gesetzt, weil andere in ihrem Alter diese Haltung einnehmen konnten. Abby hatte eine starke Persönlichkeit, war unter ihresgleichen sehr beliebt und genoß allgemein Respekt; und sie war im Yogakurs sehr ehrgeizig. Sie biß die Zähne zusammen und versuchte, ihren Körper mit Gewalt in die gewünschte Haltung hineinzuzwingen.

Der Yogalehrerin fiel auf, daß Abbys Atem stockte und sie sich zu sehr unter Druck setzte; doch sie konnte nicht viel dagegen tun, weil vereinbart war, daß in diesem Kurs keine physische Hilfestellung gegeben würde, und sie sich dieser Vereinbarung verpflichtet fühlte. Sie wußte, daß sie nötigenfalls die Übung oder sogar die ganze Übungsstunde abbrechen konnte, denn für traumabewußte Yogalehrer ist es in jedem Fall oberste Priorität, sich so zu verhalten, daß die Sicherheit der Kursteilnehmer gewährleistet bleibt. Die Lehrerin wog sorgfältig die Risiken, die Abby durch das Erzwingen der betreffenden Haltung einging, gegen die Gefahr ab, daß durch das Abbrechen der Übung oder der ganzen Übungsstunde eine traumabasierte Konstellation von affektiven Zuständen, Selbstzuschreibungen und somatischen Reaktionen aktiviert werden könnte, die Erlebnisse persönlichen Mißerfolgs, des Kontrolliertwerdens durch äußere Faktoren und negative Vergleiche mit Gleichaltrigen nach sich ziehen könnte. Da sie die fragliche Übung genau kannte und wußte, daß die körperlichen Probleme, die Abby infolge ihrer übertriebenen Bemühungen bekommen konnte, nicht sehr schwerwiegend sein würden, entschloß sie sich, die Schülerin sanft und klar immer wieder darauf hinzuweisen, daß sie selbst entscheiden könne, was sie tun wolle und was nicht, und daß sie die Übung jederzeit unterbrechen könne, wenn sie irgendwo im Körper Unbehagen empfände. Obwohl sie diese Anleitung mit sehr leiser Stimme und in unmittelbarer Nähe Abbys gab, blieb sie den übrigen Kursteilnehmern nicht verborgen, denn wie viele Traumatisierte waren auch sie für jeden Hinweis auf eine potentielle Gefahr oder Bedrohung besonders sensibilisiert. Insofern ist es verständlich, daß mehrere von ihnen, die mit Abby befreundet waren, ihr ebenfalls zuredeten, sie solle sich auf keinen Fall gezwungen fühlen, die Übung um jeden Preis korrekt »hinzubekommen«. Doch Abby blieb entschlossen, ihr Ziel zu erreichen.

»Aua!« brüllte sie schließlich. Sie hatte ihre Bemühungen zwar irgendwann doch abgebrochen, litt aber nun während der restlichen Zeit der Übungsstunde unter

Schmerzen, weil sie ihren Fußknöchel überanstrengt hatte. Im Sinne des traumasensiblen Yoga hatte Abby eine Entscheidung getroffen: Sie hatte eine Yogahaltung durch Kraftanwendung zu erzwingen versucht und litt deshalb nun unter Schmerzen. Natürlich konnte die Yogalehrerin nicht wissen, was Abby empfand, als sie sich zu zwingen versuchte, ihr Ziel zu erreichen. Obwohl sie sich offenbar nicht wohlfühlte, hatte sie sich geweigert, das Verhalten, das ihr Schmerzen verursachte, zu verändern. Dies war für die Yogalehrerin und für Abbys Freunde schwer mitanzusehen ... aber die Geschichte ist noch nicht zu Ende.

Nach der Übungsstunde versuchte die Yogalehrerin mit Abby über den Vorfall zu sprechen. Obwohl sie abstritt, aufgrund der Übung noch unter physischen Schmerzen zu leiden, wirkte sie niedergeschlagen, stand in zusammengesunkener Haltung da und vermied, für sie völlig untypisch, jeden Blickkontakt. Abby erklärte sich bereit, über ihr Erlebnis beim Yoga mit ihrem Einzeltherapeuten zu sprechen, und die Yogalehrerin wollte selbst ebenfalls mit ihm reden. Außerdem sprach die Lehrerin kurz mit den anderen Kursteilnehmern, um sich ein Bild von ihren Reaktionen auf den Vorfall zu machen, sich über eventuelle akute Sicherheitsrisiken klarzuwerden und die Teilnehmer generell aufzufordern, alle für sie eventuell wichtigen Erlebnisse während der Yogaübung im Rahmen ihrer Einzeltherapie zur Sprache zu bringen. Anschließend informierte sie den klinischen Leiter des Yogaprogramms über den Vorfall, woraufhin das für das Yogaprogramm verantwortliche Team in der folgenden Woche beschloß, an alle Schüler der Internatsschule eine Botschaft zu richten, also auch an diejenigen, die nicht an dem Yogakurs teilnahmen. Konkret beschloß das Team, in Yogakursen generell darauf zu achten, daß die Teilnehmer »auf ihren Körper hörten«, um genauer festzustellen, wie der physische Körper wichtige Botschaften übermittelt; weiterhin, welche Gründe und Konsequenzen es haben kann, *nicht* auf die Botschaften des Körpers zu achten; und welche Herausforderungen es beinhaltet bzw. welche positiven Auswirkungen es haben kann, wenn man auf die Bedürfnisse, die der Körper signalisiert, eingeht.

Parallel dazu erforschte Abby zusammen mit ihrem Therapeuten, welche Bedeutung sich hinter ihren Wahlmöglichkeiten im Rahmen des Yogakurses verbarg und welche Funktionen es für sie hatte, sich zu bestimmten Leistungen zu zwingen, insbesondere wenn andere Mitglieder ihrer sozialen Gruppe anwesend waren. Abby erkannte schnell und verbalisierte auch, wie wichtig es für ihr Selbstwertgefühl war, in ihrer Peergroup als Anführerin und Rollenmodell anerkannt zu werden. In diesem Kontext kristallisierte sich für sie die Möglichkeit heraus, zu einem Vorbild für das Ernstnehmen der Selbstfürsorge und für das Setzen persönlicher Grenzen zu werden, auch wenn sie aufgrund dessen in anderer Hinsicht nicht mehr die Beste sein konnte.

> Mit Hilfe ihres Therapeuten entwickelte Abby zusammen mit ihrer Yogalehrerin die Möglichkeit, selbst einen Teil der Yogaübungen für eine Anfänger-Gruppe zu leiten.
>
> In dieser Rolle erinnerte Abby – ohne von ihrer Yogalehrerin oder sonst jemandem dazu aufgefordert worden zu sein – ihre gleichaltrigen Freunde und Freundinnen mehrmals im Laufe der Übungsstunde: »Ihr könnt jederzeit aufhören, wenn ihr Schmerzen habt«, und es gelang ihr, ihre Arbeit mit »ihrem Kurs« sehr sanft und ohne jede Gefährdung zu gestalten. Als die Stunde zu Ende war, strahlte sie ... übrigens fast so sehr wie eine gewisse Yogalehrerin, die im hinteren Bereich des Übungsraumes saß.

Zu lernen, auf ihren Körper zu hören und angemessen auf seine Signale zu reagieren, ist für Abby zu einem festen Bestandteil ihrer Yogaübung geworden. Obwohl sie ihrer Natur gemäß immer noch dazu neigt, sich zu Höchstleistungen anzutreiben (eine Tendenz, die insofern sehr komplex ist, als sie einerseits ein Risiko beinhaltet, aber andererseits auch eine wichtige Quelle der Kraft und Resilienz ist), gelang es ihr im Laufe des folgenden Jahres, ihren Körper immer seltener so unter Druck zu setzen, daß dadurch Streß und Schmerz entstanden. Ihre Mitschülerinnen zu gefahrlosem Üben anzuleiten erwies sich für sie als eine besonders effektive Möglichkeit, das Entscheiden zu üben und sowohl für sich selbst als auch für ihre Mitschüler zu sorgen. Die Führungsrolle den Mitschülern gegenüber ist in diesem Fall auch für ein drittes zentrales Thema traumasensibler Yogaarbeit von Bedeutung, nämlich für *effektives Handeln*. Wenn Sie den folgenden Abschnitt über diesen Aspekt lesen, können Sie Abbys Geschichte noch einmal im Geiste an sich vorüberziehen lassen, um sich zu vergegenwärtigen, wie sie ihr Erlebnis mit dem Treffen von Entscheidungen nutzte, um sich zu effektivem Handeln zu befähigen. Obwohl es ihr nicht leicht fällt, arbeitet sie weiterhin an der Entwicklung ihrer Fähigkeit, adäquate Entscheidungen zu treffen. Schritt für Schritt entwickelt sie die wichtigen Selbstfähigkeiten des Gewahrseins und der Kontrolle darüber, was in ihrem Körper und mit ihm geschieht, so daß sie lernt, für sie selbst wichtige Entscheidungen zu treffen, die in ihrem Leben reale und unmittelbare Konsequenzen haben.

Effektiv handeln

Abgesehen vom Mangel an Entscheidungsfreiheit ist für traumatische Situationen häufig auch charakteristisch, daß die gesamte Energie der Betroffenen darauf konzentriert ist, sich von der Bedrohung zu entfernen, was aber aus irgendeinem

Grund nicht gelingt. In Bedrohungssituationen werden Hormone ausgeschüttet, die Muskeln werden tonisiert, und der Atem wird beschleunigt; trotzdem sind wir in solchen Situationen manchmal nicht in der Lage, uns zu schützen, weshalb schreckliche Dinge passieren können. Jemand steckt unter einem Auto fest. Jemand ist in Bagdad für einen Checkpoint verantwortlich, und ein Auto kommt auf ihn zu, ohne Anstalten zu machen anzuhalten. Ein Kind in einem Elternhaus, in dem häusliche Gewalt an der Tagesordnung ist, erlebt, daß ein Elternteil bewußtlos auf der Couch liegt. Wenn Sie wollen, können Sie nun einen Augenblick lang über eine Situation nachdenken, die sehr gefährlich oder sogar lebensbedrohlich war. Was könnten Sie in dieser Situation in Ihrem Körper empfinden? Können Sie eine Empfindung nennen, die für Sie mit der Vorstellung verbunden ist, in einer Falle zu sitzen und sich nicht schützen zu können? Einer der Hauptgründe dafür, daß unser Körper Adrenalin produziert und ausschüttet, ist, daß uns dies ermöglichen soll, uns zu bewegen – und zwar schnell. Aber wir *können* uns nicht bewegen. Der einzige Grund für die Beschleunigung unserer Atmung und unserer Herzfrequenz ist, daß unsere Muskeln dadurch mit mehr Sauerstoff versorgt werden, was uns die Flucht ermöglicht. Doch was passiert, wenn wir nicht wegkommen, wenn die natürliche Schutzreaktion unseres Körpers nicht zum Abschluß gelangt? Lange nachdem das traumatische Ereignis vorüber ist, verfallen viele Traumatisierte wiederholt in Erstarrungszustände, in denen sie ihren Körper und Geist nicht dazu bringen können, sich mit bedrohlichen oder belastenden Situationen zu konfrontieren.

Was können wir im Kontext einer traumasensiblen Yogaübung tun, um Menschen, die solche Zustände der Hilflosigkeit erlebt haben, zu helfen, die Fähigkeit zu effektivem Handeln wiederzuerlangen? Dies kann mit kleinen, leicht ausführbaren Schritten im Rahmen einer einzigen Yogaübung beginnen. Bitte verstehen Sie die folgende Übung als einen solchen ersten Schritt in Richtung effektivem Handeln.

Übung für die Wiederherstellung der Fähigkeit zu effektivem Handeln

Wenn Sie wollen, nehmen Sie sich nun einen Moment Zeit, um sich darüber klarzuwerden, wo Sie in diesem Augenblick sind. Schauen Sie um sich, und registrieren Sie einige Besonderheiten dessen, was und wie Sie momentan erleben. Sitzen Sie auf einem Stuhl? Sitzen Sie an einem Strand? Liegen Sie? Sind Sie allein? Befinden Sie sich in der Öffentlichkeit? Ist um Sie her viel Lärm? Oder ist es in Ihrer Umgebung relativ ruhig? Wie fühlen Sie sich momentan in Ihrem Körper? Empfinden Sie Hitze oder Kälte? Fühlen sich Ihre Arme und Beine ruhelos, schwer, angespannt oder entspannt an? Ist ein Fenster offen? Sitzen Sie direkt in der Sonne? Nehmen Sie sich ein wenig Zeit, um sich über einige Eigenarten Ihres momentanen Erlebens klar zu werden. Falls Sie sich in irgendeiner Hinsicht unbehaglich fühlen – weil es zu heiß oder zu kalt ist, weil Sie unangenehme Empfindungen im Rücken spüren, weil es um Sie her zu laut ist –, dann stellen Sie fest, ob Sie etwas tun können, damit Sie sich besser fühlen. Wählen Sie möglichst eine einfache und konkrete Aktivität, beispielsweise ein Fenster zu schließen, sich aus der Sonne zu setzen, Ihre Sitzhaltung auf dem Stuhl zu verändern oder sich an einen ruhigeren Ort zu begeben: etwas, das Sie definitiv tun können, um sich besser zu fühlen. Verändern sich daraufhin Ihre Gedanken, Ihre Stimmung und Ihr Körper in irgendeiner Hinsicht? Wenn Sie möchten, können Sie noch einen Augenblick bei dieser Übung bleiben und Sie dann beenden, sobald Sie sich dazu bereit fühlen.

Bei der soeben beschriebenen Übung handelt es sich zwar nicht um eine formelle Yogaübung, aber wir hoffen, sie hat Ihnen einen Eindruck davon vermittelt, was es bedeuten könnte, effektives Handeln zu üben. Die Übung kann im Rahmen eines Kurses in traumasensiblem Yoga in vielen unterschiedlichen Formen genutzt werden. Beispielsweise fordern wir im *Trauma Center* unsere Kursteilnehmer schon von der allerersten Übungsstunde an auf, dem Kursleiter mitzuteilen, ob es ihnen im Übungsraum zu warm oder zu kalt ist, und dann entweder aufzustehen und durch den Raum zu gehen, um selbst ein Fenster zu öffnen oder zu schließen, oder den Yogalehrer zu bitten, dies zu tun. Ein anderes Beispiel für unser Bemühen, zu effektivem Handeln anzuhalten, ist, daß wir im Yogaraum Decken und Yogablökke (Polster aus Hartschaum) bereit halten, die alle Kursteilnehmer sich jederzeit während einer Übungsstunde nehmen können. Diese Polster werden so im Raum plaziert, daß die Kursteilnehmer sie in der Regel selbst leicht erreichen können; sie können aber auch den Lehrer bitten, ihnen behilflich zu sein, sie zu bekommen. Wir sind der Auffassung, daß ein traumabewußter Yogalehrer den Teilnehmern seiner Yogakurse in jeder Sitzung ermöglichen kann, ihre Fähigkeit zu unabhängigem Handeln zu entwickeln, so daß sie selbst etwas unternehmen können, um ihre aktuelle Situation zu verbessern bzw. sich besser zu fühlen. Ob dies nun bedeutet, daß sie um Hilfe bitten oder daß sie selbst etwas zur Verbesserung ihrer Situation tun, das Bemühen um effektives Handeln beinhaltet in jedem Fall, daß man *aktiv etwas tut*, das dazu führt, daß man sich besser, sicherer, wohler oder handlungsfähiger fühlt.

Rhythmen entwickeln

Dyssynchronie und Unverbundenheit können für Menschen, die ein komplexes Trauma erlebt haben, besonders problematisch sein. Synchronie bedeutet, »in Einklang«, »im Tritt« oder »im Rhythmus« zu sein. Dinge sind synchron, wenn sie sich mühelos zusammen bewegen oder wenn sie im Einklang miteinander fließen. Viele Traumatisierte haben uns über ihr Gefühl berichtet, mit anderen Menschen und mit sich selbst nicht im Einklang zu sein.

Im Rahmen unserer traumasensiblen Yogakurse achten wir auf Rhythmen, weil viele der Klienten, denen wir begegnen, unter einem Mangel an Synchronie leiden. Dissoziation kann ein Gefühl mangelnder Verbundenheit mit unserem Körper oder mit der Umwelt erzeugen. Eine unserer Kursteilnehmerinnen hat Dissoziation mit dem Gefühl verglichen, sie lebe hinter einer Wand aus Rauchglas. Dieses Glas sei manchmal so undurchsichtig, daß sie auf der anderen Seite kaum Formen erkenne. Manchmal höre sie eine Stimme, die ihrer eigenen Stimme antworte; und manchmal nehme sie hinter dem Glas auch Bewegungen wahr; aber sie könne nie den Gesichtsausdruck anderer Menschen dahinter erkennen. Sie könne diese Menschen auch nicht berühren. Sie sei von der Welt abgeschnitten. Dr. Judith Herman hat erklärt: »Ein Trauma isoliert.« Das Leben findet für Traumatisierte oft hinter einem Schleier statt, der sie von jenem rhythmischen Tanz und Austausch isoliert, der menschliche Beziehungen kennzeichnet. Yoga ist eine Art, auf die wir unseren Einklang mit anderen Menschen erleben können – durch gemeinsames Atmen, gemeinsame Bewegungen und gemeinsames Erleben.

Unsere Klienten haben auch beschrieben, daß sie mit somatoformer Dissoziation kämpfen. So war es beispielsweise bei Frank, der seinen Beinen beim Beinheben zuschaute, aber das Gefühl hatte, sie gehörten nicht zu seinem Körper. Somatoforme Dissoziation kann unsere körpereigenen Rhythmen und unser inneres Erleben stören. Viele Klienten, die in unser Center kommen, halten, ohne es zu merken, ihren Atem an und leiden ständig unter muskulären Anspannungen. Sie merken aber gar nicht, daß sie angespannt sind oder Unbehagen empfinden. Dadurch entsteht Dyssynchronie zwischen ihrer Physiologie und ihrem emotionalen Empfinden. Der erstarrte physische Zustand hindert sie auch daran, fließend auf neuartige Situationen zu reagieren; insofern ist das, was sie erleben, das Gegenteil von »sich mit dem Fluß der Dinge bewegen«.

Viele Traumatisierte haben mit uns über Störungen ihrer Biorhythmen gesprochen – der grundlegenden Lebensrhythmen wie Nahrungsaufnahme, Schlaf und Energie. Störungen dieser Rhythmen bewirken, daß Menschen sich ständig angespannt und überdreht fühlen. Einige vergessen, Nahrung zu sich zu nehmen, weil sie die Verbindung zu den natürlichen rhythmischen Botschaften ihres Körpers verloren haben, und diese benötigen sie, um Nahrung zu suchen. Es kann auch sein, daß wir uns erschöpft fühlen, ganz gleich, wieviel wir schlafen, oder wir im Laufe der Nacht wiederholt aufwachen oder gar nicht erst einschlafen. Adam, ein Veteran des Irakkrieges, der Anfang zwanzig war (tatsächlich handelt es sich hier um eine komponierte Figur aus mehreren Veteranen des Irak- und des Afghanistan-Krieges), beschrieb die Beeinträchtigung seiner Biorhythmen (insbesondere in Form von Schlafstörungen) und die emotionale Dysregulation (die bei ihm vor allem in Form von Wut zum Ausdruck kam), die ihn seit seiner Rückkehr aus dem Krieg plagten.

Adams Geschichte

Als Adam von seinem dritten Einsatz im Irak zurückkehrte, wurde bei ihm eine PTBS diagnostiziert. Doch was ihn am stärksten beunruhigte, war nicht die Diagnose an sich, sondern waren zwei somatische Symptome, die ihm zu schaffen machten: Er konnte kaum schlafen und bekam häufig unvermittelt starke Wutanfälle, auf die er keinerlei Einfluß hatte. Gegen beide Probleme hatte ein Arzt ihm Medikamente verschrieben. Zu einem bestimmten Zeitpunkt nahm er deshalb zwölf unterschiedliche Medikamente ein. Gegen die Schlafstörungen nahm er mehrere Schlafmittel, die ihn oft regelrecht »umwarfen«, doch wenn er wieder aufwachte, fühlte er sich völlig »fertig« und war ganz und gar nicht ausgeruht. Adam berichtete, die Schlafstörungen würden immer stärker, und er habe aufgrund dessen immer weniger das Gefühl, er selbst zu sein. Als er gebeten wurde, seine Situation genauer zu beschreiben, sagte er, das Einnehmen der Medikamente gebe ihm noch stärker das Gefühl, »außer Kontrolle« zu sein, als es ursprünglich allein aufgrund der Symptome der Fall gewesen sei. Adam hatte dem Marine-Corps angehört, und er liebte das Gefühl der Macht und Kontrolle, das er als Soldat empfunden hatte. Früher hatte er das Gefühl gehabt, er könne es mit jeder Herausforderung problemlos aufnehmen; daß er nun auf Medikamente angewiesen war, unterminierte sein Gefühl, selbst etwas leisten zu können. Außerdem merkte er, daß die Medikamente und der Schlafmangel es ihm sehr erschwerten, seine konventionelle psychotherapeutische Behandlung fortzusetzen, was wiederum bei ihm das Gefühl hervorrief, daß er davon nicht in dem Maße profitierte, wie er es eigentlich gekonnt hätte. Etwa um diese Zeit nahm Adam das erste Mal an einem Yogakurs teil. Er hatte einen Punkt erreicht, an dem er bereit war, alles auszuprobieren, obwohl er dem Nutzen von Yoga skeptisch gegenüberstand. Daß der

Kurs ausschließlich für Veteranen gedacht war, kam ihm sehr entgegen. Als er über die erste Übungsstunde sprach, fiel ihm ein, daß er dort innerhalb von 15 Minuten eingeschlafen war. Nach diesem Erlebnis hatte er gewußt, daß er am richtigen Ort war. Und nicht nur das, sondern der Yogalehrer erlaubte ihm sogar, volle 30 Minuten zu schlafen. Nach der Übungsstunde fühlte er sich zum ersten Mal seit seiner Rückkehr aus dem Krieg wieder ausgeruht. Dieses Erlebnis reichte aus, um Adam dazu zu bringen, mit dem Kurs fortzufahren.

Was die überwältigenden Wutanfälle betraf, so berichtete er, er habe sich nach dem Yogakurs ruhig gefühlt. Er arbeitete zwar immer noch an seinem Problem mit der Wut, aber war nun in der Lage, in seinem Körper ein Gefühl der Leichtigkeit zu erleben, das sich in den meisten Yogasitzungen, an denen er danach teilnahm, wiederholte. Er berichtete sogar, aufgrund des Yoga habe er das Gefühl, aus seiner verbal orientierten Einzeltherapie mehr Nutzen zu ziehen. Schließlich erklärte Adam auch noch, daß er sich aufgrund seiner regelmäßigen Teilnahme an Yoga-Übungsstunden ausgeruhter und stärker als Herr seiner selbst fühle. Er sagte, er fühle sich »wieder mehr wie ich selbst«, was für ihn mit einem stärkeren Gefühl der eigenen Kompetenz und des Einflusses verbunden war. Adam beschloß, selbst Yogalehrer zu werden, um seinen Kameraden etwas weiterreichen zu können, das sich für ihn als sehr wichtig und wirksam erwiesen hatte.

Adams Geschichte veranschaulicht mehrere zentrale Aspekte einer traumasensiblen Yogapraxis. Der Klient litt unter einer Störung seines Biorhythmus und seiner Selbstregulationsfähigkeit. Die Medikamente, die seine Symptome lindern sollten, bewirkten, daß er sich vom gegenwärtigen Augenblick abgeschnitten fühlte und einen Verlust der Handlungsfähigkeit erlebte bzw. nicht mehr das Gefühl hatte, selbst Herr über sein Leben zu sein. Yoga half ihm, seine permanente innere Erregung so weit abzubauen, daß er schlafen konnte (und das gleich im Yogakurs!). Yoga wurde für ihn zu einer Selbstregulationspraxis, die er nutzen konnte – zu einem Werkzeug in seinem Werkzeugkasten, mit dem er seine durch traumatische Belastung bedingten Symptome bekämpfen konnte. Im Gegensatz zu den Medikamenten war Yoga etwas, worauf er Einfluß hatte. Er spürte nun, daß er mehr Möglichkeiten hatte, mit seinen Symptomen umzugehen, und er konnte etwas Wirksames tun (nämlich üben, üben und noch einmal üben), um diese Fertigkeiten zu entwickeln. Schließlich gelang es ihm, Yoga zur Transformation seines traumatischen Erlebnisses zu nutzen, indem er anderen Veteranen half, mit ihren eigenen kriegsbedingten Traumareaktionen fertig zu werden.

Yoga bietet viele Möglichkeiten, körpereigene Rhythmen wiederherzustellen. Die Erforschung dieser Rhythmen kann sehr konkrete Formen annehmen, beispielsweise wenn wir Atem und Bewegungen nutzen, um ein Empfinden des Fließens und der zeitlichen Abstimmung (des Timings) zu erforschen – sowohl in unserer Beziehung zu uns selbst als auch in Beziehung zu anderen Menschen. Es gibt zwei Arten von Rhythmen, die man im Rahmen eines Yogakurses, in einem Therapieraum oder in einem anderen therapeutischen Setting erforschen kann. *Intrapersonaler* Rhythmus beinhaltet, daß wir unsere eigene Atmung und unsere Bewegungen aufeinander abstimmen. *Interpersonaler* Rhythmus hingegen beinhaltet, sich im Einklang mit den anderen Mitgliedern einer Gruppe zu bewegen. Um zu erleben, wie Sie sich mit sich selbst und mit anderen Menschen zusammen rhythmisch bewegen, sollten Sie sich mit den folgenden beiden Varianten der gleichen Übung beschäftigen.

Sonnenatem

Obgleich wir diese Übung auf eine bestimmte Art beschreiben, gibt es zu ihr, wie zu den meisten anderen, die wir vorstellen, viele Varianten, die Sie gerne ebenfalls erforschen können. Wenn Sie bereit sind, suchen Sie sich bitte einen bequemen Sitz. Sie können Ihre Hände auf die Oberschenkel oder in die Nähe der Knie legen; dabei sollten die Handflächen nach unten weisen. Heben Sie beim Einatmen die Hände ein paar Zentimeter, und führen Sie sie beim Ausatmen zu den Beinen zurück. Einatmen und heben, ausatmen und senken. Wenn Sie möchten, können Sie sich ein wenig Zeit nehmen, um Ihre Atmung und Ihre Bewegungen zu untersuchen – wodurch Sie Ihren eigenen Rhythmus finden und würdigen.

Interpersonale Rhythmen entwickeln

Für diese Übungsvariante brauchen Sie einen Partner. Das kann ein Freund oder ein Mitglied Ihrer Familie sein, aber auch ein Yogalehrer oder Therapeut – jeder Mensch, in dessen Gegenwart Sie sich so wohl fühlen, daß Sie glauben, diese kurze Übung mit ihm ausführen zu können. Sie beginnen wie zuvor beschrieben, doch eventuell müssen Sie mit Ihrem Partner darüber sprechen, ob er sich mit der Übung vertraut genug fühlt. Sobald Sie beide bereit sind, müssen Sie sich darüber einigen, wer von Ihnen die Führungsrolle übernimmt. Es kann interessant sein, diese Rolle abwechselnd zu übernehmen, aber in jedem Fall muß einer von Ihnen die Führung haben. Wenn Sie bereit sind, kann der Partner, der führen soll, anfangen, über den Prozeß des Einatmens und

Erhebens der Hände und des anschließenden Ausatmens und Senkens der Hände zu sprechen. In dieser Version der Übung geht es in erster Linie darum, Atem und Bewegung zu synchronisieren. Wenn Sie wollen, können Sie eine bis zwei Minuten damit fortfahren, und wenn Sie sich bereit fühlen, können Sie die Übung beenden.

Schüler und Lehrer können damit experimentieren, ihre eigenen intrapersonalen Rhythmen zu entdecken und synchrone interpersonale Rhythmen zu entwickeln, indem sie gemeinsam atmen und sich bewegen. Wenn Traumatisierte durch die rhythmische Aktivität ihre Verbindung zu sich selbst und zu anderen wiederherstellen, restaurieren sie auch ihre Verbindung zur Welt und damit in ihrem Leben ein Sinngefühl.[8]

Ein weiterer Aspekt des Rhythmus, der im Kontext einer traumasensiblen Yogapraxis sehr wichtig ist, ist der Aspekt der Zeit, zu der viele Traumatisierte eine schwierige Beziehung haben. Wir haben uns bereits damit beschäftigt, daß Flashbacks einen Menschen in Situationen und an Orte zurückversetzen können, die gar nicht mehr existieren – was zur Folge haben kann, daß sie ständig um ein traumatisches Ereignis kreisen, das irgendwann in der Vergangenheit stattgefunden hat. Das Erleben einer Reaktion auf einen Trigger oder eines Flashback kann das Zeitempfinden und das Gefühl der Verbundenheit mit der Umgebung stark beeinträchtigen. Auch Dissoziation kann dazu führen, daß Menschen »Zeit verlieren«, was bedeutet, daß den Betroffenen das Vergehen von Zeit gar nicht bewußt wird. Dr. van der Kolk erwähnt oft, daß Traumatisierte außerhalb der Zeit leben, wobei sie das Trauma, das sie erlebt haben, oft unablässig wiedererleben, mit der Folge, daß sie das Gefühl entwickeln, es werde niemals enden. Yoga bietet viele Möglichkeiten zu erleben, daß Dinge anfangen und enden. Die Yogahaltungen beginnen, dann vergegenwärtigt man sich eine Weile die damit verbundenen Empfindungen und experimentiert vielleicht mit kleinen Veränderungen, und schließlich endet das Erlebnis, und wir wenden uns etwas anderem zu.

Eine zentrale Technik, die wir als Lehrer für traumasensibles Yoga benutzen, um dieses Zeitempfinden wiederherzustellen, nennen wir *Countdown*. Wir werden den Countdown in Kapitel 7 ausführlicher erklären, doch im Grunde geht es darum, daß der Lehrer während der Ausführung einer Übung laut rückwärts zählt. Beispielsweise kann er seine Schüler zur Erforschung einer Übungsform auffordern, indem er sagt: »Wenn Sie wollen, können Sie in dieser Haltung, während ich 5, 4, 3, 2, 1 zähle, mit dem Atem experimentieren und sich anschließend entspannen. Nun machen wir weiter ...« Dadurch wird sehr deutlich eine Dauer und – was besonders wichtig ist – ein klarer Endpunkt markiert. Dieses deutliche Markieren der zeitlichen Begrenztheit einer Übung hilft den Schülern, ein wenig Unbehagen oder Zweifel an ihrer Fähigkeit, eine bestimmte Übungsform auszuführen und bis zum Ende durchzuhalten, zu ertragen. Lehrer eines traumasensiblen Yoga können ihren Schülern helfen, ein Empfinden für Dauer und dafür, daß alles irgendwann ein Ende hat, wiederherzustellen, selbst wenn es um die Ausführung einer für sie sehr schwierigen Yogahaltung geht!

5 Für Traumatisierte

Entwickeln einer traumasensiblen Yogapraxis

Während der Entwicklung unseres traumasensiblen Yogaprogramms baten wir die Traumatisierten, mit denen wir arbeiteten, um laufendes Feedback und um Anregungen. Aufgrund dieser Gespräche haben wir einige Fragen zusammengestellt, die Traumatisierte häufig stellen, wenn sie darüber nachdenken, an einem Kurs in traumasensiblem Yoga teilzunehmen, und sich Gedanken darüber machen, wie sie damit umgehen sollen.

▸ *Woran erkenne ich, ob ich einen Versuch mit traumasensiblem Yoga wagen kann?*

Wir empfehlen Ihnen, sich ein wenig Zeit zu nehmen, um sich über Ihre Bereitschaft, einen Versuch mit Yoga zu machen, klarzuwerden. Dazu gehört auch, sich zu überlegen, wie sehr diese Art von Körperübung Sie belasten könnte. Haben Sie in jüngster Zeit irgendeine Art von Körpertraining praktiziert? Wie wohl fühlen Sie sich in Ihrem Körper? Fürchten Sie, daß Sie Schwierigkeiten haben werden? Es kann nicht schaden zu durchdenken, was auf Sie zukommen wird, bevor Sie einen Yogaübungsraum betreten.

Wir empfehlen Ihnen, sich zunächst zu überlegen, mit welcher Gruppe oder Einzelperson Sie über Ihre – positiven oder negativen – Erlebnisse bei der Yogaübung reden könnten. Falls Sie sich in einer Therapie befinden, empfiehlt es sich, mit Ihrem Therapeuten über Ihr Vorhaben zu sprechen. Im *Trauma Center* haben alle Teilnehmer unserer Yogakurse einen Einzeltherapeuten. Ruft dann eine bestimmte Übungssitzung oder eine Situation bei einem Teilnehmer Unbehagen hervor, hat er automatisch jemanden, mit dem er über das Erlebte sprechen kann.

Wie bereits erläutert wurde, besteht bei Teilnahme an einem normalen Yogakurs in einem Fitness-Center oder einem Yogastudio die Gefahr, daß zahlreiche Trigger aktiviert werden: beginnend mit unerwünschtem Körperkontakt über ungewohnte körperliche Nähe bis hin zu einer Sprache, die strikte verbale Anweisungen und Forderungen formuliert, statt anzubieten und einzuladen. Um solche Probleme zu vermeiden, sollten Sie sich vielleicht einmal umschauen, ob irgendwo in der Nähe ein Kurs für traumasensibles Yoga angeboten wird. Letztlich müssen Sie selbst beurteilen, ob Ihnen ein bestimmtes Angebot als vertrauenswürdig und förderlich erscheint. Untersuchen Sie das Angebotene so gut, wie Sie können. Stellen Sie den Yogalehrern alle Fragen, die Sie bedrücken, und zwar gerade auch dann, wenn die Betreffenden ihre Kurse als »traumasensibel« oder ähnlich bezeichnen. Lehrer, die solche Kurse anbieten, müßten Fragen eigentlich begrüßen, und ihre Fähigkeit, Fragen angemessen zu beantworten, vermittelt Ihnen schon einen guten ersten Eindruck davon, was Sie in einem Kurs dieser Lehrer erwartet.

Wenn Sie sich Gedanken darüber machen, ob Sie wirklich in der Lage sind, an einem Yogakurs teilzunehmen, dann seien Sie unbedingt offen gegenüber der Möglichkeit, daß Sie dies im betreffenden Augenblick *noch nicht* sind, und treffen Sie dementsprechend Ihre Entscheidung. Wenn Sie zu dem Schluß gelangen, daß das Risiko für Sie einfach noch zu groß ist und durch die Yogaübungen zu leicht ein für Sie ungünstiger Trigger aktiviert werden könnte, haben Sie zumindest eine ehrliche Einschätzung vorgenommen, die auf Ihrem persönlichen Urteil über die tatsächliche Beschaffenheit Ihrer Situation im betreffenden Moment beruht. Im übrigen gibt es abgesehen von der Teilnahme an einem öffentlichen Yogakurs auch noch andere Möglichkeiten. Vielleicht sollten Sie in Ihrer momentanen Situation besser zunächst versuchen, sich allein mit Hilfe des vorliegenden Buches ein wenig mit Yoga vertraut zu machen oder andere Hilfsmittel für Ihre Yogaübung zu Hause zu nutzen (z. B. CDs oder DVDs). Den richtigen Zeitpunkt für eine Aktivität zu finden ist bei jeder Traumabehandlung ungeheuer wichtig. Wenn Sie im Moment das Gefühl haben, mit der Teilnahme an einem Yogakurs nicht fertig zu werden, haben Sie vielleicht mehr Lust, sich eine Weile mit der Entwicklung von Fertigkeiten für den Umgang mit jenen Emotionen zu beschäftigen, die manchmal im Laufe der Yogaübung auftreten, bevor Sie sich mit etwas auseinandersetzen, das vielen Menschen sowohl in physischer als auch in emotionaler Hinsicht Schwierigkeiten bereitet.

Falls Sie sich entscheiden, an einem Yogakurs teilzunehmen, sollten Sie sich darüber im klaren sein, daß selbst im bestmöglichen Fall wahrscheinlich irgendwann Trigger aktiviert werden. Deshalb wird ein Teil Ihrer Arbeit in jedem Fall darin bestehen, solche Trigger zu erkennen und adäquat auf sie zu reagieren. Dies ist einer der Punkte, an denen eine therapeutische Beziehung (d. h., eine Beziehung zu einem Therapeuten) sehr förderlich sein kann. Sie können sich nämlich zusammen mit Ihrem Therapeuten im voraus damit befassen, welche Trigger bei der Yogaübung aktiviert werden könnten und was Sie in solchen Fällen tun können. Vielleicht können Sie diese Vorbereitungsarbeit auch ohne Hilfe eines Therapeuten erledigen; aber denken Sie in jedem Fall darüber nach, welche Bewältigungsfertigkeiten Sie nutzen könnten, wenn in einer Yoga-Übungssitzung bei Ihnen Trigger aktiv werden.

Zwei wichtige Punkte, die Teilnehmer unserer Yogakurse im Laufe der Jahre immer wieder beschäftigt haben, wenn sie später an Yogakursen außerhalb unseres Instituts teilnahmen, sind: (1) Kann ich den Übungsraum verlassen, wenn ich mich aus irgendeinem Grund unwohl fühle? Und: (2) Kann ich einen Yogalehrer ausdrücklich bitten, mich nicht zu berühren?

▸ *Kann ich den Übungsraum verlassen, wenn ich mich aus irgendeinem Grund unwohl fühle?*
Ja! Es ist wichtig, ausdrücklich darauf hinzuweisen, daß wir Ihre Entscheidung, den Übungsraum aus irgendwelchen Gründen zu verlassen, ohne jede Einschränkung unterstützen, und dies gilt insbesondere, wenn Sie sich in diesem Raum nicht wohl fühlen. Diese Arbeit ist kein Durchhaltewettbewerb. Wir empfehlen Ihnen, Ihre Yogaübung so zu gestalten, daß sie ausgewogen, angenehm und für Sie nicht mit Gefahren verbunden (also sicher) ist. Wir wollen keineswegs den Eindruck erwecken, daß dies immer leicht sein wird; ganz im Gegenteil. Manchmal wird es sich so anfühlen, als wäre es völlig unmöglich. Wenn Sie das Gefühl haben, während einer laufenden Yoga-Übungsstunde den Raum verlassen zu müssen, steht es Ihnen frei, dies zu tun. Später können Sie darüber nachdenken, ob dieser Impuls durch etwas, das während der Übungsstunde passiert ist, oder durch ein bestimmtes Verhalten des Lehrers bei Ihnen ausgelöst wurde oder ob Sie gehen mußten, um mit im betreffenden Augenblick auftauchenden Emotionen fertig zu werden. Aufgrund dieser Reflexion können Sie dann entscheiden, ob Sie an diesem Kurs weiter teilnehmen wollen. Wenn Sie in einer Stadt leben, können Sie wahrscheinlich unter verschiedenen Kursangeboten wählen. Nutzen Sie die Möglichkeit, sich gründlich umzuschauen und bewußt verschiedene Angebote auszuprobieren. Yoga kann zu einem zentralen Element Ihrer Bemühungen um Heilung werden, kann aber auch, wenn Sie zu ehrgeizig vorgehen, Ihr Unbehagen vergrößern oder noch mehr Leid erzeugen. Es geht darum, daß Sie gut für sich selbst sorgen und anfangen, sich Ihren Körper wieder zu eigen zu machen, und das wird mit ziemlicher Sicherheit längere Zeit beanspruchen. Seien Sie deshalb geduldig und mitfühlend sich selbst gegenüber.

▸ *Kann ich einen Yogalehrer ausdrücklich bitten, mich nicht zu berühren?*
Ja! Es ist völlig in Ordnung, wenn Sie sich vor Beginn eines Kurses an einen Yogalehrer wenden und ihm (oder ihr) sagen, daß Sie während der Arbeit im Kurs keinerlei unterstützende körperliche Berührung wollen. Wie der Lehrer auf diese Bitte reagiert, ist für Sie in jedem Fall aufschlußreich. Wir raten allen Yogalehrern, solchen Bitten nachzukommen und Schüler, die sich mit diesem Anliegen an sie wenden, ohne jedes Zögern und ohne ihren Wunsch in Frage zu stellen, zu unterstützen. Yogalehrer sollten den Wünschen ihrer Schüler grundsätzlich höchste Priorität einräumen. Die Bitte, grundsätzlich auf physische Berührungen in Form von Hilfestellungen zu verzichten, beeinträchtigt nicht die Möglichkeiten eines Lehrers, einen Kurs sicher und effektiv zu leiten. Yogalehrer sollten die Sicherheit ihrer Schüler gewährleisten können, ohne ihnen physische Hilfestellung zu geben. Es kann allerdings sein, daß ein Lehrer so sehr daran gewöhnt ist, Dinge auf eine ganz bestimmte Weise zu tun, daß er sich unbehaglich fühlt, wenn er auf Ihr Anliegen eingeht. Das kommt vor. Deshalb empfiehlt es sich, mit dem Lehrer, der einen Kurs leiten wird, vor Beginn des Kurses zu sprechen und ihm sachliche Fragen über seinen speziellen Ansatz, einschließlich seiner Haltung zu physischer Hilfestellung, zu stellen. In diesem Sinne verstanden sind Sie ein Konsument, der sich auf einem Markt umschaut und sein Recht wahrnimmt, sich genau das Produkt auszusuchen, das ihm am meisten zusagt.

▸ *Welche Empfehlungen können Sie uns mit auf den Weg geben, wenn wir einen Kurs in traumasensiblem Yoga suchen?*
Vielleicht gibt es in der Nähe Ihres Wohnorts ein Yogazentrum, das »traumabewußte« oder »traumasensible« Yogakurse anbietet. Wenn ja, sollten Sie sich dort vielleicht als erstes einmal umschauen. Selbst wenn der Veranstalter ein öffentliches Yogastudio oder ein Fitness-Center ist, können Sie sich Zeit nehmen, den Lehrer kennenzulernen, bevor Sie sich für einen seiner Kurse anmelden. Fragen Sie ihn, wie er seine Kurse gestaltet und welche Art von Ausbildung er erhalten hat. Schon fünf Minuten können Ihnen einen Eindruck davon vermitteln, ob es sich lohnt, an dem angebotenen Kurs zumindest einmal probeweise teilzunehmen. Ist ein Lehrer nicht bereit, sich auf ein solches kurzes Treffen mit Ihnen einzulassen, könnte allein das schon ein Anzeichen dafür sein, daß der Kurs in Wahrheit nicht »traumasensibel« ist. Vertrauen Sie Ihrem Instinkt. Und haben Sie den Mut, einen Fehler zu machen. Vielleicht stellen Sie fest, daß die ganze Situation für Sie völlig ungeeignet ist; aber zumindest haben Sie dann versucht, sich darauf einzulassen. Einige Traumatisierte haben uns berichtet, sie hätten das Gefühl gehabt, versagt zu

haben, nachdem sie in einem Yogakurs etwas Negatives erlebt hatten. Wir empfehlen Ihnen, die Entscheidung, eine für Sie offensichtlich unbefriedigende oder belastende Zusammenarbeit vorzeitig zu beenden, als einen Akt der Selbstfürsorge zu verstehen. Sie schützen sich dadurch selbst und bringen Ihr Bemühen um wirklich heilende Erlebnisse zum Ausdruck. Wenn Sie in einem bestimmten Kurs oder bei einem Lehrer oder in einem Yogazentrum negative Erlebnisse hatten, sollten Sie sich dadurch nicht entmutigen lassen. Vergessen Sie nie, daß es irgendwo anders einen Kurs oder einen Lehrer geben kann, der für Sie persönlich besser geeignet ist.

Ein Übungsplan für zu Hause

Schon im bisherigen Verlauf dieses Buches haben wir einzelne Yogaübungen beschrieben und Ihnen empfohlen, damit zu experimentieren. Nun werden wir Ihnen eine ganze Übungssequenz vorstellen, für deren Ausführung Sie eine Yogamatte (oder eine ähnliche Unterlage) brauchen. Doch obwohl die Übungen hier in einer ganz bestimmten Reihenfolge beschrieben und als etwas dargestellt werden, das man von Anfang bis Ende der Reihe nach ausführt, ist dies natürlich nicht die einzige Möglichkeit, mit dem vorgestellten Material umzugehen. Sie können auch zunächst die Ausführungsanleitungen zu allen Übungen der Sequenz durchlesen und dann entscheiden, wie Sie damit verfahren wollen: Möchten Sie tatsächlich die ganze Sequenz üben? Oder wäre es Ihnen lieber, zunächst mit ein oder zwei Yogaübungen zu experimentieren? Die vorgestellte Übungsfolge soll in erster Linie veranschaulichen, wie eine sehr sanfte Einführungssequenz aussehen kann, die dem ähnelt, woran in den Kursen des *Trauma Center* gearbeitet wird. Trotzdem könnten Sie feststellen, daß bestimmte Übungen für Sie im Augenblick nicht von Nutzen oder nicht interessant sind. In diesem Fall können Sie das, was Ihnen momentan als ungeeignet erscheint, verändern bzw. auslassen. Grundsätzlich werden Sie wahrscheinlich annehmen, daß Sie die vollständige Sequenz in einem Zeitraum von 30 bis 45 Minuten ausführen können, doch ist es einzig und allein Ihre Sache, welchen Zeitrahmen Sie sich setzen. Sie können die Sequenz schneller, aber auch langsamer durcharbeiten, wenn Sie jeder einzelnen Übung Ihre volle Aufmerksamkeit widmen wollen. Für diejenigen unter unseren Lesern, die vorwiegend visuell lernen, haben wir Bilder in den Text eingefügt. Sollten Sie zu dieser Gruppe gehören, können Sie den Text überschlagen und sich ausschließlich an den Abbildungen orientieren.

Vorbereitung

Sobald Sie sich bereit fühlen, können Sie sich zunächst einen angenehmen Ort für die Übung suchen. Wichtig ist dabei, daß Sie genug Platz haben, um sich ein wenig zu dehnen. Die Größe einer Yogamatte ist ein guter Anhaltspunkt dafür, wieviel Raum Sie benötigen, aber Sie brauchen nicht unbedingt eine solche Matte. Sie können sich auch einen bequemen Bereich auf dem Boden suchen, auf dem ein Teppich liegt. Falls keine Teppiche vorhanden sind, können Sie auch ein paar Handtücher bereit halten, mit denen Sie nötigenfalls bestimmte Körperbereiche abpolstern (wir werden Ihnen entsprechende Hinweise geben). Sie können auch ein wenig Musik auflegen – jede Art von Musik, die Ihnen gefällt! Dies ist ein Experiment, und Sie werden möglicherweise entdecken, daß Ihre Lieblingsmusik Ihnen bei diesem Vorhaben hilft. Sie können aber auch ohne Musik experimentieren und herausfinden, was Sie bevorzugen. Sie sollten sich auch überlegen, wieviel Zeit Sie für die Yogaübungen haben: ein paar Minuten? Oder glauben Sie, daß Sie volle 45 Minuten ohne jede Unterbrechung für die Übung entbehren können? Es empfiehlt sich auch, das Telefon und den Computer auszuschalten und sich durch weitere Maßnahmen dieser Art ein wenig Zeit und Raum zu reservieren, um sich ausschließlich auf die Yogaübung konzentrieren zu können. Sollten Sie trotzdem unterbrochen werden, ist das auch okay, doch in jedem Fall ist es der Mühe wert, ein paar Minuten auf die Schaffung einer räumlich-zeitlich speziell geschützten Situation zu verwenden.

Die Übungssequenz

Die folgenden Yogaübungen, auch Übungshaltungen genannt, werden in der angegebenen Reihenfolge beschrieben:

1. Berg im Sitzen
2. Atemgewahrsein im Sitzen
3. Sonnenatem im Sitzen
4. Nackenrollen im Sitzen
5. Schulternkreisen im Sitzen
6. Tisch (Vierfüßerstand)
7. Kind (Rutschhalte)
8. Kind-Haltung mit seitlicher Dehnung
9. Katzenbuckel

10. Berg, stehend
11. Baum
12. Stuhl (auch »Donnerkeil«, »kraftvolle Haltung«)
13. Vorwärtsbeuge im Stehen
14. Brücke (Bridging)
15. Ganzkörperdehnung
16. Knie zum Kinn (Rückenrolle)
17. Boot
18. Vorwärtsbeuge im Sitzen
19. Drehung im Liegen (Drehdehnlagerung)
20. Abschließende Ruheposition

1. Berg im Sitzen

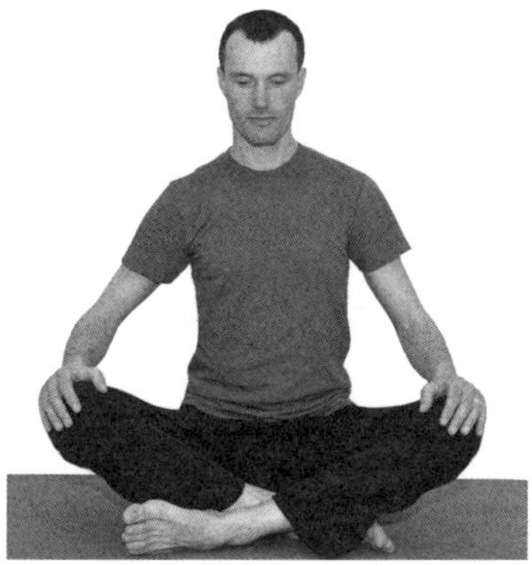

Berg im Sitzen

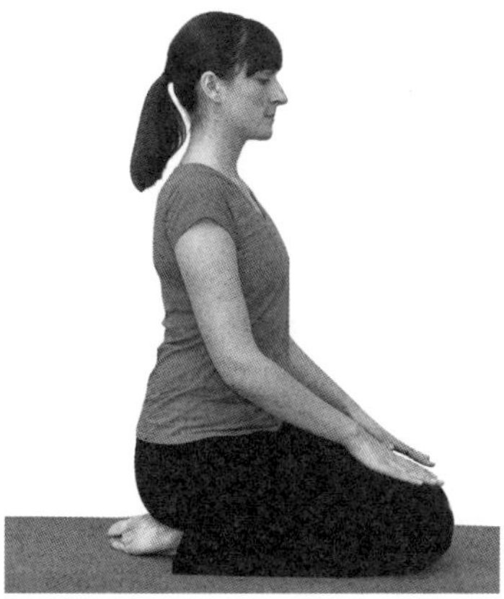

Berg im Sitzen, Variante

Begeben Sie sich, sobald Sie sich bereit fühlen, in die Sitzhaltung. Nehmen Sie sich ein wenig Zeit, um sich so hinzusetzen, daß es Ihnen angenehm ist. Beispielsweise können Sie mit überkreuzten Beinen (im Schneidersitz) sitzen oder sich auf die Fersen setzen.

Probieren Sie einfach ein paar Möglichkeiten aus, und wenn Ihnen eine nicht zusagt, dann versuchen Sie es mit einer anderen. Auf keinen Fall brauchen Sie eine Haltung, die Sie gewählt haben, für immer beizubehalten.

Wenn Sie eine Sitzhaltung gefunden haben, die Ihnen zusagt, können Sie mit ein paar sanften Bewegungen aus den Hüften heraus experimentieren, indem Sie sich vor und zurück sowie von Seite zu Seite wiegen. Sie können auch kreisendere Bewegungen ausführen, als wollten Sie »die Ecken abrunden«. Wenn Sie wollen, nehmen Sie sich ein wenig Zeit für solche Bewegungen und um ein Gefühl für den Raum, der sie umgibt, und dafür, wie sich Ihr Körper in Beziehung zu diesem Raum anfühlt, zu entwickeln. (Bewegen Sie sich auf diese Weise frei 20 Sekunden bis zu einer Minute lang.)

Sobald Sie sich bereit fühlen, können Sie allmählich alle Bewegungen zum Stillstand kommen lassen. Die Bewegungen werden immer kleiner und langsamer und nähern sich so dem Ruhezustand. Diese Version der *Berg* genannten Yogahaltung wird aufrecht im Sitzen ausgeführt. Wenn Sie die aufrechte Sitzhaltung eingenommen haben, können Sie ein wenig mit ihr experimentieren. Beispielsweise können Sie Ihre Aufmerksamkeit auf den Scheitel Ihres Kopfes, den obersten Punkt Ihres Schädels, richten. Sie können auch den Rumpf vorsichtig anheben, als würde Ihr Körper sehr sanft durch den obersten Punkt Ihres Kopfes gelängt, so daß sich Ihre Wirbelsäule vollständig zu ihrer natürlichen Größe aufrichtet. Das braucht keine aggressive Handlung zu sein; Sie können vielmehr einfach zulassen, daß sich Ihre Wirbelsäule ganz natürlich »groß macht« und sich vollständig aufrichtet. Achten Sie darauf, von wo in Ihrem Körper diese Haltungsveränderung ausgeht. Welche Muskeln sind an Ihrer Längung beteiligt, und welche Muskeln bleiben davon unberührt? Diese Untersuchung können Sie, wenn Sie wollen, im Laufe Ihrer Übungssitzung viele Male wiederholen und so ein duales Gewahrsein dessen kultivieren, welche Muskeln Sie in einer bestimmten Haltung einsetzen und welche dabei im gelockerten Zustand bleiben.

2. Atemgewahrsein im Sitzen

Achten Sie, sobald Sie sich bereit fühlen, auf Ihren Atem. Für diese Übung reicht es, wenn Sie einfach darauf achten, daß Sie atmen. Sie können sowohl durch die Nase als auch durch den Mund atmen. Beobachten Sie einfach, wie dies geschieht. Während dieser Übung können Sie damit experimentieren, durch die Nase oder den Mund zu atmen und so herausfinden, was sich für Sie richtig anfühlt. Es geht einzig und allein darum, daß Sie sich darüber klar werden, welche Art zu atmen Sie als die angenehmste und natürlichste empfinden.

3. Sonnenatem im Sitzen

Variante A: Nun können Sie damit experimentieren, gleichzeitig zu atmen und sich zu bewegen. Ihre Hände liegen auf den Oberschenkeln oder in der Nähe der Knie, und beim Einatmen heben Sie sie vorsichtig ein wenig an. Beim Ausatmen bewegen Sie die Hände ebenso wieder zu den Oberschenkeln oder Knien zurück. Einatmen und anheben, ausatmen und behutsam senken.

Sie können dies ein paarmal wiederholen, um ein Gefühl für die Verbindung von Atmung und Bewegung zu entwickeln. Falls Sie Lust haben, diese Übung noch ein wenig zu erweitern, können Sie beim Einatmen die Finger weit spreizen, so daß Ihre Hände sehr aktiv, breit und fest werden. Lösen Sie diese Anspannung der Hände beim Ausatmen vollständig auf, so wie Federn abwärts treiben, bis sie wieder die Ausgangspositionen auf Ihren Oberschenkeln oder Knien erreichen. Achten Sie auf den Kontrast zwischen der Aktivierung und der Entspannung Ihrer Hände.

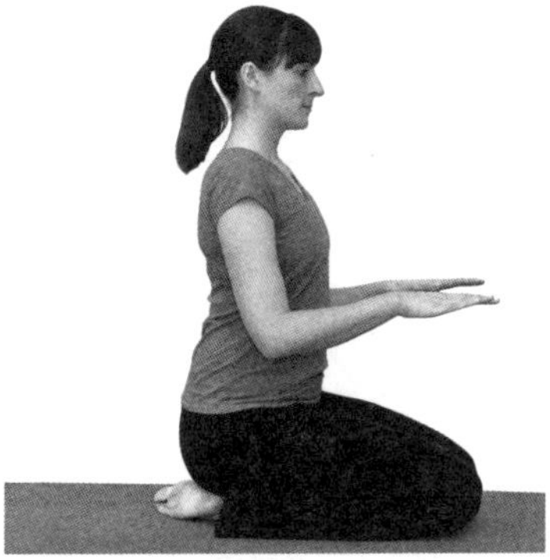

Sonnenatem, Hände beim Einatmen leicht erhoben

VARIANTE B: Bei einer anderen Variante des Sonnenatems beginnen Sie mit vor dem Herzen gefalteten Händen.

Strecken Sie beim Einatmen die Arme nach beiden Seiten aus.

Und führen Sie beim Ausatmen die Handflächen allmählich wieder vor Ihrem Herzen zusammen. Sie können diesen Zyklus einige Male wiederholen. Beachten Sie, daß diese Bewegung größer ist als die vorige. Wie fühlt es sich an, ein wenig mehr Raum zu nutzen?

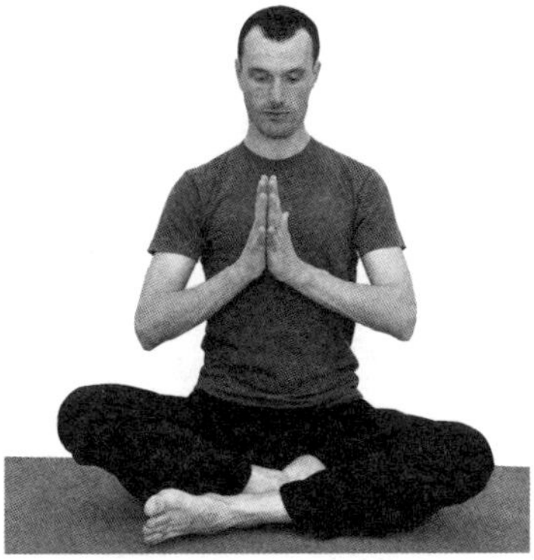

Sonnenatem, Handflächen vor dem Herzen gefaltet

VARIANTE C: Falls Sie gern eine Variante ausprobieren möchten, die noch mehr Raum nutzt, können Sie wie bei Variante A Ihre Hände zunächst auf die Oberschenkel oder in die Nähe Ihrer Knie plazieren und beim Einatmen die Arme in einem großen Kreis emporschwingen lassen.

Beim Ausatmen führen Sie die Hände zurück zu den Oberschenkeln oder Knien. Beachten Sie, daß diese

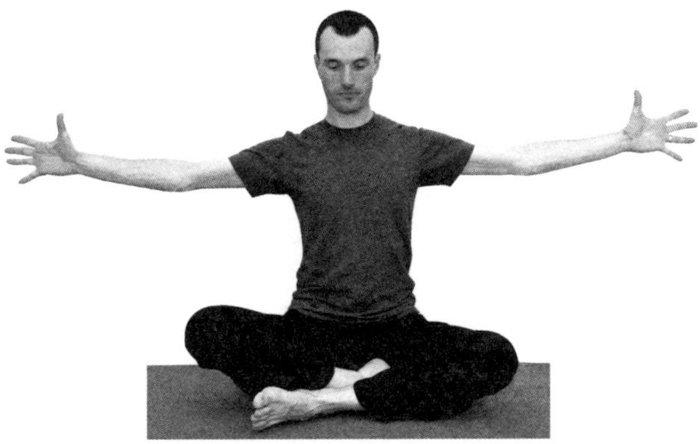

Sonnenatem, Arme und Handflächen beim Einatmen seitlich ausgestreckt

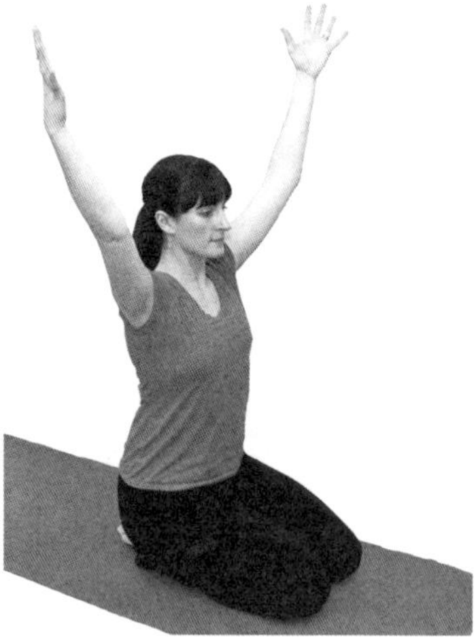

Sonnenatem, Arme schwingen beim Einatmen hoch empor

Variante eher zirkulären Charakter hat, während die anderen beiden eher linear sind. Spüren Sie, wie es sich anfühlt, eine mehr Raum beanspruchende Bewegung wie diese auszuführen. *Sie können jederzeit zu den Varianten A und B zurückkehren. In dieser Übung geht es in erster Linie darum, auf den eigenen Körper zu achten und sich darüber klar zu werden, was sich angenehm anfühlt und was nicht, und dann dementsprechend Entscheidungen zu treffen.* Wenn Sie möchten, können Sie sich nun noch ein bis zwei Minuten Zeit nehmen, um den Sonnenatem weiter zu erforschen.

4. Nackenrollen im Sitzen

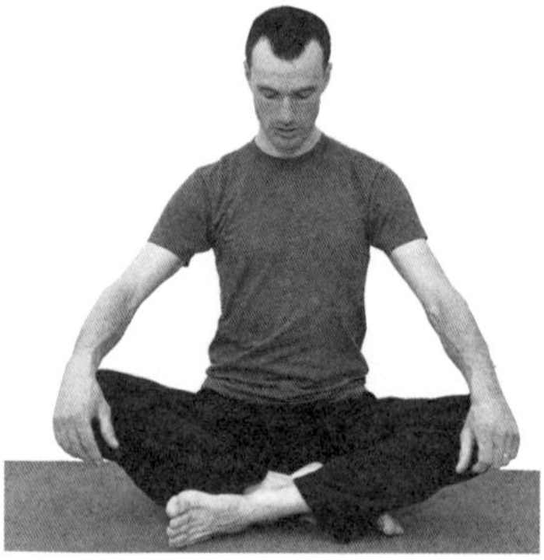

Nackenrollen, Kinn sanft abgesenkt

Sobald Sie bereit sind, laden wir Sie ein, in die aufrechte Sitzhaltung zurückzukehren. Entspannen Sie die Nackenmuskeln, und lassen Sie Ihr Kinn sanft in Richtung Ihres Herzens, auf Ihr Brustbein sinken.

Rollen Sie dann vorsichtig Ihr linkes Ohr in Richtung Ihrer linken Schulter.

Lassen Sie den Kopf einige Male langsam von einer Seite Ihres Körpers zur anderen rollen. Lassen Sie zu, daß Sie sich frei bewegen und frei atmen. Versuchen Sie, auf diese Weise allmählich ein Gefühl für einige der Muskeln im Bereich Ihres Nackens und Ihres Oberrükkens zu entwickeln. Dort können viele Empfindungen auftreten. In diesem Bereich befinden sich Muskeln, die bei vielen Menschen sehr angespannt sind. Sollten die Schmerzen zu stark werden, können Sie die Übung jederzeit unterbrechen. Diese Möglichkeit haben Sie immer. Eine weitere Möglichkeit ist, die Bewegungen kleiner werden zu lassen. Versu-

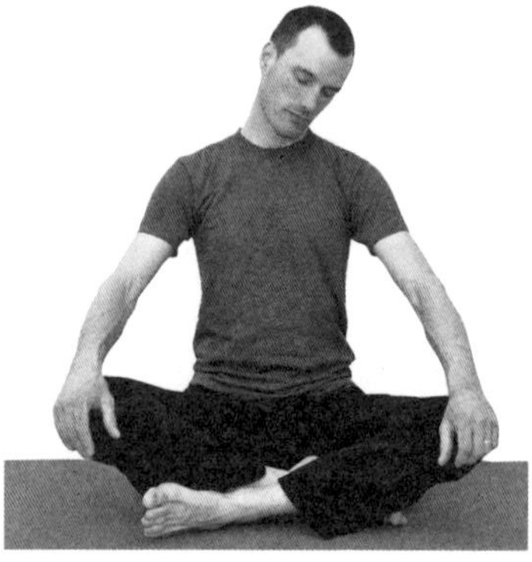

Nackenrollen in Richtung der linken Schulter

chen Sie herauszufinden, ob Sie sich dann weiterhin ohne Schmerzen bewegen können. Sie können aber auch damit experimentieren, die Bewegungen allmählich größer werden zu lassen, falls Ihnen das nicht unangenehm wird. Wenn Sie wollen, dann nehmen Sie sich einen Moment Zeit, um das Nackenrollen noch eingehender zu erforschen. Sobald Sie sich bereit fühlen, bewegen Sie Ihr Kinn vorsichtig zurück in die Mitte Ihres Körpers, in Richtung Ihres Herzens, und heben Sie es dann so weit an, daß es in seine normale Position zurückkehrt.

5. Schulternkreisen im Sitzen

VARIANTE A: Wenn Sie möchten, können Sie nun anfangen, einige große Kreisbewegungen mit den Schultern auszuführen, wobei Sie Ihre Schultern zunächst in einer Richtung bewegen.

Sie können diese Kreise sehr klein oder groß werden lassen, ganz wie Sie wollen. Einzig und allein Sie entscheiden darüber, wie groß die Kreisbewegungen, die Sie mit Ihren Schultern ausführen, sind. Sie können auch ein paarmal die Richtung der Kreisbewegungen wechseln. Achten Sie darauf, wie bei Ihnen allmählich ein Gefühl für Ihre Schultern entsteht: dafür, wie sie sich bewegen, und für den Raum, der sie umgibt. Sie können mit dieser Erforschung Ihrer Schultern noch eine Weile fortfahren.

VARIANTE B: Eine andere Möglichkeit ist, die Fingerspitzen oben auf die Schultern zu setzen und versuchsweise mit den Ellbogen Kreisbewegungen auszuführen.

Sie fügen der Übung nun noch eine weitere Dimension hinzu, indem Sie den Bereich des Brustkorbs und der Schlüsselbeine und die Oberfläche des Oberrückens erforschen. Dabei können Sie die Richtung der Kreisbewegungen einige Male ändern. Anschließend empfiehlt es sich, ein wenig zu pausieren und eventuell angesammelte Anspannung durch die Finger »auszuschütteln«. Führen Sie sanfte, von den Schultern ausgehende und bis in die Fingerspitzen verlaufende Schüttelbewegungen aus.

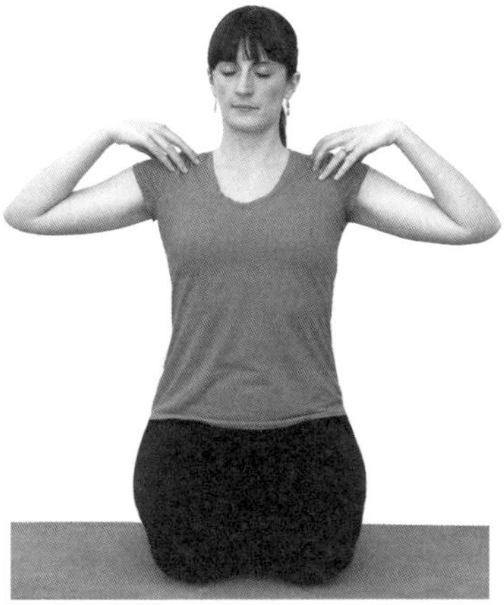

Schulternkreisen, Ellbogen-Variante

6. Tisch (Vierfüßerstand)

Falls Sie keine Yogamatte haben und nicht auf einem Teppich oder Teppichboden üben, können Sie für diese Übung Handtücher so unter Ihrem Körper ausbreiten, daß dieser ein wenig abgepolstert ist.

Versetzen Sie sich, sobald Sie dazu bereit sind, in die Tisch-Haltung – wobei sich Ihre Knie unter den Hüften und die Handgelenke unter den Schultern befinden.

Vielleicht werden Sie bei dieser Übung feststellen, daß Ihre Armmuskeln dadurch aktiviert werden. Wenn Sie möchten, können Sie sich ein wenig bewegen, wodurch das Gewicht, das auf Ihren Händen und Knien lastet, deutlicher wird und Sie einige Armmuskeln zu spüren beginnen. Ein anderer Teil der Muskulatur, den Sie aufgrund dieser Übung deutlicher wahrnehmen könnten, sind die Muskeln des Unterbauches, Ihres Zentrums. Sie können damit experimentieren, Ihren Unterbauch sanft zu bewegen und so mit einigen Muskeln zu interagieren, die direkt durch Ihr Zentrum verlaufen. Diese Muskeln können zu einer wichtigen Ressource werden, und wir werden uns ihnen immer wieder zuwenden.

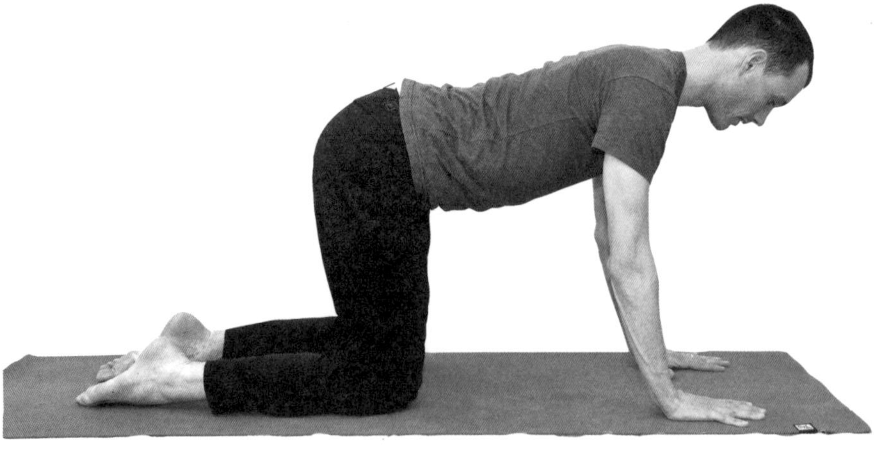

Tisch (Vierfüßerstand), Handflächen auf dem Boden und Knie unter den Hüften

7. Kind (Rutschhalte)

Wenn Sie diese Übung ausführen wollen und weder eine Yogamatte noch einen Teppich oder Teppichboden zur Verfügung haben, können Sie die Knie mit Handtüchern oder ähnlichem Material abpolstern. Beim Übergang von der Tisch-Haltung zur Kind-Haltung bringen Sie Ihre beiden großen Zehen direkt nebeneinander und beginnen, mit dem Fersensitz zu experimentieren. Anschließend können Sie einige der im folgenden beschriebenen Möglichkeiten untersuchen.

Einigen Menschen ist es am angenehmsten, wenn ihre beiden Knie unmittelbar nebeneinander stehen.

Für andere ist es günstiger, wenn ihre Knie etwas mehr als hüftweit nebeneinander stehen.

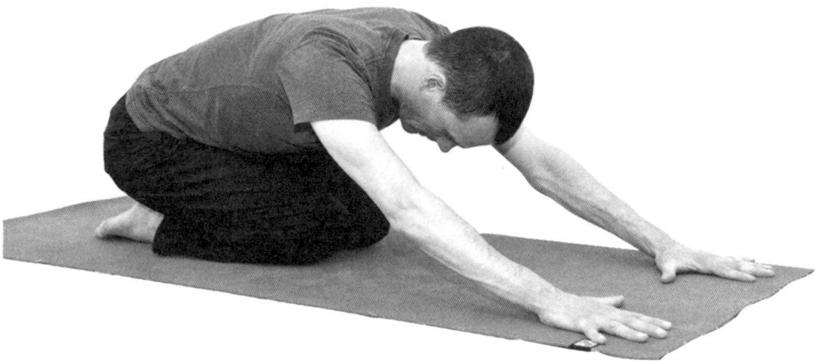

Kind-Haltung, Knie stehen nebeneinander

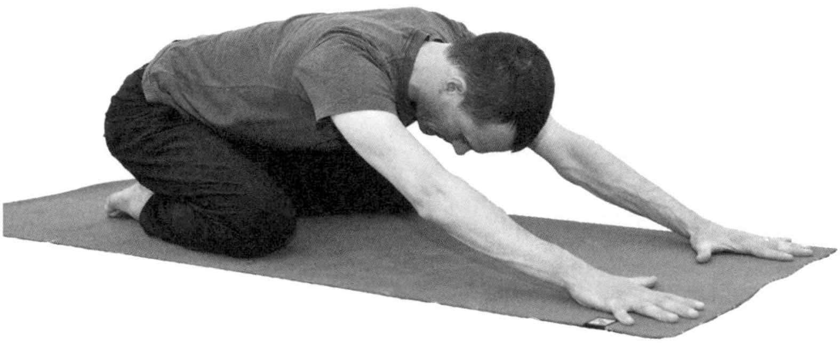

Kind-Haltung, Knie etwas mehr als hüftweit auseinander

In jedem Fall strecken Sie, sobald Sie sich in einer für Sie bequemen Haltung befinden, die Arme nach vorn.

Sie können auch beide Hände zu Fäusten ballen, diese aufeinandersetzen und die Stirn auf den Fäusten ruhen lassen.

Wenn Sie herausgefunden haben, welche dieser Varianten Sie als die angenehmste empfinden, können Sie anfangen, mit der Streckung Ihres Rückens durch das Steißbein hindurch zu experimentieren. Versuchen Sie, den Unterrücken ein wenig zu dehnen. Spüren Sie, wie diese Übung Ihrem Unterrücken gut tut. Wenn Sie wollen, können Sie sich nun einen Augenblick Zeit nehmen, um auf eine für Sie angenehme Weise zu atmen.

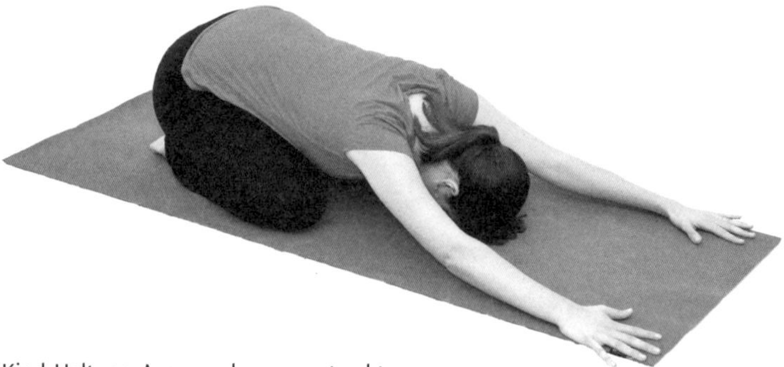

Kind-Haltung, Arme nach vorn gestreckt

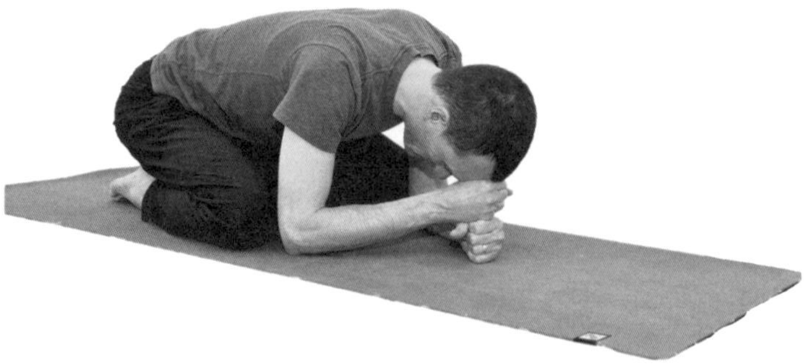

Kind-Haltung, Stirn ruht auf den beiden Fäusten

8. Kind-Haltung mit seitlicher Dehnung

Sobald Sie sich bereit fühlen, können Sie Ihre Hände nun leicht nach links bewegen, so daß Ihr ganzer Oberkörper leicht nach links gedreht wird; dadurch wird Ihre rechte Körperseite gedehnt.

Spüren Sie diese seitliche Dehnung, und nehmen Sie sich, wenn Sie wollen ein wenig Zeit, um in diese Haltung hineinzuatmen; Ihre Aufmerksamkeit ist beim Atmen auf die gedehnte Körperseite gerichtet. Nach einigen Atemzügen können Sie dazu übergehen, die andere Körperseite zu dehnen, indem Sie Ihre Hände in eine entsprechende Position auf der rechten Körperseite bringen. Es liegt ganz bei Ihnen, wie weit Sie sich zur anderen Seite hin bewegen. Vielleicht erzielen Sie mit einer geringen Positionsveränderung die besten Ergebnisse; Sie können Ihre Position aber auch deutlicher verändern. Tun Sie, was Sie bevorzugen. Lassen Sie sich jeweils ein wenig Zeit, um in die seitliche Dehnung zu beiden Körperseiten hineinzuatmen. Sobald Sie sich bereit fühlen, kehren Sie in die mittlere Position zurück. Wo diese sich nach Ihrer Auffassung befindet, können Sie selbst herausfinden.

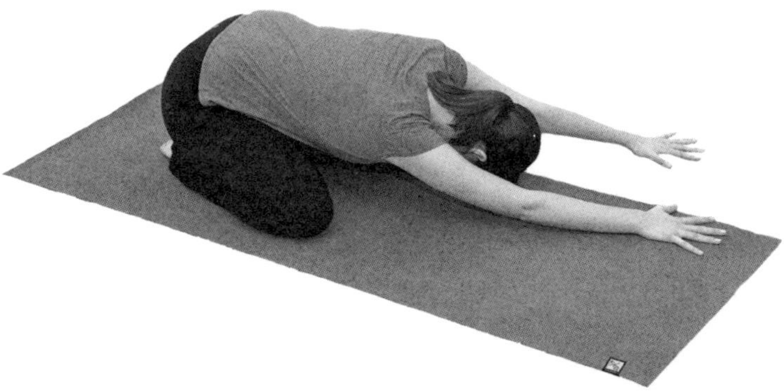

Kind-Haltung mit seitlicher Dehnung, Oberkörper nach links gedreht

9. Katzenbuckel

Falls Sie keine Yogamatte haben und nicht auf einem Teppich oder Teppichboden üben, können Sie bei dieser Übung Handtücher zum Abpolstern benutzen.

Kehren Sie von der Kind-Haltung in den Vierfüßerstand (Tisch-Haltung) zurück. Wenn Sie möchten, können Sie aus dieser Haltung heraus beim Einatmen sanft Steißbein und Kinn anheben.

Beim anschließenden Ausatmen runden Sie Ihre Wirbelsäule vorsichtig zu einem »Buckel«.

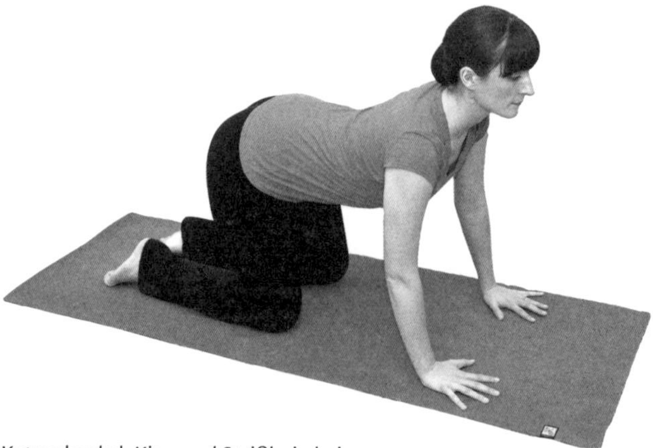

Katzenbuckel, Kinn und Steißbein beim Einatmen vorsichtig angehoben

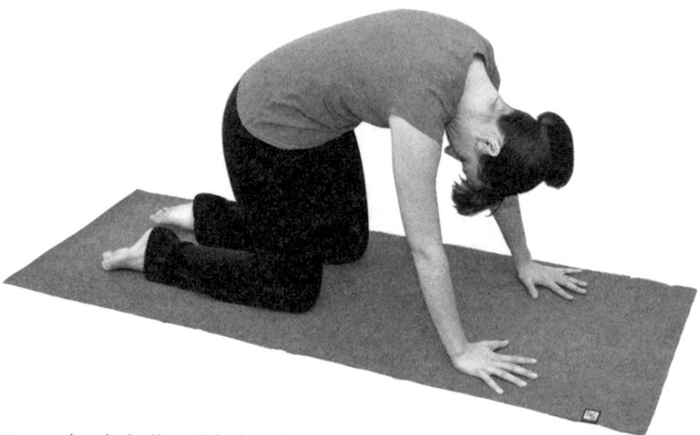

Katzenbuckel, die Wirbelsäule beim Ausatmen vorsichtig runden

Beim Einatmen heben Sie vorsichtig Kopf und Steiß, beim Ausatmen lassen Sie den Rücken rund werden. Sie können auch mit dem Beschleunigen und Verlangsamen dieser Bewegungen experimentieren. Vielleicht entsteht bei Ihnen dadurch ein Gefühl dafür, was Sie in diesem Moment als natürlich empfinden. Sie haben hier die Möglichkeit, Ihren eigenen Rhythmus zu finden und zu würdigen. Sie können sich für dieses Experiment ein wenig Zeit lassen. Sobald Sie sich bereit fühlen, atmen Sie aus und kehren in die Tisch-Haltung zurück.

10. Berg, stehend

Wechseln Sie, sobald Sie sich bereit fühlen, aus der Vierfüßerhaltung in den Stand. Nehmen Sie sich einen Augenblick Zeit, um sich in das Stehen einzufühlen. Wenn Sie wollen, können Sie die Arme zu beiden Seiten des Körpers herabhängen lassen und die Füße etwa hüftweit voneinander entfernt und parallel zueinander positionieren.

Sie können diese Übung sowohl mit geöffneten als auch mit geschlossenen Augen ausführen. Falls Sie die Augen offen lassen, können Sie in einem Winkel, der Ihnen angenehm ist, zum Boden schauen. Achten Sie möglichst aufmerksam darauf, wie Ihre Füße auf dem Boden stehen. Richten Sie die Aufmerksamkeit auf die Füße, und beobachten Sie alles, was Ihnen auffällt. Vielleicht können Sie das Gefühl, daß Ihre Füße auf dem Boden stehen, auf irgendeine Weise verstärken, beispielsweise indem Sie mit den Fersen oder Zehen auf den Boden tippen. Wenn Sie es als nützlich empfinden, können Sie auf die Füße schauen, um sich bewußt zu machen, daß sie auf dem Boden stehen. Nehmen Sie sich für diese Untersuchung die Zeit, die Sie brauchen.

Während Ihre Füße weiterhin fest auf dem Boden stehen, richten Sie die Aufmerksamkeit auf den obersten Punkt Ihres Kopfes. Sie können den ganzen Körper durch diesen Punkt sanft nach oben ziehen lassen, um das aufge-

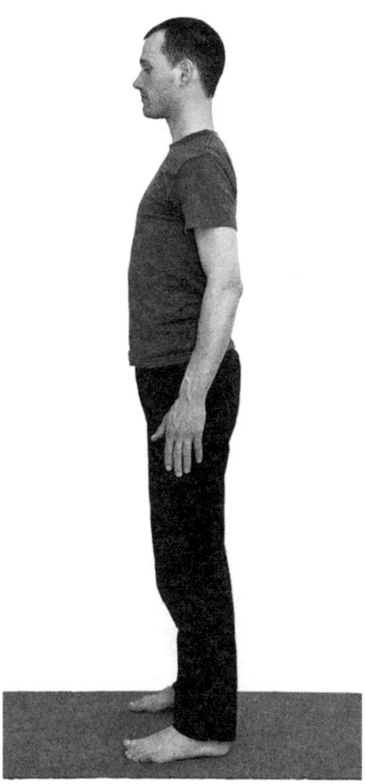

Berg, stehend

richtete Stehen zu unterstützen. Wie fühlt sich dies an? Sie können sich auch ein wenig Zeit nehmen, um festzustellen, aus welchem Bereich Ihres Körpers der Impuls kommt, wenn Sie sich durch den obersten Punkt Ihres Kopfes nach oben ziehen lassen.

Und während Sie weiter fest mit den Füßen auf dem Boden stehen und in natürlicher Aufrichtung verharren, richten Sie Ihr Gewahrsein wieder auf Ihr Zentrum. Wenn Sie es als nützlich empfinden, können Sie damit experimentieren, Ihren Bereich um den Nabel und unmittelbar darunter vorsichtig einzuziehen. Während Sie den Bereich Ihres Unterbauchs auf diese Weise sanft einziehen, können Sie auch Ihr Zentrum als Quelle der Stärke und Unterstützung wahrnehmen. Diese muskuläre Aktivität braucht nicht aggressiv zu sein. Muskuläre Energie ist bei dieser Yogaübung unterstützende Energie. Sie wirkt stabilisierend. Sie erfolgt absichtlich und zielgerichtet. Wenn Sie wollen, lassen Sie sich nun ein wenig Zeit, um Ihr Zentrum als Quelle absichtsvollen und zielgerichteten Handelns zu erleben.

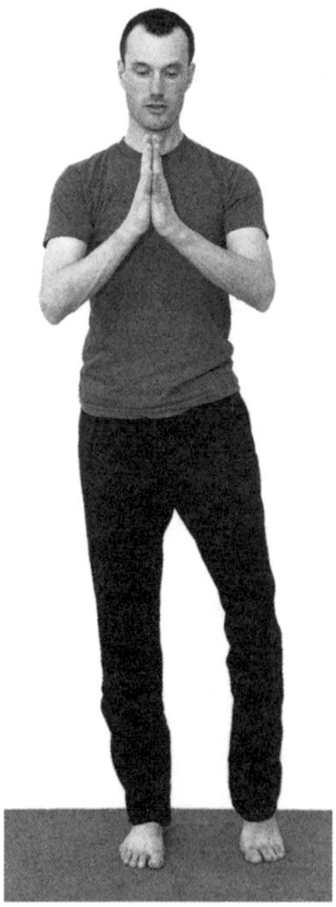

Baum, linke Zehen sanft auf dem Boden

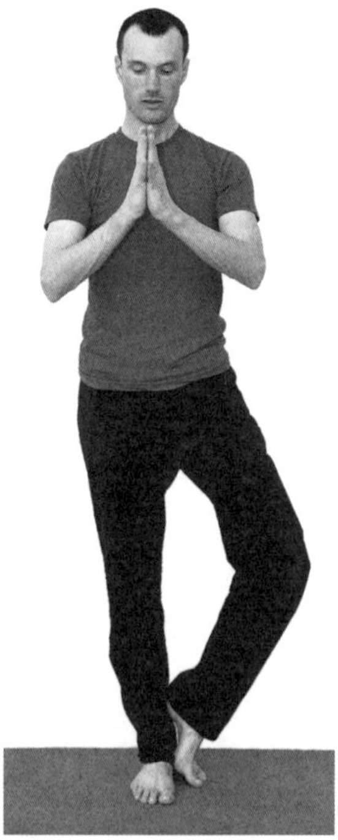

Baum, linker Fuß sanft zum rechten Knöchel hingezogen

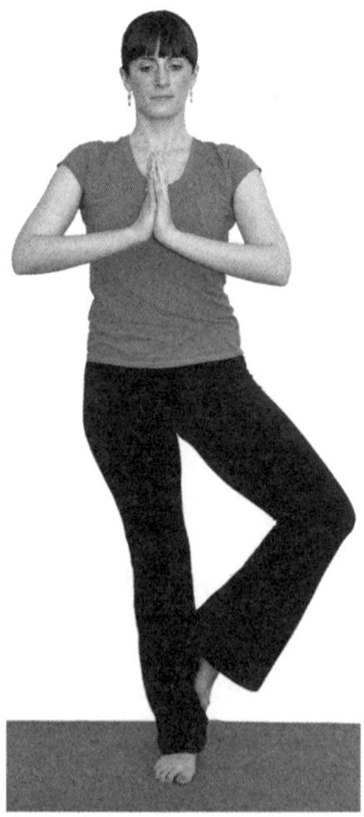

Baum, linken Fuß knapp über dem Knöchel auf Bein setzen

11. Baum

Sobald Sie sich bereit fühlen, können Sie Ihre Handflächen vor dem Herzen zusammenführen und anfangen, Ihr Körpergewicht auf das rechte Bein zu verlagern. Dabei können Sie die Zehen Ihres linken Fußes ohne Gewicht auf dem Boden belassen.

Sie können das linke Knie auch nach außen richten und den linken Fuß an den Fußknöchel des anderen Beines lehnen.

Oder Sie setzen die ganze Sohle des linken Fußes über dem Fußknöchel gegen das rechte Bein.

Nehmen Sie sich ein wenig Zeit, um mit diesem Teil dieser Übung zu experimentieren.

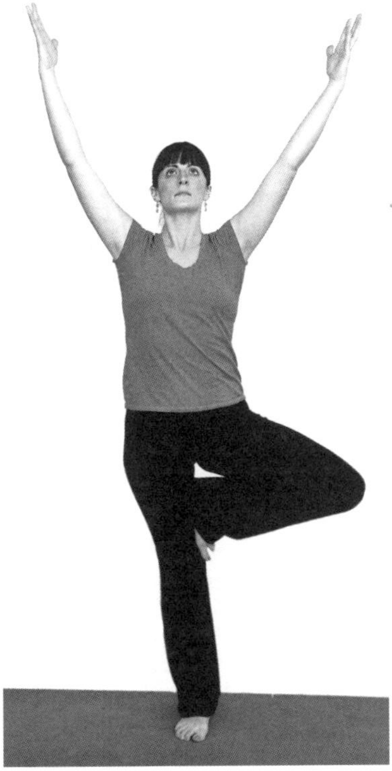

Baum, Arme über den Kopf erhoben

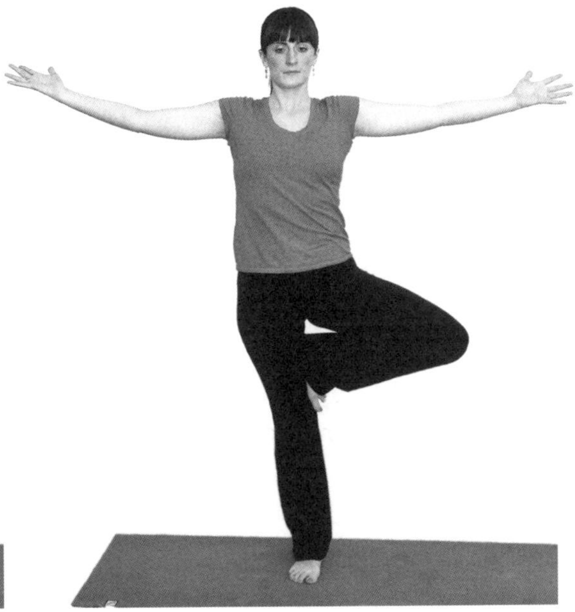

Baum, Arme zu beiden Körperseiten ausgebreitet

Eine weitere Möglichkeit, die Übung zu variieren, besteht darin, mit den Armen unterschiedlich umzugehen. Sie können die Handflächen vor dem Herzen zusammenführen oder die Arme seitlich vom Körper ausstrecken.

Oder Sie erheben die Arme über den Kopf und untersuchen, wie das für Sie ist.

In jedem Fall können Sie sich soviel Zeit nehmen, wie Sie brauchen, um alle diese Möglichkeiten zu erforschen. Vielleicht finden Sie auch selbst noch ein paar Varianten.

Zwei weitere Aspekte, mit denen Sie sich im Rahmen dieser Übung beschäftigen können, sind der *Blick* und der *Atem*.

BAUM-HALTUNG UND BLICK. Für einige von uns könnte es nützlich sein, den Blick auf einen Punkt an der Wand oder am Boden zu richten. Sie können aber auch auf die Fingerspitzen schauen oder die Augen schließen. Stellen Sie fest, ob diese unterschiedlichen Möglichkeiten Einfluß darauf haben, wie Sie die Übung erleben. Es geht uns hier um ein nichturteilendes Experimentieren. Wenn etwas bei Ihnen »nicht funktioniert« oder für Sie aus irgendeinem Grund unangenehm wird, können Sie es jederzeit verändern. So wie wir die Yogaübung verstehen und praktizieren, liegt ihr in jedem Fall die Selbstverpflichtung zugrunde, für sich selbst möglichst gut zu sorgen, und wir raten unseren Kursteilnehmern dringend an, beim Üben nichts zu tun, was Schmerzen oder Unbehagen verursacht.

BAUM-HALTUNG UND ATEM. Grundsätzlich sollte der Atem bei dieser Yogaübung frei und leicht fließen. Die Baum-Haltung gibt Ihnen die Möglichkeit, sich Ihres Atems bewußt zu werden und sich zu vergegenwärtigen, was im Augenblick geschieht. Achten Sie darauf, ob Sie Ihren Atem halten oder ob die Art, wie Sie atmen, sich nicht »frei und leicht« anfühlt. Wenn es Ihnen möglich ist, können Sie versuchen, mit Ihrem Atem ein wenig zu interagieren und ihm zu ermöglichen, sich frei und leicht zu entfalten. Wenn Sie Ihren Atem bei dieser oder einer anderen Übung als unangenehm empfinden, sollten Sie mit dem, was Sie gerade tun, aufhören, in eine angenehme, neutrale Position zurückkehren und sich eine andere Übung vornehmen, in der Sie sich in der Lage fühlen, so zu atmen, daß es Ihnen angenehm ist.

Wenn Sie bereit sind, können Sie mit der Baum-Haltung auch auf dem anderen Bein stehend experimentieren.

12. Stuhl

Nachdem Sie in die Ausgangsposition der Berg-Haltung im Stehen zurückgekehrt sind, können Sie, sobald Sie sich bereit fühlen, die Knie ein wenig beugen, als seien Sie dabei, sich auf einen Stuhl zu setzen. Die Arme lassen Sie dabei am Kopf entlang emporschwingen.

Wie tief Sie in die Beuge gehen, bleibt Ihnen überlassen, doch sollten Sie in jedem Fall vorsichtig sein und sich nicht zu schnell in diese Haltung versetzen. Diese Übung wirkt sehr intensiv und erfordert einiges an Kraft. Während Sie sozusagen »in der Luft sitzen«, können Sie damit experimentieren, den Unterbauch einzuziehen, und mit dieser Stärke und Stabilität in Ihrem Zentrum (das sich im Unterbauch befindet) interagieren. Die Kraft aus Ihrer Körpermitte stützt den Unterrücken. Falls Ihnen das Hochhalten der Arme im Schulterbereich unangenehm wird, können Sie die Arme auch zu beiden Körperseiten herabhängen lassen.

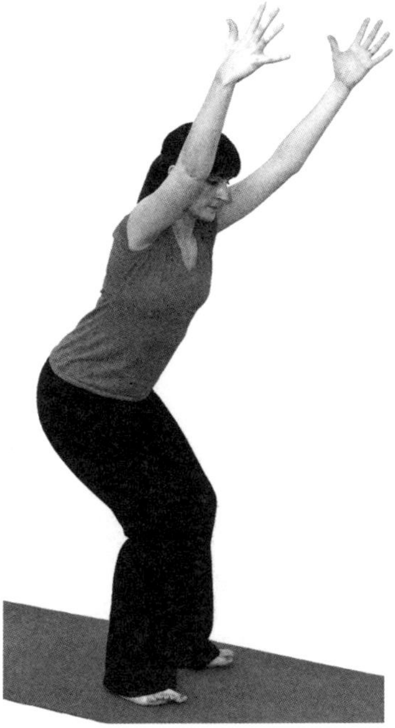

Stuhl-Haltung, Arme erhoben

In jedem Fall empfehlen wir Ihnen, damit zu experimentieren, die Schultern zurückzuziehen und die beiden Schulterblätter in Richtung Wirbelsäule zu ziehen. Sie werden eventuell spüren, daß einige der Muskeln in der Umgebung der Schulterblätter und zwischen ihnen sehr aktiv werden. Während Sie die Muskeln zwischen den Schulterblättern tonisieren, könnte sich Ihr Halsbereich ein wenig entspannen. Sie können den Hals auch ein wenig längen, indem Sie die Schulterblätter sanft nach unten, also von den Ohren weg ziehen. Nehmen Sie sich Zeit, um sich der Kraft in Ihrem Zentrum bewußt zu werden und zu ihr und der Kraft Ihrer Beine in Beziehung zu treten, wobei Sie frei und leicht

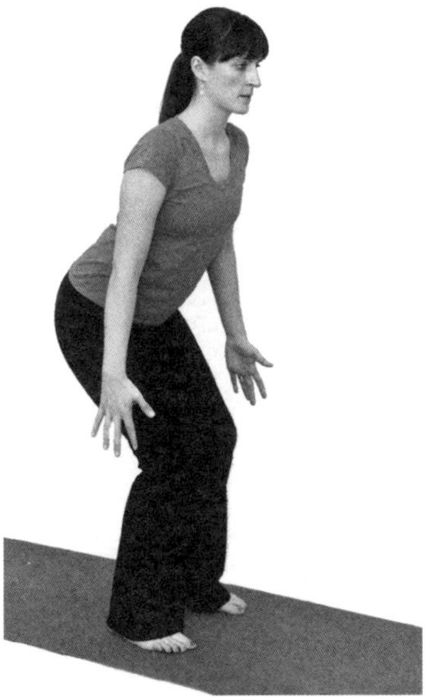

Stuhl-Haltung, Arme seitlich am Körper herabgeführt

atmen. Erforschen Sie Ihre Kraft und Atmung in der Stuhl-Haltung. Andere Namen für diese Übung sind »Donnerkeil« und »kraftvolle Haltung«. Wenn Sie sich bereit fühlen, können Sie in die Berg-Haltung im Stehen zurückkehren.

13. Vorwärtsbeuge im Stehen

Sobald Sie sich bereit fühlen, können Sie aus der Berg-Haltung im Stehen allmählich in die Vorwärtsbeuge im Stehen wechseln. Dabei können Sie die Unterarme in Richtung der Oberschenkel oder Knie bewegen, als wollten Sie in die Hocke gehen. Eine andere Möglichkeit ist, die Hände in Richtung Boden streben zu lassen, so daß Ihre Fingerspitzen schließlich den Boden erreichen (wenn Ihnen das nicht gelingt, ist es auch in Ordnung). Sie können aber auch die Hände zum Ellbogen des anderen Arms führen.

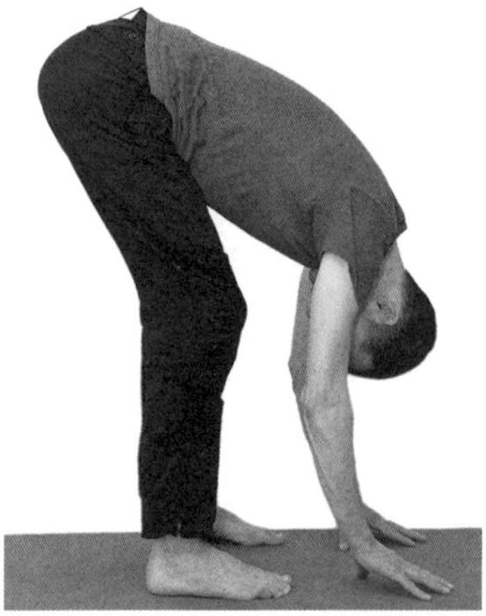

Vorwärtsbeuge im Stehen, Hände streben zum Boden

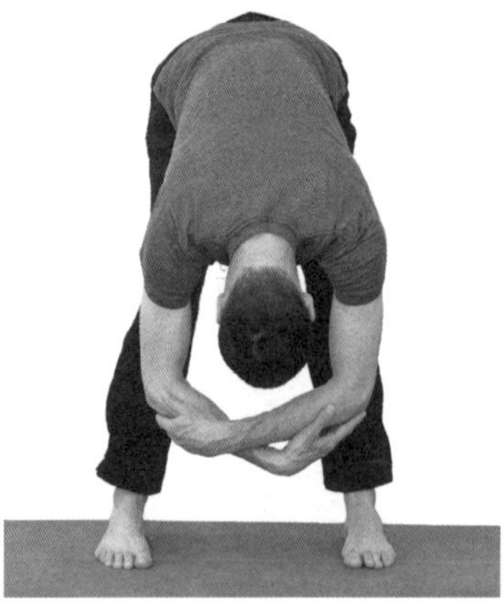

Vorwärtsbeuge im Stehen, Hände liegen auf dem Ellbogen des anderen Arms

Entscheidend ist, die Knie leicht gebeugt zu halten. Achten Sie darauf, wie Sie stehen. Lastet der größte Teil Ihres Gewichts auf Ihren Fersen, dann beobachten Sie, was geschieht, wenn Sie das Gewicht ein wenig nach vorn verlagern, so daß der größte Teil der Last unmittelbar hinter Ihren Zehen aufliegt. Wirkt sich diese Gewichtsverlagerung auf die gesamte »Architektur« der Vorwärtsbeuge aus? Sie können zusätzlich auch noch Ihren Kopf wie zur Andeutung eines »Ja« oder »Nein« schütteln und so die Schwerkraft auf Hals und Schultern einwirken lassen. Durch ein paar leichte Bewegungen können Sie Ihre Interaktion mit der Schwerkraft verstärken – und es ihr so ermöglichen, auf die großen Muskeln im Bereich des Nackens, des Oberrückens, des Unterrückens und vielleicht sogar in der Umgebung der Wirbelsäule selbst einzuwirken. Sie können zirka eine halbe Minute in dieser Position verharren und dabei frei und leicht atmen. Wenn Sie sich bereit fühlen, erheben Sie sich ganz allmählich wieder in den Stand. Falls Sie im Unterrücken unangenehme Empfindungen bemerken, können Sie sich auf dem Weg in die vollständig aufgerichtete Position mit den Händen an den Beinen abstützen. Wenn Sie einen zusätzlichen Effekt erzielen wollen, können Sie die Aufrichtung extrem langsam durchführen – was besonders nützlich ist, wenn Ihnen leicht schwindelig wird. Nehmen Sie sich soviel Zeit, wie Sie brauchen, um in die Berg-Haltung im Stehen zurückzukehren. Wenn Sie wieder aufrecht stehen, können Sie einen Augenblick lang einfach nur dastehen und atmen. Nehmen Sie sich die Zeit, mit der Standposition zu interagieren. Außerdem können Sie sich gönnen, einen Augenblick lang wirklich so dazustehen, wie Sie es gern möchten. Lassen Sie Ihrer Atmung und Haltung Raum, sich so zu entfalten, wie Sie sich im Moment tatsächlich fühlen – so aufrecht, so stark und so locker, wie Sie sich fühlen möchten.

14. Brücke, Schultern auf dem Boden

Bei dieser Übung können Sie, falls Sie nicht auf einer Yogamatte, einem Teppich oder Teppichboden üben, ein paar Handtücher zum Abpolstern des Körpers verwenden.

Bei dieser Übung liegen Sie auf den Boden, strecken die Arme seitlich am Körper entlang aus und stellen die Füße parallel und in hüftweitem Abstand auf den Boden.

Sie können sich einen Augenblick Zeit nehmen, um mit dieser Haltung zu experimentieren. Spüren Sie zunächst den Stand Ihrer Füße auf dem Boden, und entwickeln Sie ein Gefühl dafür, was »Hüftweite« und »paralleler Stand der Füße« für Sie bedeuten. Dabei kommt es nicht auf ein perfektes Ergebnis an. Als nächstes können Sie, sobald Sie sich dazu bereit fühlen, durch die Beine hindurch die Füße auf den Boden drücken, um die Hüften vom Boden zu erheben.

Vielleicht erheben sich Ihre Hüften tatsächlich ein wenig vom Boden. Vielleicht experimentieren Sie auch damit, die Hüften ein wenig höher vom Boden zu erheben. Es spielt allerdings keine Rolle, wie hoch Sie tatsächlich kommen. Es handelt sich ja um ein Experiment. Wir versuchen nicht, eine bestimmte Haltung um jeden Preis zu erreichen. Entscheidend ist, sich wirklich in den eigenen Körper, in das eigene Erleben einzufühlen. Falls Sie irgendwo unangenehme Empfindungen spüren, empfiehlt es sich, von der beschriebenen Übungsform abzuweichen, um Ihre Aktivität für Sie selbst angenehmer zu machen. Sie haben diese Möglichkeit jederzeit, und Sie können Ihrem Körper ständig zuhören und Ihre Entscheidungen daran orientieren, was für Sie im betreffenden Augenblick richtig ist. Sorgen Sie dafür, daß Sie stets ungehindert atmen können und daß Sie sich in den Bereichen des Unterrückens und der Knie wohlfühlen. Und nehmen Sie sich ein wenig Zeit.

ZUSATZ Um diese Übung ein wenig zu erweitern, können Sie die Handflächen nach oben drehen. Dadurch werden die Knochen Ihrer Unterarme so in den Gelenkpfannen gedreht, daß Sie weniger Mühe haben, die Schultern unter Ihrem Körper zueinander hinzuziehen. Nehmen Sie sich Zeit, um die Schultern einander anzunähern. Dabei nähern sich die Schulterblätter der Rückenmuskulatur stärker an, und Sie spüren, daß sich in der Umgebung der Schulterblätter und zwischen ihnen einige Muskeln anspannen, die für die Stabilität Ihres Oberkörpers wichtig sind. Ihre Füße drücken gegen den Boden, um die Hüften vom Boden zu erheben, und Ihre Schultern drücken gegen den Boden, um Ihr Herz ein wenig emporzuheben. Vielleicht erhebt sich allmählich Ihre ganze Wirbelsäule vom Boden, ohne

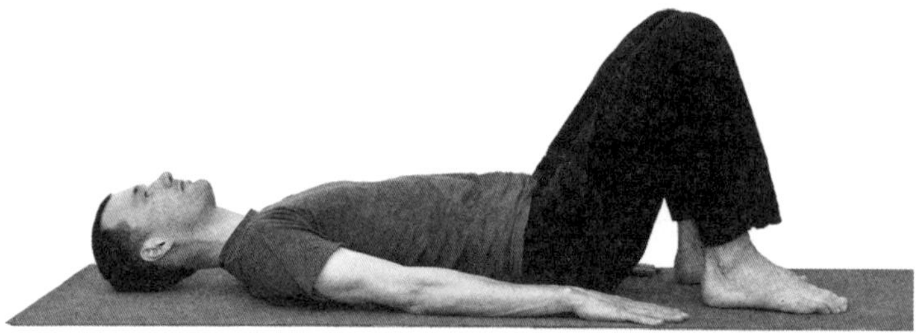

Brücke, Vorbereitung

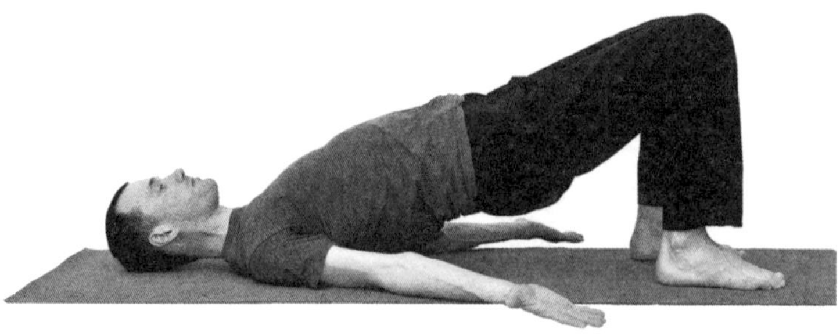

Brücke, Schultern auf dem Boden; Beine drücken beide Füße sanft auf den Boden, um die Hüften anzuheben

daß irgendwo direkt auf den Wirbeln Druck lastet. Auch hier können Sie sich die Zeit nehmen, um die Schultern unter Ihren Körper zu bringen und im oberen Teil des Rumpfes Unterstützung, Kraft und Stabilität zu spüren.

WICHTIGE BEINMUSKELN Für den Fall, daß Sie noch mehr experimentieren wollen, wird nun noch ein weiteres Detail beschrieben. Wir haben festgestellt, daß die Muskeln um die Schulterblätter und zwischen ihnen für Unterstützung und Stabilität des oberen Rumpfes von zentraler Bedeutung sind. Ebenso gibt es Muskeln, die für Unterstützung und Stabilität des unteren Rumpfes zentral sind. Gemeint sind hier die Muskeln an den Innenseiten Ihrer Oberschenkel, die Sie insbesondere in der Brücken-Haltung erforschen können. Wenn Sie die Knie ein wenig näher nebeneinander stellen, so daß sie sich der Mittellinie Ihres Körpers stärker nähern, merken Sie vielleicht, daß die inneren Oberschenkelmuskeln aktiv zu werden beginnen. Die Muskeln könnten sich dann anspannen und aktiv werden. Die inneren Oberschenkelmuskeln unterstützen den Unterrücken und stabilisieren die Knie. Sie sind für die Erhaltung des Gleichgewichts und die Stabilität entscheidend. Sie können sich nun ein wenig Zeit nehmen, um mit den inneren Oberschenkelmuskeln zu interagieren, sie zu erforschen und sie einfach (wieder) zu spüren. Atmen Sie unterdessen weiter frei und leicht durch die Nase oder den Mund. Sobald Sie sich bereit fühlen, können Sie langsam die Hüften senken und Ihr Steißbein (am Ende des Unterrückens) wieder auf den Boden zurückkehren lassen.

15. Ganzkörperdehnung

Wenn Sie möchten, können Sie Ihre Beine nun bequem ausstrecken.

Das reicht vielleicht für den Augenblick. Sie können aber auch die Arme über den Kopf strecken, so daß Ihre Fingerspitzen über Ihren Körper hinaus nach hinten weisen. Die Finger brauchen aber nicht exakt in Richtung Ihrer Körperachse ausgerichtet zu sein, Sie können mit den verschiedensten Winkeln experimentieren. Insbesondere wenn Sie im Unterrücken ein Zwicken spüren oder sich angespannt fühlen, sollten Sie die Arme besser seitlich ausstrecken und feststellen, ob die Anspannung dann verschwindet.

Das Ausstrecken der Arme über den Kopf beansprucht wahrscheinlich die Bauchmuskeln stärker. Wenn es Ihnen als nützlich erscheint, können Sie den Unterbauch ein wenig einziehen, um sich der Kraft in Ihrem Zentrum bewußt zu werden und sie zu kultivieren. Erforschen Sie die Längsstreckung, wenn Sie möchten.

Eine Möglichkeit, sich ein wenig länger zu machen, besteht darin, daß man die Finger und Zehen bewegt und damit experimentiert, den Körper durch die Spitzen der Finger und Zehen hindurch länger werden zu lassen, durch die Zwischenräume zwischen den einzelnen Fingern und Zehen. Wenn Sie wollen, dann atmen Sie einen Augenblick lang frei, um mit der Längung Ihres Körpers zu experimentieren. Vielleicht spüren Sie sogar eine Verbindung zwischen Ihren Fingerspitzen und den Fußspitzen, wenn Sie in diese hineinatmen. Sobald Sie sich bereit fühlen, können Sie die Arme emporheben, sie zu den Knien führen und diese umarmen.

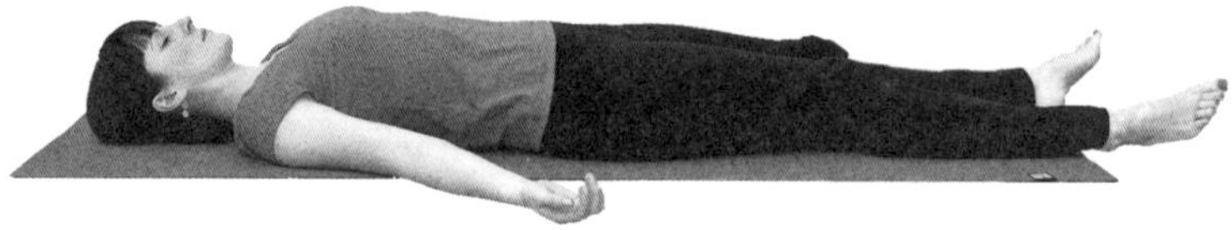

Ganzkörperdehnung mit ausgestreckten Beinen

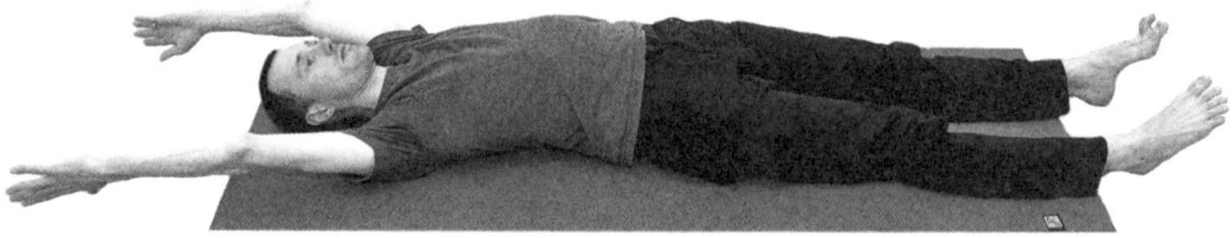

Ganzkörperdehnung, Arme und Beine gestreckt

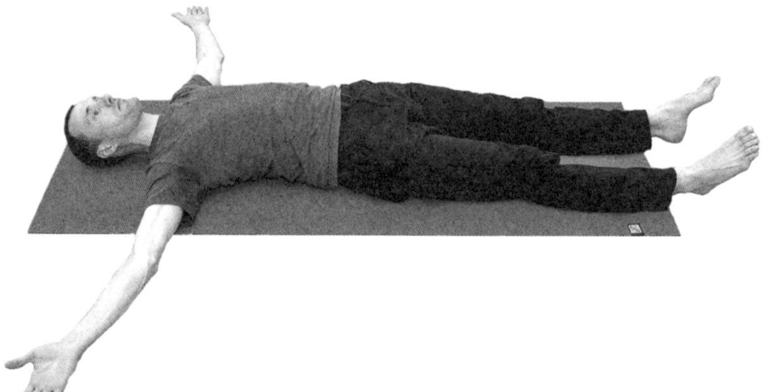

Ganzkörperdehnung, Beine gestreckt, Arme seitlich gestreckt

16. Knie zum Kinn (Rückenrolle)

Diese Übung ist das Gegenstück zur Ganzkörperdehnung. Es geht hier darum, alles nach innen zu ziehen, vorsichtig aber ohne jedes Zögern.

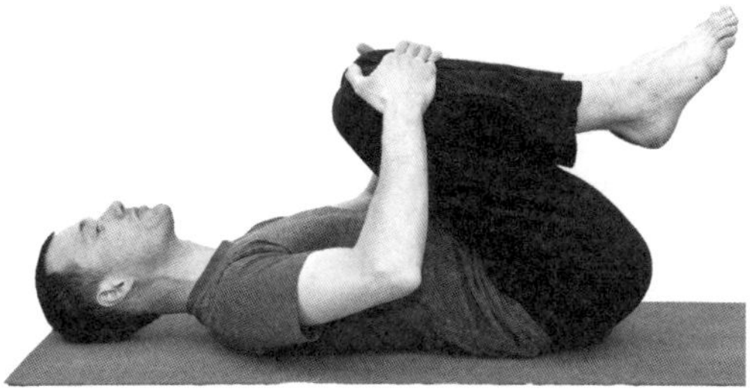

Knie zum Kinn

Sie können die Knie entweder zu Ihrem Herzen oder zu Ihren Schultern hinziehen, ganz wie Sie wollen. Ebenso können Sie regulieren, wie intensiv Sie die Muskeln anziehen: entweder sehr sanft oder ein wenig fester. Nehmen Sie sich, wenn Sie wollen, einen Augenblick Zeit, um mit diesen verschiedenen Möglichkeiten zu experimentieren; aber achten Sie darauf, daß Sie in jeder Situation frei atmen können.

Zusatz Sie können zusätzlich die Knie leicht zu einer Körperseite und das Kinn zur anderen Seite bewegen. Diese Bewegung kann sehr klein oder deutlicher erkennbar sein. Wenn Ihnen die Bewegungen aus irgendeinem Grunde unangenehm werden, können Sie jederzeit damit aufhören und zu einer neutralen Form des Atmens zurückkehren, die Sie einen Augenblick lang erforschen können. Sobald Sie bereit sind, können Sie sich auf die Seite rollen und sich von dort allmählich in eine Sitzhaltung hochstemmen.

17. Boot

Wenn Sie Ihr Zentrum als Ursprung der Stabilität und Unterstützung zu erleben beginnen, kann es für Sie interessant sein, einen Augenblick lang auf Stärke und Macht Ihres Zentrums zu fokussieren. Setzen Sie in Sitzhaltung Ihre Füße flach auf den Boden. Bei den Händen haben Sie mehrere Möglichkeiten. Drei davon sind: (1) Sie können die Hände ein paar Zentimeter hinter die Hüften setzen. (2) Sie können die Hände auf die Schienbeine setzen. (3) Und Sie können die Arme seitlich gegen die Beine drücken, wobei die Handflächen einander zugewandt sind.

Achten Sie auf den Raum zwischen den Oberschenkeln und dem oberen Teil des Rumpfs. Manchmal ist es interessant, sich in dieser Haltung zurückzulehnen. Lehnen Sie sich nur ganz leicht zurück, und halten Sie sich mit Ihrem Zentrum, mit den Muskeln Ihres Unterbauches fest. Es könnte nützlich sein, mit dem Einziehen des Unterbauches zu experimentieren, um mit der Kraft Ihres Zentrums zu interagieren. Fahren Sie unterdessen damit fort, frei zu atmen. Vielleicht haben Sie ja sogar Lust, in dieses Experiment *die Atmung einzubeziehen*: Im Grunde geht es nur darum, das Ein- und Ausatmen ein wenig zu vertiefen. Untersuchen Sie, wie es sich anfühlt, bei dieser Übung tiefer als normal zu atmen. Hat Ihre Atmung Einfluß darauf, wie Sie die Übung erleben? Unterstützt Ihre Atmung irgendwie die Ausführung der Übung? Wirkt die Atmung beruhigend, oder erleichtert sie es, die Übung auszuführen, so daß Sie etwas weniger Muskelkraft aufzuwenden brauchen? Lassen Sie sich nun, wenn Sie wollen, ein wenig Zeit, um die Boot-Haltung zu erforschen.

Sobald Sie bereit sind, können Sie die Hände hinter dem Körper auf den Boden setzen und die Füße vom Boden erheben. Weil dies für Ihre Muskeln ein wenig anstrengender sein kann, empfehlen wir Ihnen, es langsam anzugehen; doch wenn

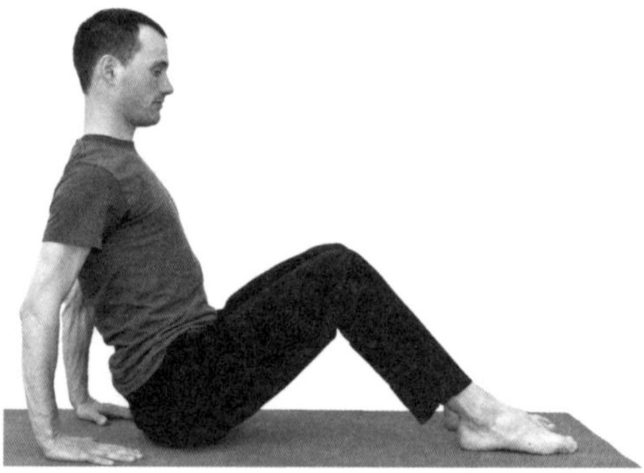

Boot, Hände hinter dem Körper auf dem Boden

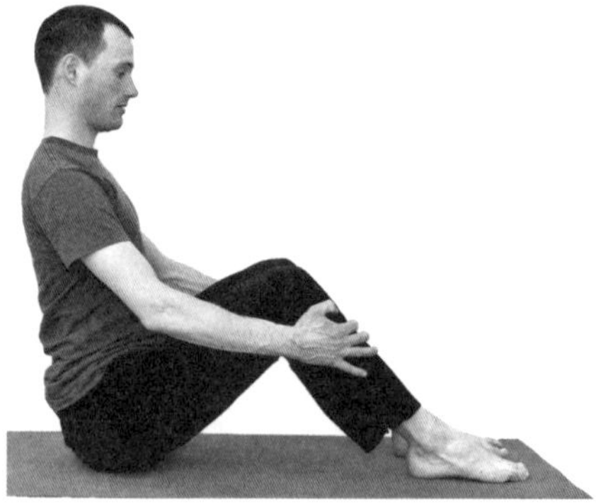

Boot, Hände auf den Schienbeinen

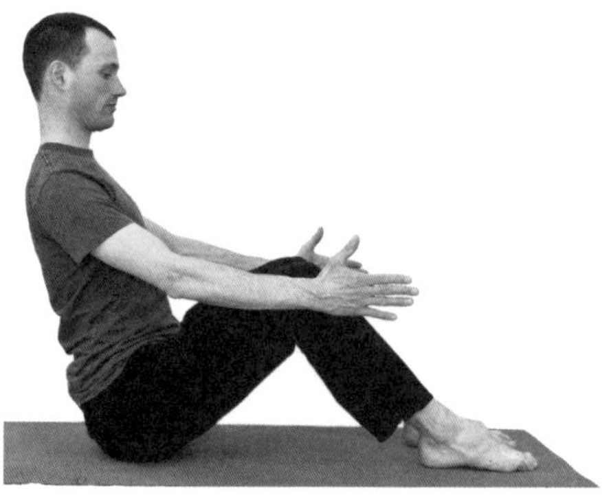

Boot, Arme seitlich der Beine, Handflächen einander zugewandt

Sie mögen und sich dazu bereit fühlen, können Sie die Hände hinter dem Körper auf den Boden stellen und die Beine dann nach vorn strecken. Führen Sie in dieser Haltung frei und leicht drei bis fünf Atemzüge aus.

Sorgen Sie dafür, daß Sie sich beim Atmen wohlfühlen. *Wenn wir uns in eine Übungshaltung hineinzuzwingen versuchen, passiert es leicht, daß wir den Atem anhalten.* Probieren Sie es aus, und versuchen Sie, dabei frei und leicht zu atmen. Geben Sie dem Atem in jedem Fall den Vorzug, und verzichten Sie im Zweifelsfall auf eine Übung oder eine bestimmte Variante einer Übung, um weiter frei atmen zu können.

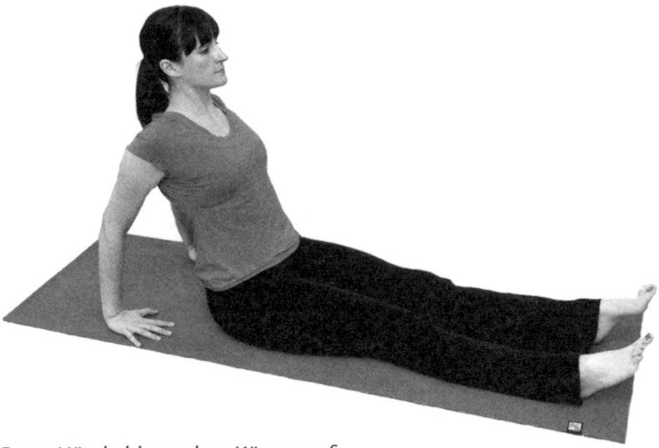

Boot, Hände hinter dem Körper auf dem Boden, Beine ausgestreckt

18. Vorwärtsbeuge im Sitzen – Dehnung der Hüften

In der Ausgangsposition sind beide Beine nach vorn gestreckt. Ziehen Sie, sobald Sie sich bereit fühlen, vorsichtig ein Bein so an, daß der Fußknöchel auf dem Boden ruht und der Fuß etwa in Kniehöhe sanft gegen das andere Bein stößt.

Wenn Sie möchten, können Sie das Knie des angewinkelten Beins mit einem Yogablock, einer Decke, einem Kissen oder ein paar Handtüchern abstützen.

Eine Stütze unter dem Knie ist nicht zwingend, sondern Sie können damit experimentieren. Vielleicht stellt sich heraus, daß es für Sie angenehmer ist, darauf zu verzichten. Nehmen Sie sich also die Zeit, dies herauszufinden.

Wenn Sie bereit sind, können Sie sich mit einigen Varianten dieser Übung befassen. Vielleicht ist es Ihnen angenehmer, die Hände ein paar Zentimeter hinter den Hüften zu plazieren und sich ein wenig zurückzulehnen. Vielleicht fühlen Sie sich auch besser, wenn Sie den Oberkörper möglichst gerade aufrichten. Es gibt auch Menschen, die sich am wohlsten fühlen, wenn Sie sich ein wenig vorlehnen.

Für den Fall, daß Sie sich vorlehnen, empfehlen wir Ihnen, das Knie des ausgestreckten Beins locker zu halten und leicht zu beugen, um eine Überlastung des Gelenks zu verhindern. Wie weit Sie sich vorlehnen, spielt keine Rolle. Sie können ausprobieren, wie es für Sie ist, wenn Ihr Herz bei der Vorwärtsbewegung sozusagen die Führung übernimmt, so daß Sie in einer sehr aufrechten Haltung bleiben. Es gibt mindestens zwei Möglichkeiten, sich bei dieser Übung vorzulehnen. Sie können den Rücken runden und die Vorderseite Ihres Körpers praktisch in sich zusammensinken lassen. Die andere Möglichkeit ist, aufgerichtet zu bleiben und »mit dem Herzen zu führen«.

Zwar wird in diesem Buch grundsätzlich die zweite Variante empfohlen, doch raten wir Ihnen, beide Varianten auszuprobieren. Seien Sie dabei behutsam, und

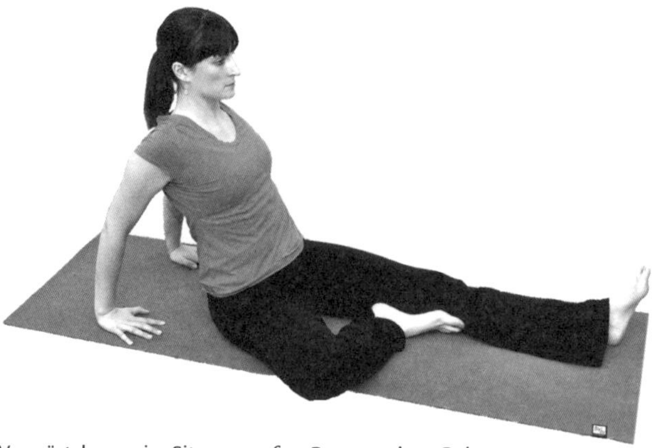

Vorwärtsbeuge im Sitzen, sanftes Beugen eines Beins

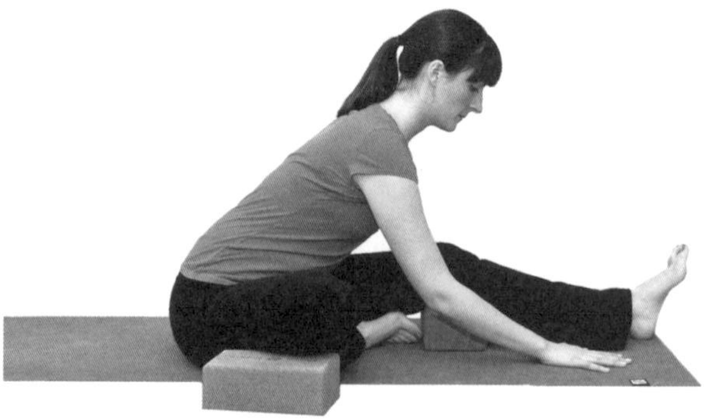

Vorwärtsbeuge im Sitzen mit Unterstützung des angewinkelten Knies

entscheiden Sie sich schließlich für diejenige, die sich für Sie »richtig« anfühlt. »Richtig« und »falsch« haben im Kontext der Yogaübung nichts mit einem moralischen Urteil zu tun; eine Variante der Übungsform hat einer anderen gegenüber keine moralischen Vorzüge. Es handelt sich einfach um zwei Möglichkeiten, die Sie erforschen können, um dann selbst zu entscheiden, welche Sie bevorzugen. Wenn Sie zu der Überzeugung kommen, daß sich die Variante, bei der Sie den Rükken runden, für Sie besser eignet, ist das in Ordnung. Es ist absolut nichts dagegen einzuwenden, wenn Sie Ihrem Körper auf diese Weise vertrauen.

Eine weitere Möglichkeit, diese Übungshaltung zu untersuchen, besteht darin herauszufinden, ob Sie bequem atmen können, wenn Sie den Rücken runden. Wird das Atmen für Sie irgendwann beschwerlich oder beengt? Die Übung bietet Ihnen die Möglichkeit zu untersuchen, was Ihnen als für Ihren Körper geeignet er-

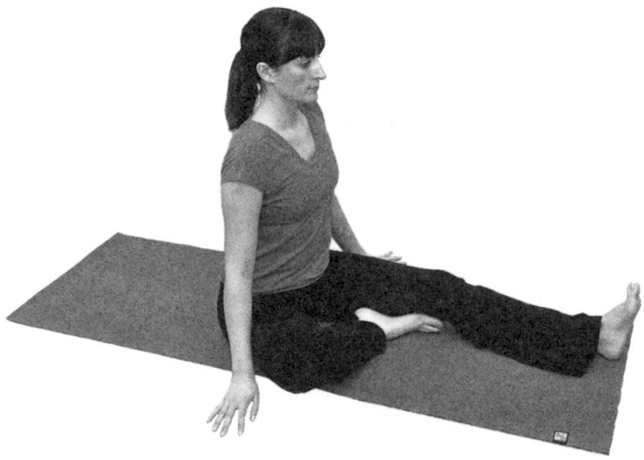

Vorwärtsbeuge im Sitzen, Oberkörper möglichst gerade aufgerichtet

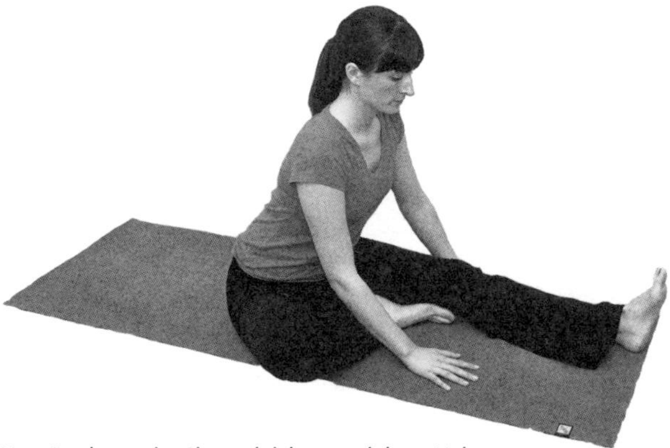

Vorwärtsbeuge im Sitzen, leicht vorgelehnte Haltung

scheint – was sich für Sie »richtig« anfühlt. Während Sie lernen, Ihrem Körper zuzuhören, werden Sie in diesem Buch dazu ermutigt, eine Entscheidung zu treffen, die Ihr Mitgefühl Ihnen selbst gegenüber zum Ausdruck bringt. Wenn es Ihnen als besser erscheint, den Rücken ein wenig zu runden, wäre es für Sie mitfühlend sich selbst gegenüber, dies zu tun. So etwas kann sich im Laufe der Zeit verändern. Vielleicht merken Sie, nachdem Sie eine Weile geübt haben, daß sich die Variante mit der hohen Aufrichtung für Sie besser anfühlt, so daß es dann zu einem Ausdruck von Mitgefühl Ihnen selbst gegenüber wird, sich für diese Variante zu entscheiden. Sinn und Zweck dieses Buches ist es, Sie zur Entwicklung einer mitfühlenden Haltung Ihnen selbst gegenüber anzuleiten und sich bei der Ausführung der Übungen primär an Ihrem Körper zu orientieren, statt sich aufzuerlegen, die Übungen in einer ganz bestimmten, Ihnen von außen auferlegten Form auszuführen. Lassen Sie sich die Zeit, sich dieser Übung in diesem Sinne zu widmen und dabei frei und leicht zu atmen. Sobald Sie sich bereit fühlen, können Sie die Übung

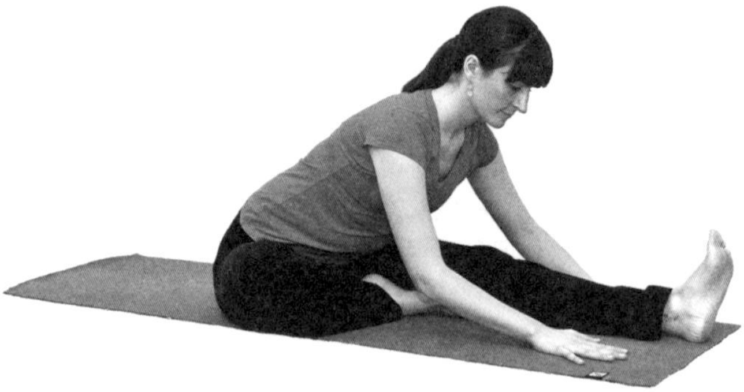

Vorwärtsbeuge im Sitzen, stärkere Vorneigung

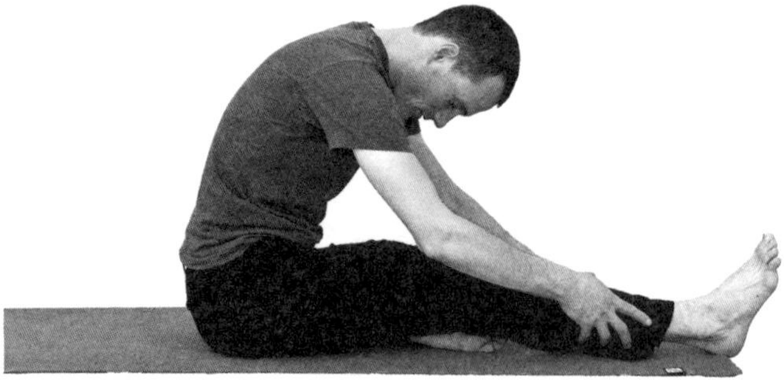

Vorwärtsbeuge im Sitzen, Vorlehnen mit gerundetem Rücken

seitenverkehrt wiederholen. Nach der beidseitigen Ausführung der Übung können Sie in eine bequeme Sitzhaltung zurückkehren.

19. Drehung im Liegen

Sobald Sie bereit sind, können Sie sich hinlegen; Ihre Füße stehen dabei etwa hüftweit voneinander entfernt flach auf dem Boden, und Ihre Arme sind seitlich vom Körper wie Flügel ausgestreckt.

Lassen Sie in einem Tempo, das Ihnen zusagt, sanft beide Knie auf eine für Sie angenehme Weise zu einer Seite Ihres Körpers sinken. Sie können dann eine Pause einlegen und einen Augenblick lang atmen. Versuchen Sie, während der Übung beide Schultern auf dem Boden zu halten. Achten Sie auf die Stabilität in Ihrem Oberrücken, wenn beide Schultern bequem liegen, aber stabilen Bodenkontakt haben. In einem gewissen Sinne kann sich Ihre Drehung aus dieser Stabilität und Sicherheit im Schulterbereich ergeben. Wenn Sie ein paar Atemzüge lang auf der einen Körperseite in dieser Haltung verharrt haben, können Sie auf die andere Seite wechseln. Sie können auch mehrmals die Seiten wechseln. Nehmen Sie sich

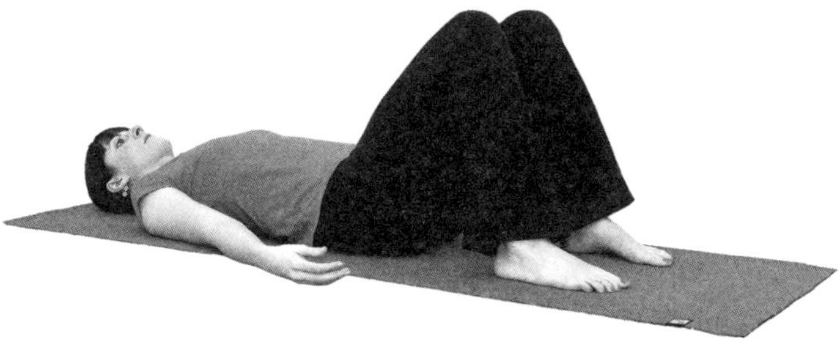

Vorbereitung auf die Drehung im Liegen

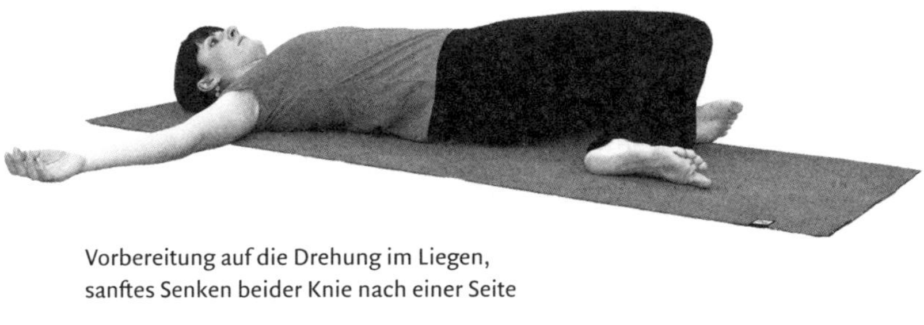

Vorbereitung auf die Drehung im Liegen, sanftes Senken beider Knie nach einer Seite

Zeit, um in dieser gedrehten Haltung der Wirbelsäule zu atmen. Kehren Sie, sobald Sie sich bereit fühlen, wieder in die Mittelposition zurück, und stellen Sie beide Füße flach auf den Boden.

20. Abschließende Ruheposition

Wenn Sie bereit sind, können Sie nun eine Haltung einnehmen, in der Sie sich ein wenig ausruhen. Dazu können Sie im Liegen Arme und Beine bequem ausbreiten. Sie können die Arme aber auch verschränken, wenn Ihnen das angenehmer ist.

Im Grunde eignet sich für diesen Zweck jede Haltung, die Ihnen angenehm ist, auch eine Seitenlage oder eine Sitzhaltung. Probieren Sie die verschiedenen Möglichkeiten in Ruhe aus. Dabei können Sie die Augen sowohl offen als auch geschlossen halten.

Falls Sie eine Stoppuhr haben, können Sie diese auf eine Minute einstellen. Dies soll Ihnen einen Eindruck davon vermitteln, wie lang eine Minute ist. Natürlich können Sie auch andere Zeitspannen ausprobieren; denken Sie aber daran, daß es nicht darum geht, möglichst lange »durchzuhalten«. Ihr Hauptziel ist, sich ein wenig Raum zuzugestehen, einen Augenblick, in dem Sie einfach *sein* können. Einen Augenblick, in dem Sie sich niemandem erklären müssen. Einen Augenblick, in dem Sie nicht dafür sorgen müssen, daß etwas Bestimmtes »passiert«. Sie sind völlig wach und präsent, aber es gibt keinen Grund, etwas zu initiieren. Beanspruchen Sie diesen Augenblick der Ruhe für sich, der einzig und allein Ihnen gehört.

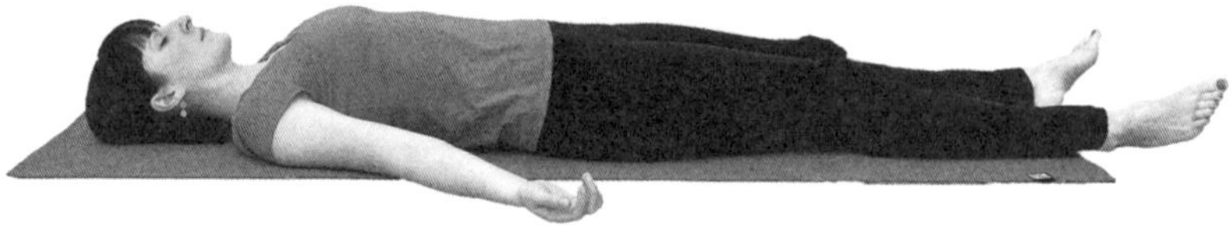

Abschließende Ruheposition, Arme und Beine bequem ausgestreckt

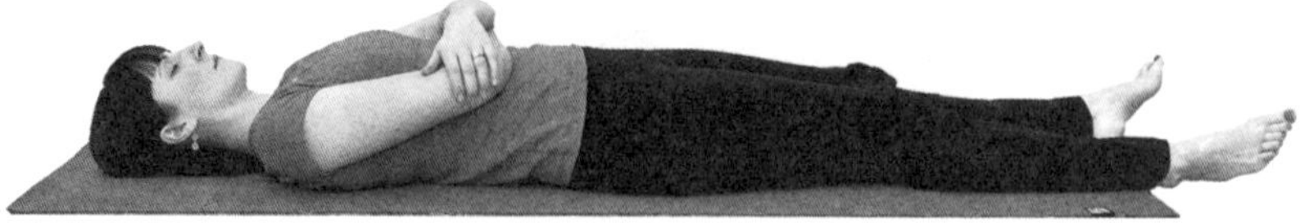

Abschließende Ruheposition, Beine ausgestreckt, Arme verschränkt

Abschluß der Übungssequenz

Nach etwa einer Minute können Sie Ihren Atem tiefer werden lassen. Versuchen Sie, ein paarmal etwas tiefer zu atmen. Bewegen Sie ganz vorsichtig Zehen und Finger, beugen Sie beide Knie, und rollen Sie sich zur Seite. Und erheben Sie sich aus der Seitenlage in Ihrem Tempo ganz allmählich in die aufrechte Haltung. Wenn Sie wollen, können Sie für diesen Positionswechsel beide Hände zur Hilfe nehmen. Respektieren Sie Ihr ganz persönliches Timing, während Sie sich bewegen, bis Sie schließlich in der Sitzhaltung angelangt sind. Falls Sie noch irgendwo in Ihrem Körper Anspannung spüren, sehen Sie nun vielleicht Möglichkeiten, sich so zu bewegen, daß die Anspannung aufgelöst wird. Achten Sie darauf, wie Sie auf diese Weise Ihrem Körper zuhören können. Und wenn Sie bereit sind, und Ihre Augen sind noch geschlossen, dann öffnen Sie sie jetzt allmählich. Schauen Sie um sich. Stellen Sie fest, wo Sie sind. Achten Sie darauf, wie Sie sich in Ihrem Körper fühlen. Möge Ihre Absicht, Gesundheit und Wohlbefinden zuzustreben, die Sie heute dazu gebracht hat, sich der Yogaübung zu widmen, Ihnen zum Wohle gereichen.

6 Für Psychotherapeuten

Integrieren yogabasierter Übungen in die psychotherapeutische Praxis

»Die Klienten, mit denen ich gearbeitet habe, haben buchstäblich die Bereitschaft zum Ausdruck gebracht, ihren Körper für ihre Heilung zu nutzen. Die Therapie hat ihr Selbstempfinden, ihr Ich und Ihre Einsicht gestärkt, und dies hat vielen von ihnen ermöglicht, die Verbindung zwischen ihrem Körper und ihrem Geist besser zu verstehen.«

»Klienten, die im Laufe ihres Lebens ein Trauma erlebt haben, zu unterstützen, indem man sie dazu anleitet, sich zu vergegenwärtigen, daß sie einen Körper haben, ihnen zu helfen, mit ihrem Körper Freundschaft zu schließen, und ihnen Übungen beizubringen, die darauf zielen, daß sie eine positive Beziehung zu ihrem Körper entwickeln, ist für jede Traumabehandlung unverzichtbar, weil der Körper das Trauma ›festhalten‹ kann. Nach meinen Erfahrungen sind Klienten meist bereit und in der Lage, die Verbindung zwischen Körper und Geist anzuerkennen und zu fördern, wenn man ihnen dies in einer sicheren und angenehmen Atmosphäre nahebringt. Für einen Therapeuten kann es ein sehr lohnendes und im positiven Sinne aufregendes Erlebnis sein, einem Klienten zu begegnen, der bereit ist, nach traumatischen Erlebnissen nicht nur seinem Geist, sondern auch seinem Körper mehr Aufmerksamkeit zu schenken und sich um ihn zu kümmern.«

— ÄUSSERUNGEN VON THERAPEUTEN
über die Einbeziehung yogabasierter Interventionen in die therapeutische Arbeit

Es gibt verschiedene Möglichkeiten, yogabasierte Übungen in den Therapieprozeß zu integrieren. Dies mag zwar auch für Yogaübende und Yogalehrer von Interesse sein (einige Dinge, die im folgenden beschrieben werden, tauchen in anderen Teilen dieses Buches ebenfalls auf), doch hoffen wir, daß das Folgende insbesondere Psychotherapeuten Anhaltspunkte für eine traumabewußte Einbeziehung von Yogaübungen in die therapeutische Arbeit gibt.

Yogabasierte Übungen lassen sich auf vielfältige Weise in eine Therapie einbeziehen. Beispielsweise können Sie zusammen mit Ihrem Klienten entscheiden, sich auf eine bestimmte Übung zu konzentrieren und diese in mehreren aufeinanderfolgenden Therapiesitzungen zu benutzen. Sie können aber auch mehrere Übungen gleichzeitig in die therapeutische Arbeit einbeziehen. Sie können weiterhin jede Sitzung mit einer yogabasierten Übung beginnen und beenden. Oder Sie können yogabasierte Strategien mit dem Ziel in die Therapiesitzung integrieren, Selbstgewahrsein und Affektregulation des Klienten zu verbessern. Trotz dieser Vielfalt der Möglichkeiten lassen sich einige generelle Empfehlungen formulieren, die zu beherzigen in jedem Fall sinnvoll ist.

- Grundsätzlich ist es nützlich, wenn der Therapeut zumindest ein wenig persönliche Erfahrung mit Yoga hat. Durch Teilnahme an Yogakursen und Nutzung von Videoanleitungen für die Yogaübung zu Hause können Sie einen ersten Eindruck davon gewinnen, mit welchen inneren Zuständen Sie es bei der Arbeit mit Ihren Klienten zu tun haben werden. Außerdem wird Ihnen dies wahrscheinlich helfen, einige Ängste zu verstehen, die bei Traumatisierten aufkommen können, wenn Sie Yogaübungen erlernen, und Sie werden sich einiger Probleme bewußt werden, mit denen Yogalehrer manchmal konfrontiert werden.
- Wir empfehlen Ihnen, die Anleitungen zu den einzelnen Übungen in jedem Fall zunächst selbst zu lesen, bevor Sie sie jemandem vermitteln. Besser noch nehmen Sie sich einzelne Übungen vor und probieren sie selbst aus. Als nächsten Schritt können Sie die Übungen Kollegen, Mitgliedern Ihrer Familie oder Freunden zu erklären versuchen. Sie können gar nicht genug Mühe aufwenden, um sich mit den Übungen möglichst vertraut zu machen. Sprechen Sie die Übungsanleitungen aus diesem Buch laut. Sie können den Wortlaut an einigen Stellen so verändern, daß er für Sie möglichst natürlich klingt. Solche Modifikationen können Sie gerne vornehmen.
- Wenn Sie Klienten beim Ausführen der Yogaübungen anleiten wollen, müssen Sie eine spezielle »Yogastimme« entwickeln. Das bedeutet, daß Sie eine Sprechgeschwindigkeit und eine Stimmcharakteristik entwickeln, die beruhigend wirken. Grundsätzlich empfehlen wir, langsam und gleichmäßig zu sprechen, mit sanfter und leiser, aber auch klarer Stimme. Nutzen Sie jedes Satzende des Anleitungstextes für eine kurze Pause, und atmen Sie an diesen Punkten ein- bis dreimal entspannt. Letztlich geht es darum, die Sprechgeschwindigkeit so zu wählen, daß Sie entspannt atmen können.

- Wir empfehlen Ihnen, die Übungen, zu deren Ausführung Sie Ihre Klienten anleiten, gleichzeitig auch selbst auszuführen. Beim gemeinsamen Üben erhalten Sie durch Ihr eigenes Üben Feedback, was den Vorgang konkreter und »viszeraler« macht, statt daß er im Theoretischen steckenbleibt. Die Yogaübung ist dann keine Angelegenheit mehr, die Sie als Unbeteiligter von außen an Ihren Klienten herantragen (nach dem Motto »Ihr probiert das aus, und ich schaue mir an, was dabei herauskommt«), sondern sie wird zu einem gemeinsamen Erlebnis, das die Verbindung zwischen Ihnen als dem Therapeuten und dem Klienten stärkt. Verfolgen Sie genau, was geschieht, und »bleiben Sie beim Klienten«, damit Sie ihm helfen können, sich allmählich in die Übung hineinzufinden und dementsprechend den Umgang mit ihr zu verändern. Wenn Ihr Klient beispielsweise während einer Atemübung schnell und flach atmet, können Sie dieses Atemmuster anfangs spiegeln und ihn dann allmählich dahin geleiten, zunächst langsamer und dann auch tiefer zu atmen. Eine gute Technik für die Vermittlung von Yogaübungen ist der *Countdown*, der in Kapitel 7 erläutert wird und die zentralen Elemente einer traumasensiblen Yogaanleitung in den Vordergrund stellt.
- Wenn Sie mit einem Klienten an Yogaübungen gearbeitet haben, sollten Sie mit ihm eine Weile über das Erlebte reden, damit die Yogapraxis zu einem festen Bestandteil des Therapieprozesses wird. Manche yogabasierte Übungen fördern Material zutage, an dem therapeutisch gearbeitet werden sollte. Beispielsweise können Yogaübungen Emotionen und Erinnerungen aktivieren. Sicherlich werden Ihre Klienten Ihnen wichtiges Feedback geben, das Ihnen hilft, die Yogaübungen sinnvoller zu nutzen. Seien Sie also bereit zuzuhören, und nutzen Sie bezogen auf das Mitgeteilte Ihre gesamte therapeutische Kompetenz und Ihre Instinkte.
- Möglicherweise empfinden die Klienten einige Übungen als so nützlich, daß Sie sie auch zwischen den Therapiesitzungen zu Hause ausführen möchten. Sie können ihnen dies aber auch vorschlagen mit dem Argument, daß sie so das Gelernte festigen können.

Selbstgewahrsein und Selbstfürsorge des Therapeuten sind in jeder Art von Therapie wichtig. Dazu gehört auch, daß Sie wissen, wann Sie ein paar Minuten brauchen, um sich zu dehnen, oder daß Sie zwischen mehreren an einem Tag aufeinanderfolgenden Sitzungen eine Pause einlegen. Wichtig ist auch, im Blick zu behalten, wie viele Klienten Sie zu einem bestimmten Zeitpunkt behandeln, wie Ihre Arbeit Ihre eigenen Emotionen beeinflußt und daß Sie sich gegebenenfalls um Supervision oder eine Konsultation bei einem Kollegen bemühen. Besonders wenn eine Therapie den Körper einbezieht, ist es wichtig, daß das Selbstgewahrsein des Therapeuten nicht nur den kognitiven und emotionalen, sondern auch den somatischen Bereich einschließt. Konkret bedeutet das, sich Fragen wie die folgenden zu stellen: Haben Sie im Laufe des Tages muskuläre Spannungen aufgebaut? Sind Sie erschöpft? Fühlen Sie sich nicht mit Ihrem Körper verbunden? Bevor wir beginnen, uns Gedanken darüber zu machen, welche Art von Interventionen wir in einer Behandlung benutzen wollen, sollten wir uns ein wenig Zeit nehmen, um uns darüber klar zu werden, wie es uns selbst geht, und auf der somatischen Ebene eine Verbindung zu uns selbst herzustellen. Im folgenden wird eine Übung beschrieben, die Sie zwischen mehreren Therapiesitzungen ausführen können, um bei der therapeutischen Arbeit völlig präsent und Ihrer selbst gewahr zu sein.

Förderung des Selbstgewahrseins und des Spannungsabbaus durch Schulternkreisen

Wenn Sie wollen, können Sie das Lesen nun für einen Augenblick unterbrechen. Bei diesen Übungen geht es darum herauszufinden, ob es für Sie am besten ist, beim Üben zu sitzen, zu stehen oder zu liegen. Bitte nehmen Sie sich die Zeit, das festzustellen. Ob im Stehen oder Sitzen, interagieren Sie eine Weile mit dem Raum, der Sie umgibt. Vielleicht helfen Ihnen dabei ganz leichte Bewegungen. Vielleicht sind diese Bewegungen kaum zu sehen; vielleicht sind sie aber auch größer. Entwickeln Sie allmählich ein Gefühl für den Raum, der Sie umgibt, und für Ihren Körper und seine Beziehung zu diesem Raum. Nehmen Sie sich die Freiheit, ein wenig in diesem Raum zu verweilen. Sobald Sie sich bereit fühlen, können Sie sich der Stille nähern. Lassen Sie in einem Tempo, das Ihnen liegt, Ihre Schultern kreisen. Führen Sie zunächst Kreisbewegungen in einer Richtung aus, und entwickeln Sie auf diese Weise das Gefühl, daß Ihre Schultern von Raum umgeben sind. Die Kreise können winzig und kaum wahrnehmbar, aber auch größer sein. Erforschen Sie ein wenig, wie sich Ihre Schultern bewegen können. Wechseln Sie, wenn Sie wollen, die Richtung der Kreise einige Male. Ihr Atem entfaltet sich ebenso frei wie Ihre Bewegungen. Sie können bei dieser Art zu üben bleiben, aber auch noch etwas hinzufügen, indem Sie die Fingerspitzen auf die obersten Punkte Ihrer Schultern setzen und dann die Ellbogen kreisen lassen. Dadurch werden Muskeln aktiviert, die vom Brustbein und von den Schlüsselbeinen zu den äußersten Spitzen Ihrer Schultern verlaufen: zu den Köpfen Ihrer Oberarmknochen. Wenn Sie wollen, können Sie sich auch hier ein wenig Zeit lassen, um mit verschiedenen Bewegungen zu experimentieren. Sobald Sie bereit sind, können Sie in den Ruhezustand zurückkehren und ein paar Atemzüge genießen.

Yogabasierte Interventionen auf Ziele abstimmen

Sie können die Yogahaltungen, die Sie benutzen, je nach konkreten Problemen und Zielen eines Klienten auswählen. In der Tabelle auf Seite 126 sind einige Beispiele für Yogahaltungen angeführt, die man auf einem Stuhl sitzend ausführen kann, sowohl in einer Therapiesitzung als auch zu Hause. Jede der aufgeführten Haltungen wird mit einem bestimmten Problem und Ziel assoziiert. Die Tabelle ist keine vollständige Auflistung, sondern eher eine Art Beispielliste. Jeder Mensch reagiert erstens je nach Ziel und zweitens in Zusammenhang mit bestimmten Übungen anders. Die Kunst besteht darin herauszufinden, welche Yogahaltungen, Atemübungen und Praxisanleitungen sich für einen ganz bestimmten Klienten am besten eignen.

Im Anschluß an die Tabelle beschäftigen wir uns mit einigen in Traumabehandlungen häufig verfolgten Zielen. Alle diese Ziele werden mit Beispielen für yogabasierte Übungen verbunden, die man benutzen kann, um an dem betreffenden konkreten Ziel zu arbeiten. Zu den erörterten Zielen zählen: Entwickeln einer Fokussierung auf den gegenwärtigen Augenblick; Entwickeln von Achtsamkeit; Stärkung der Neugier und Entwickeln von Toleranz gegenüber Empfindungen; Verändern der Beziehung zum eigenen Körper; Zentrieren; Erden; Entwickeln der Affektregulation; Üben zu wählen und sich zu entscheiden; Integrieren von Erlebensaspekten; Stärkung des Selbstvertrauens; Aufbau von Verbindungen zu anderen Menschen.

Anmerkung: Die meisten Übungen, die im folgenden beschrieben werden, können im Sitzen auf einem Stuhl ausgeführt werden. Allerdings müssen Sie sich Gedanken darüber machen, wie Sie den Stuhl im Raum ausrichten wollen. Falls zwei Personen im Raum sind, sollten ihre Stühle so stehen, daß beide einander im Sitzen nicht anschauen können. Falls einer von beiden die Augen offen halten will, kann es für ihn unangenehm sein, direkt in das Gesicht oder auf den Körper der anderen Anwesenden zu schauen. In diesem Fall sollten Sie überlegen, wie Sie die Stühle aufstellen können, so daß beide Beteiligten die Augen offen halten und einen neutralen Bereich im Raum anschauen können (beispielsweise den Boden oder eine Wand).

Auswahl yogabasierter Übungen im Einklang mit bestimmten Zielen

Problem	Ziel	Yogahaltungen, auf einem Stuhl sitzend ausgeführt
Gefühl, erstarrt zu sein, an Dingen festzuhalten (Sammelwut, Verstopfung)	Loslassen	Vorwärtsbeuge
Angst, Anspannung, Panik	Abbau von Übererregung	Nackenrollen, rhythmisches Atmen, Bauchatmung
Isolation	Aufbau einer Beziehung	gespiegelte achtsam integrierte Bewegung; Üben in einer Gruppe
Defensivität, Vermeiden von Intimität/Nähe	Grenzen öffnen	Sonnenatem
Dissoziation	Erden	Berg-Haltung, Gewahrsein des Standes der Füße auf dem Boden
Gefühl, das Gleichgewicht verloren zu haben; widersprüchliche Empfindungen	Zentrieren	Drehung im Sitzen, sitzendes Dreieck, sitzender Adler, ausgewogene Bewegung, das Gewahrsein auf das Zentrum richten
von Emotionen überwältigt, ungeschützt	Containment	Kind-Haltung (modifiziert)
Festsitzen; Unfähigkeit, Entscheidungen zu treffen oder zu handeln; Unfähigkeit, sich zu verteidigen	Auflösen der Erstarrung; Reorganisation der Fähigkeit zur aktiven Verteidigung	bewegungsbasierte Haltungen
somatoforme Dissoziation, emotionale Abstumpfung	Körpergewahrsein	jede Art von Achtsamkeitsübung
Traumareinszenierungen, Reviktimisierung	Grenzen	Spüren des Körpers, Schaffen körperlicher Grenzen
Gefühl der Hilflosigkeit, Machtlosigkeit	Stärkung (spüren der Kraft des Zentrums)	Längung der Wirbelsäule, Beinheben, Übergang in den Stand
emotionale Taubheit oder Empfindungslosigkeit, Energiemangel	der Untererregung entgegenwirken	aktivierende Haltungen (im Stehen), Atemarbeit

Fokussieren auf den gegenwärtigen Augenblick

> Es ist mir schwerer gefallen, während der letzten beiden Sitzungen präsent zu bleiben ... oder mir fällt jetzt häufiger auf, daß ich nicht präsent bin.
>
> — YOGAÜBENDER im *Trauma Center*

Viele Traumatisierte entwickeln eine starke Zukunftsangst. Außerdem werden sie häufig durch Traumatrigger in die Vergangenheit zurückversetzt. Die für Yoga charakteristische Gegenwartsfokussierung fördert das Leben im gegenwärtigen Augenblick. Versuchen Sie, mit Hilfe der folgenden Übung Ihre Fokussierung auf den gegenwärtigen Augenblick zu verstärken. Sie können mit Ihren Klienten darüber sprechen, was es bedeutet, im Hier und Jetzt zu leben. Sie können mit Ihnen auch darüber reden, wie sie üben können, im Hier und Jetzt präsent zu sein. Doch wenn Sie es beim Reden belassen, bleibt das, was Sie erklären, Theorie. Nach unseren Erfahrungen reicht es bei der Arbeit mit Traumatisierten in keinem Fall aus, sich auf rein theoretische Erörterungen und auf bloßes Reden zu beschränken. Besser üben wir, im gegenwärtigen Augenblick, hier und jetzt, präsent zu sein.

Im gegenwärtigen Augenblick leben – Gewahrsein des Standes der Füße auf dem Boden

Wenn Sie möchten, können Sie die Schuhe ausziehen (das kann die Übung »natürlicher« machen). Sobald Sie sich bereit fühlen, können Sie die Füße flach auf den Boden setzen. So spüren Sie den Kontakt Ihrer Füße zum Boden. Sie können dieses Empfinden des Standes der Füße durch ein paar Dinge verstärken. Beispielsweise können Sie mit den Fersen auf den Boden tippen oder die Zehen bewegen. Wenn Sie wollen, nehmen Sie sich nun ein wenig Zeit, um die Wahrnehmung des Standes der Füße auf dem Boden zu intensivieren. Vielleicht flackern diese Empfindungen nur immer wieder kurz auf. Registrieren Sie diese kurzen Eindrücke, und experimentieren Sie mit den Augenblicken, in denen Sie Ihre Füße auf dem Boden spüren. Vielleicht spüren Sie, daß bestimmte Teile Ihrer Füße den Boden berühren. Halten Sie ein paar Atemzüge lang inne, während Sie den Kontakt Ihrer Füße zum Boden wahrnehmen.

Sie können diese Übung sowohl im Sitzen als auch im Stehen ausführen. Im Stehen können Sie auch damit experimentieren und so spüren, wie Ihre Füße und der Boden interagieren, um Ihren Stand zu sichern.

Achtsamkeit entwickeln

Yoga fördert auch das Gewahrsein der eigenen Existenz, und dies betrifft Gedanken, Gefühle und somatische Reaktionen. Diese Steigerung des interozeptiven Gewahrseins hilft Menschen, die Verbindung zu ihrem Körper und zu ihrem Selbstempfinden wiederherzustellen.

Im Rahmen der Entwicklung einer traumasensiblen Yogamethode haben wir festgestellt, daß Achtsamkeitsübungen[1] effektiver sind, wenn sie sehr klar fokussiert werden und außerdem den Körper einbeziehen. Doch statt die Klienten aufzufordern, sich ihrer Gedanken oder Gefühle oder der Anblicke, Geräusche und Gerüche in ihrer Umgebung bewußt zu werden, empfehlen wir eine Vorgehensweise wie im folgenden beschrieben.

Entwickeln von Achtsamkeit – Nasenatmung

Nach unseren Erfahrungen atmen viele Klienten durch den Mund und hauptsächlich mit den sekundären Atemmuskeln. Ausführlichere Informationen über Atemübungen finden Sie auf *Seite 139 unter »Atemübungen und Affektregulation«.*

Wenn Sie bereit sind, können Sie anfangen, auf Ihren Atem zu achten. Dabei können Sie die Augen offen oder geschlossen halten, ganz wie Sie wollen. Wenn Sie möchten, können Sie nun damit experimentieren, durch die Nase ein- und auszuatmen. Menschen, die normalerweise durch den Mund atmen, müssen die Nasenatmung manchmal erst ein wenig üben. Wenn Sie mit der Nasenatmung experimentieren wollen, dann denken Sie bitte daran, daß Sie jederzeit zur Mundatmung wechseln können, falls es Ihnen zu unangenehm wird, länger durch die Nase zu atmen. Halten Sie einen Augenblick inne, um das Atmen durch die Nase ein paar Atemzüge lang auszuprobieren, und wechseln Sie dann, wenn Sie möchten, wieder zum Atmen durch den Mund. Fällt Ihnen ein Unterschied auf? Empfinden Sie eine dieser Möglichkeiten als angenehmer als die andere? Wenn ja, dann registrieren Sie diese nur. Wenn nicht, ist das auch in Ordnung. Sobald Sie sich bereit fühlen, können Sie zu Ihrer natürlichen Atmung zurückkehren.

Wenn Sie diese Übung im Rahmen einer Therapiesitzung benutzen, wollen Sie mit Ihren Klienten vielleicht daran arbeiten, wie sie die Übung erlebt haben. Sie können sich dann im Gespräch mit Anzeichen für Unbehagen oder Selbstverurteilung auseinandersetzen und anschließend zur Übung zurückkehren und daran arbeiten, eine neugierige und nichturteilende Haltung zu allen Aspekten des Erlebten zu entwickeln.

Neugier und Toleranz gegenüber Empfindungen entwickeln

Eine wichtige Facette der Verbesserung der Belastungstoleranz[2] – unserer Fähigkeit, unangenehme körperliche und emotionale Zustände zu ertragen – besteht darin, vom Urteilen über diese Zustände abzurücken. Neugier hilft, emotionale Distanz zu schaffen, in der Menschen in der Lage sind, ihre inneren Zustände »einfach zu registrieren«, ohne sogleich zu versuchen, sie zu verändern. Traumasensibles Yoga bietet Übungen an, die eine nichturteilende, unvoreingenommene Neugier fördern, nicht verbunden mit dem Drang, sofort etwas zu verändern.

Eine Möglichkeit, dies zu erreichen, ist unser Bestreben, eine »untersuchende Sprache« zu benutzen, die Wörter wie »beachten«, »untersuchen«, »erforschen«, »experimentieren« und »neugierig« bevorzugt. Im Rahmen der individuellen Psychotherapie ist ein wichtiges Element der Entwicklung von Toleranz gegenüber Empfindungen das Kultivieren der Identifikation, Benennung und Mitteilung von inneren Zuständen und Empfindungen, die im Rahmen der Yogaübung auftreten können.

Das Entwickeln einer Sprache zur Bezeichnung unseres inneren Erlebens kann uns helfen, unsere Reaktionen zu verstehen und zu kontextualisieren, was Erlebnisse, die zunächst überwältigend auf uns wirken, oft erträglicher macht. Wenn wir über das, was wir innerlich erleben, kommunizieren können, so ermöglicht uns das, unseren eigenen Bedürfnissen gerecht zu werden, indem wir Hilfe für den Umgang mit unseren Reaktionen suchen und indem wir anderen Menschen gegenüber klar unsere Wünsche ausdrücken.

Außerdem wollen wir unseren Klienten helfen, ihr Gefühl zu stärken, daß sie mit solchen Reaktionen umgehen und sie beeinflussen können. Unangenehme Empfindungen und Emotionen werden oft erträglicher, wenn wir das Gefühl haben, beeinflussen zu können, was wir erleben. Wenn wir yogabasierte Übungen in die Therapie integrieren, können wir unseren Klienten ermöglichen, innere Zustände ohne jedes Urteil zu erleben, und ihnen gleichzeitig vermitteln, daß sie, wenn etwas für sie zu schmerzhaft wird, ihr Tun so verändern können, daß die Belastung geringer wird.

Wir wollen Traumatisierten eine Möglichkeit bieten, sich in einem sicheren Raum mit sich selbst auseinanderzusetzen und dadurch ihre Beziehung zu ihrem Körper zu verändern. Wir arbeiten darauf hin, ein Gleichgewicht zu schaffen zwischen dem Akzeptieren innerer Empfindungen und Emotionen, das uns zu nützlichen Informationen verhelfen kann, und dem Gefühl, in unserem Leben Veränderungen herbeiführen zu können. Je mehr wir Menschen zu lernen helfen, auf ihren Körper zu hören und zu erkennen, wann eine Yogaübung Schmerzen verursacht, einen Flashback hervorruft oder eine dissoziative Reaktion auslöst, und je mehr wir sie befähigen, Veränderungen vorzunehmen, die körperliches Unbehagen lindern, oder ihr Gefühl wiederherzustellen, in Sicherheit zu sein, Wahlmöglichkeiten zu haben und selbst über Kontrollmöglichkeiten zu verfügen, um so effektiver können sie im Rahmen ihrer Bemühungen, von den Nachwirkungen traumatischer Erlebnisse zu genesen, Yoga nutzen.

Die Neugier stärken

Wenn Sie möchten, können Sie nun Ihr linkes Ohr sanft zur linken Schulter neigen. Lassen Sie diese Veränderung, diese Geste bewußt sehr sanft und langsam eintreten, so langsam, daß Sie die Möglichkeit haben, jede aufkommende Empfindung zu registrieren. Beispielsweise könnten Sie auf der rechten Seite Ihres Halses etwas spüren. Diese Empfindung wird durch die Dehnung bestimmter Muskeln verursacht. Wenn Ihnen dies unangenehm wird, können Sie die Empfindung jederzeit abschwächen, indem Sie den Kopf wieder in die neutrale (aufgerichtete) Position bringen. Wenn Sie möchten, können Sie auch damit experimentieren, den Kopf leicht anzuheben. Was fällt Ihnen auf? Spüren Sie, wie sich Ihre Empfindungen verändern, je nachdem, in welchem Winkel Sie den Kopf halten? Wenn Sie wollen, bleiben Sie nun ein paar Atemzüge lang in dieser Position und erforschen die damit verbundenen Empfindungen. Sobald Sie sich bereit fühlen, können Sie ganz allmählich in die neutrale Position (in der sich der Kopf in der Mitte des Körpers befindet) zurückkehren und dann das gleiche auf der anderen Seite ausprobieren.

Die Beziehung zum eigenen Körper verändern

> In den Tagen unmittelbar nach der Yoga-Übungsstunde habe ich das Gewahrsein, daß ich einen Körper habe.
>
> — YOGAÜBENDER *am Trauma Center*

Traumasensibles Yoga hilft Menschen, mit ihrem Körper Freundschaft zu schließen. Yoga fördert eine sanftere und tolerantere Art der Verbindung zum eigenen Körper. Die Übenden lernen, Körperreaktionen nicht mehr »abzuschalten« und ihren Körper nicht mehr über das für ihn Erträgliche hinauszutreiben; statt dessen wird ihnen beigebracht, zu ihrem Körper in einem optimalen »Toleranzfenster«[3] in Kontakt zu treten. Als Toleranzfenster bezeichnet man ein individuelles, fließendes Spektrum von erträglichen affektiven, somatischen und kognitiven Erregungszuständen. Hyperarousal (Übererregung) ist ein intensiver emotionaler Zustand, der in jedem Fall außerhalb des Toleranzfensters liegt, wohingegen Betäubungszustände und Dissoziation ein »Abschalten« oder einen Mangel an emotionalem Erleben beinhalten, die ebenfalls außerhalb des Toleranzfensters liegen. Jeder Mensch hat ein ganz individuelles Toleranzfenster. Dieses kann enger oder weiter sein, und zwar sowohl im Laufe der Zeit als auch in verschiedenen Kontexten und in Reaktion auf sich verändernde Lebensumstände und Ereignisse, wozu auch die Konfrontation mit der Verschlechterung oder Verbesserung individueller Fähigkeiten und Ressourcen zählt.

Bei Traumatisierten ist das Toleranzfenster infolge der traumatischen Erlebnisse häufig stark eingeschränkt, denn sie empfinden selbst mäßig starke Emotionen und physiologische Reaktionen oft als unerträglich und als Ursache der Aktivierung traumatischer Erinnerungen und traumatogener Reaktionen. Viele Traumatisierte haben eine wenig einfühlsame Beziehung zu ihrem Körper, was in selbstschädigenden Verhaltensweisen wie Drogen- und Alkoholkonsum, Eßstörungen und Selbstverletzungen zum Ausdruck kommt. In einem Körper zu leben, den sie als Quelle starker Schmerzen und großen Leids erleben, ist für viele Traumatisierte sehr schwierig; und manchmal erscheint es ihnen als das einzig sinnvolle Verhalten diesem Körper gegenüber, ihn für sein »Versagen« immer wieder zu bestrafen – womit sie im Grunde ihr traumatisches Erlebnis in ihrer Beziehung zum eigenen Körper wiederholen.

Durch traumasensibles Yoga wollen wir Menschen helfen, zu ihrem Körper in eine andere Art von Beziehung zu treten – eine, die sanfter ist und eher bereit zu vergeben. Dabei haben Sicherheit und Gesundheit Vorrang, und allem, was für den Körper belastend sein könnte, nähern wir uns sehr vorsichtig. Uns ist völlig klar, daß die Aufgabe, die wir uns damit gestellt haben, sehr anspruchsvoll ist; sie erfordert unsere Bereitschaft, lange geduldig und gütig zu sein.

Traumasensibles Yoga ermöglicht auch, habituelle körperliche Muster zu untersuchen und neue Arten körperlichen Ausdrucks zu erforschen, mit denen wir uns bisher noch nicht befaßt haben. Traumatische Erlebnisse über längere Zeiträume können dazu führen, daß wir uns auf sehr spezifische Muster fixieren, die wir als schützend empfinden, die aber im Laufe der Zeit erdrückend wirken und uns einschränken. Yoga bietet Traumatisierten eine ungefährliche Möglichkeit, mit solchen Mustern zu experimentieren und dadurch gesündere und freiere Arten körperlichen Seins und Ausdrucks zu entdecken. Dies wiederum fördert das Verstehen der eigenen Situation, verbessert das Gefühl der eigenen Handlungsfähigkeit und verhilft zum Erkennen neuer Möglichkeiten.

Drehung im Sitzen: Mit dem eigenen Körper Freundschaft schließen

Wenn Sie wollen, können Sie diese Übung in der Berg-Haltung im Sitzen (siehe Kapitel 5) beginnen. Richten Sie die Aufmerksamkeit darauf, wie Ihre Füße auf dem Boden stehen. Achten Sie auf die Aufrichtung Ihrer Wirbelsäule. Und werden Sie sich dessen bewußt, daß sich Ihr Brustkorb weitet. Sobald Sie bereit sind, können Sie den Oberkörper vorsichtig nach links drehen. Dabei können Sie die linke Hand zur linken Hüfte und die rechte über das linke Bein führen. Wenden Sie sich sehr vorsichtig nach links, und versuchen Sie, die Füße dabei auf dem Boden zu belassen, die Wirbelsäule im aufgerichteten Zustand zu halten und den Brustkorb zu weiten. Wenn Sie wollen, können Sie in diesem Zustand ein wenig verweilen und in ihn hineinatmen. Sie brauchen sich nicht besonders weit zu drehen. Durch eine ganz leichte Drehung können Sie eventuell sogar die beste Wirkung erzielen. Wichtig ist, daß Sie bequem atmen können und keine Schmerzen haben. Falls Sie irgendwo Schmerzen bemerken – Anspannung oder Unbehagen jeder Art –, seien Sie bitte bereit »zurückzustecken«. Sie können dann damit experimentieren, die Drehung entweder völlig rückgängig zu machen (diese Entscheidung steht Ihnen jederzeit frei) oder sich nur so weit in die Ausgangsposition zu bewegen, daß Sie wieder ungehindert atmen können. Experimentieren Sie, wie es Ihnen gefällt, aber vielleicht können Sie sich vornehmen, nicht aufzuhören, die Übung adäquat auszuführen. Nachdem Sie in der Drehung ein paarmal durchgeatmet haben, können Sie Ihren Oberkörper zunächst wieder in die Ausgangsposition versetzen und von dort aus mit einer Drehung zur anderen Seite hin beginnen.

ZUSATZ *Wenn Sie sich zu einer Seite drehen, können Sie versuchen, Ihr Kinn zur Schulter auf dieser Seite zu drehen, oder sogar, auf die Mauer hinter Ihnen zu schauen – womit die Drehung sich durch Ihre Augen hindurch fortsetzt.*

Sobald Sie bereit sind, kehren Sie allmählich in die zentrale Position und damit in die Haltung *Berg im Sitzen* zurück. Falls Ihre Augen geschlossen waren, können Sie sie jetzt allmählich öffnen.

Zentrieren

Im hier beschriebenen Zusammenhang verstehen wir ein *Zentrum* als etwas, um das herum wir uns physisch, somatisch, psychisch und/oder emotional organisieren. In diesem Sinne kann ein Zentrum unsere Familie, unser Beruf, unsere religiösen Überzeugungen, unsere Gemeinschaft oder unsere Gesundheit sein, aber auch unsere Vorstellung von der Welt, unser psychisches Profil und dergleichen mehr. Das Zentrum kann sich aber auch in uns selbst befinden, in der Mitte (im »Kern«) unseres Körpers. Wie alle Dinge haben auch Menschen ein physisches Zentrum, um das herum wir uns organisieren. Unser physisches Zentrum ist ein Bezugspunkt für die Propriozeption, unser Empfinden dessen, wo sich die Teile unseres Körpers in Beziehung zueinander befinden. Dieses physische Zentrum hilft uns auch, ein Gefühl der Balance zu erhalten. Nach vielen östlichen Lehren betrifft diese Organisation um ein Zentrum herum nicht nur den Bereich des Physischen, sondern sie impliziert, daß ein Mensch stabil ist, weiß, wer er ist, ausgeglichen ist – und wir könnten noch viele andere Charakteristika für einen »zentrierten Menschen« anführen. Man kann beobachten, daß für viele Traumatisierte dieses Gefühl, ein unabhängiges, stabiles Zentrum zu haben, nicht existiert.

Denken Sie an chronisch mißbrauchte oder mißhandelte Kinder, die ständig vor den oft unvorhersehbaren und heimtückischen äußeren Kräften auf der Hut sein müssen, um die Sicherheit ihrer Situation und ihrer Stellung in der Welt einzuschätzen. Der Mißbrauchstäter beansprucht für sich ein Recht, das eigentlich dem Opfer zusteht, über dessen inneres Zentrum zu verfügen, von dem aus es die Welt sieht. Der Täter wird so selbst zum »Zentrum«, und dadurch kann ein Muster entstehen, das es den Opfern unmöglich macht, nach dem Gefühl der Stabilität und Sicherheit in sich selbst Ausschau zu halten. Traumasensibles Yoga versucht, Menschen zu helfen, die Verbindung zu diesem fundamentalen inneren physischen Zentrum wiederherzustellen.

Für viele Traumatisierte wird das Trauma zum mächtigsten Zentrum, um das herum sie sich organisieren. Weil das traumatische Erlebnis das wichtigste in unserem ganzen Leben sein kann – weil es uns physisch, physiologisch, emotional und sogar spirituell verändert –, kann es zu einem Epizentrum mit starker Gravitationskraft werden. Ein großer Anteil des durch Traumata verursachten Schmerzes manifestiert sich nachträglich, durch die wiederholte Reaktion auf das (oder die) Ereignis(se), durch die dadurch notwendig werdende Reorganisation und durch Antizipation. Diese Traumafolgen können die Form von Symptomen und Überlebensstrategien annehmen – beispielsweise übermäßige Wachsamkeit, Übererregung, Depression, Gefühlstaubheit und Flashbacks, die alle auf den eigenen Körper und Geist erschöpfend wirken.

Ein wichtiger Aspekt einer traumasensiblen Yogapraxis ist, daß sie Menschen hilft, ihre Zentriertheit auf Traumareaktionen aufzulösen. Wir fokussieren in erster Linie auf das physische Zentrum des Körpers – die Mitte. Es geht darum, Menschen zu helfen, ihr physisches Zentrum wiederzufinden und diese mächtige Quelle der Stabilität und Stärke in ihrem eigenen Körper zu erschließen. Dieses Zentriertsein im eigenen Körper kann sich zu einem Gefühl emotionalen Gleichgewichts und ganz generell des Gleichgewichts im eigenen Leben ausweiten. Wir verstehen die Yogapraxis als etwas, um das herum sich Traumatisierte organisieren können, etwas, das nicht frei von Schmerz und Leiden ist, das aber andererseits eine Quelle der Kraft, des Wohlbefindens und des friedvollen Lebens sein kann. Diese Sensibilität ist für unsere yogabasierte Zentrierungspraxis entscheidend.

Das eigene Zentrum finden

Sobald Sie sich bereit fühlen, können Sie spüren, wie Sie auf Ihrem Stuhl sitzen. Versuchen Sie zunächst, ein Gefühl für Ihre körperliche Form zu entwickeln. Wir werden insbesondere mit der Suche nach unserem Zentrum experimentieren. Dabei können Sie mit ein paar Bewegungen beginnen. Sie können sanft vorwärts und rückwärts oder von Seite zu Seite schaukeln. Sie können auch kreisförmige Bewegungen ausführen. Wenn Sie möchten, machen Sie die Bewegungen zunächst so groß wie möglich und lassen sie dann allmählich kleiner werden. Wenn Sie die Bewegungen zunächst verkleinern, können Sie auch damit experimentieren, sie immer langsamer werden zu lassen und sie immer stärker mit dem Willen zu steuern. Und während Sie die Bewegungen kleiner und langsamer werden lassen, merken Sie vielleicht, daß die Unterbauchmuskeln aktiviert werden. Diese können von selbst anfangen, sich zu straffen und aktiv zu werden. Nehmen Sie sich ein wenig Zeit, um diese muskuläre Energie in Ihrem Zentrum zu spüren. Wenn Sie wollen, können Sie zum Abschluß mit diesen zentralen Muskeln interagieren, indem Sie sie vorsichtig anspannen oder indem Sie Ihren Unterbauch einziehen, um die Kraft und Stabilität in Ihrem Zentrum zu kultivieren. Halten Sie einen Moment inne, wenn Sie möchten, um Ihr Zentrum als Quelle der Unterstützung und Stabilität zu erforschen.

Eine andere wunderbare Möglichkeit, etwas über das eigene Zentrum herauszufinden, besteht darin, an der Verbesserung der Balance zu arbeiten. Allerdings meiden wir im Rahmen des traumasensiblen Yoga den Begriff »Balance« im allgemeinen und sprechen statt dessen vom *Zentrieren*. Wenn von Balance die Rede ist, impliziert dies immer ein Fehlschlagen oder Versagen (nach dem Motto: »Entweder du hältst stand, oder du schwankst und fällst«); beim Zentrieren hingegen ist die Gefahr eines Mißerfolgs geringer, weil es sich dabei eher um eine innere Untersuchung handelt. Tatsächlich wird bei Zentrierungsübungen der Verlust der Balance zu einer Ressource. Das ist deshalb so, weil bei jedem Stolpern automatisch unsere Bauchmuskeln angespannt und aktiviert werden, um uns zu helfen, in eine aufrechte Position zurückzukehren. Durch das Stolpern können wir über unser Zentrum ungeheuer viel lernen. Versuchen Sie, sich folgende Demonstration einer traditionellen Gleichgewichtsübung (Baum) vorzustellen, die so modifiziert wurde, daß die darin implizit enthaltene Zentrierungsübung klarer hervortritt.

Der Baum: Eine Zentrierungsübung

Sobald Sie bereit sind, können wir mit der Übung beginnen, indem wir aufstehen. Sie können die Schuhe angezogen lassen oder ausziehen, ganz, wie Sie wollen. Sobald Sie stehen, können Sie Ihre Handflächen vor dem Herzen zusammenführen. Lassen Sie den Atem frei und leicht fließen. Atmen Sie entweder durch die Nase oder durch den Mund ein und aus; welche dieser beiden Möglichkeiten Sie wählen, ist im Moment unwichtig. Sobald Sie bereit sind, können Sie Ihr Gewicht allmählich auf das linke Bein verlagern – beginnen Sie, indem Sie es auf den linken Fuß und das linke Bein konzentrieren. Wenn Sie wollen und es Ihnen möglich ist, können Sie die Zehen des rechten Fußes auf dem Boden halten, oder Sie kippen Ihr rechtes Knie nach außen und stellen den rechten Fuß gegen den Knöchel des linken Fußes. Oder Sie führen den rechten Fuß an der linken Wade empor, damit Sie voll und ganz auf nur einem Fuß stehen. Sie haben viele Möglichkeiten. Sie können sich ein wenig Zeit nehmen, um sie zu erforschen. Probieren Sie etwas aus, und wenn Ihnen das Ergebnis nicht gefällt, probieren Sie einfach etwas anderes. Sie brauchen niemals irgendwo »kleben« zu bleiben und können die Form Ihrer Übung jederzeit verändern. Nehmen Sie sich nun ein wenig Zeit, um sich mit Ihrem Blick zu beschäftigen. Sie können auf einen Punkt auf dem Boden oder an der Wand vor Ihnen schauen. Einige ziehen es vor, einen bestimmten Punkt auszuwählen, auf den sie schauen wollen, und dann den Blick sanft auf diesen Punkt zu fokussieren. Auch dabei ist es wichtig, den Atem frei und leicht fließen zu lassen. Sie können auch damit experimentieren, auf Ihre Fingerspitzen zu schauen (wobei Sie die Handflächen vor dem Herzen gegeneinander drücken). Eine weitere Möglichkeit, mit dem Blick umzugehen, ist, die Augen zu schließen und die Aufmerksamkeit nach innen zu richten. Das Schließen der Augen kann Ihnen helfen, zu Ihrem Zentrum in Beziehung zu treten. Eine Art, sich um Balance zu bemühen, besteht darin, visuelle Informationen aus der Umgebung aufzunehmen und sich auf diese Informationen hin zu orientieren. Wenn Sie die Augen schließen, finden Sie andere Ressourcen, insbesondere Ihr Zentrum. Die Augen zu schließen, und sei es nur für einen oder zwei Atemzüge, ist eine wunderbare Möglichkeit, zum eigenen Zentrum in Beziehung zu treten. Auch hierbei können Sie vorsichtig den Unterbauch einziehen, falls Sie dies für nützlich halten. Diese viszerale Zentrierungsübung findet unmittelbar in Ihrem Körper und in diesem Augenblick statt. Nehmen Sie sich, wenn Sie wollen, ein wenig Zeit, um die muskuläre Energie zu erforschen – die Stärke und Stabilität in Ihrem Zentrum. Vergegenwärtigen Sie sich schließlich auch, wie sich diese Zentrierungsübung auf Ihre Balance auswirkt. Können Sie eine deutliche Wirkung erkennen, wenn Sie sich auf Ihr Zentrum hin orientieren? Wenn Sie die Unterbauchmuskeln anspannen oder sie sanft nach innen ziehen?

Erden

Dissoziation ist eine Reaktion auf überwältigende Erlebnisse und kann zur Gewohnheit werden. In belastenden Situationen suchen viele Traumatisierte ihr Heil darin, sich einfach »auszuklinken« oder das Geschehene »auszublenden«. Auch wenn dieser Mechanismus in der akuten Situation schützen mag, kann er belastend wirken, insbesondere wenn er nicht der Kontrolle durch das Bewußtsein unterliegt. Traumasensibles Yoga kann die Entwicklung von erdenden Strategien unterstützen, mit deren Hilfe Dissoziation bekämpft werden kann. Beispielsweise gilt die Yogahaltung *Berg* als sehr »erdend«, weil es dabei um die Verbindung zur Erde oder um die Schwerkraft als sensorischen Reiz geht.

Berg im Stehen: Eine Erdungsübung

Wir stellen diese Yogaübung hier zwar als Übung im Stehen vor, sie kann aber auch im Sitzen und auf dem Bauch liegend ausgeführt werden. Entscheidend ist, daß den Übenden geholfen wird, zu untersuchen, wo sie physisch mit dem Boden verbunden sind.

Wenn Sie möchten, können Sie beginnen, indem Sie aufstehen. Die Schuhe können Sie anbehalten oder ausziehen, ganz wie Sie wollen. Sobald Sie bereit sind, können Sie Ihre Füße flach auf den Boden setzen. Achten Sie auf den Kontakt der Füße zum Boden. Fokussieren Sie einen Augenblick lang auf die Bereiche Ihrer Füße, deren Kontakt zum Boden sie unmittelbar spüren. Das kann ein Punkt an einem Fuß, aber auch ein allgemeineres, möglicherweise gar nicht klar lokalisierbares Gefühl sein. Vielleicht spüren Sie im Moment keine deutliche Empfindung; und wenn das so ist, dann ist es eben so. Geben Sie sich dann einfach ein wenig Raum, um es zu registrieren. Lassen Sie anschließend den Atem frei und leicht fließen, und richten Sie die Aufmerksamkeit auf Ihr Zentrum. Sie finden es, indem Sie die Unterbauchmuskeln anspannen oder den Bauch einziehen. (Der Leiter der Übung kann der weiter oben beschriebenen Zentrierungsübung einige Anhaltspunkte hierfür entnehmen.) Richten Sie nun, während Ihre Füße weiter fest auf dem Boden stehen und Sie Ihr Zentrum wahrnehmen, die Aufmerksamkeit auf den obersten Punkt Ihres Kopfes. Sie können sich sanft durch Ihren Scheitel hindurch aufrichten und sich so zu Ihrer natürlichen Größe erheben. Während Sie so stehen, die Füße auf dem Boden, das Zentrum aktiviert und die Wirbelsäule in natürlich aufgerichteter Haltung, können Sie alle anderen Bereiche Ihres Körpers lockern. Lassen Sie die Schultern ein wenig los. Lassen Sie die Muskeln in Ihrem Gesicht und Ihrem Kiefer los. Spüren Sie einen Moment lang, wie die Schwerkraft in Ihrem Körper wirkt. Machen Sie sich bewußt, wo Sie geerdet sind, von der Erde unterstützt. Achten Sie auch darauf, wo in Ihrem Körper Sie stabil sind und wo Sie loslassen können. Halten Sie anschließend, wenn Sie möchten, ein paar Atemzüge lang inne.

Affektregulation

Traumatisierte haben häufig Probleme mit der Affektregulation, da ihre Emotionen von einem Extrem ins andere fallen. Wie bereits im Abschnitt über die physiologische Grundlage der Überlebensreaktion erläutert wurde, sind emotionale Zustände mit dem Erregungsniveau im Körper verbunden. Im Zustand der Dysregulation schwankt unser Körper häufig zwischen übermäßiger Erregung (Hyperarousal) und zu schwacher Erregung (Hypoarousal).

Traumasensibles Yoga kann Ihnen helfen, Fertigkeiten sowohl zur Verstärkung der Erregung (also zur Aktivierung des Körpers) als auch zu deren Verringerung (zur Beruhigung des Körpers) zu entwickeln. Wenn Klienten beispielsweise auf ihrem Stuhl in sich zusammengesunken sitzen und offensichtlich sehr wenig Energie haben, können Sie mit Hilfe von Yogaübungen ein energetisches »Experiment« durchführen und so untersuchen, ob sich durch die Ausführung einer energetisierenden Übung die Stimmungs- oder Gefühlslage des Klienten verändert. Das kann eine so simple Aktivität wie der Wechsel vom Sitzen zum Stehen sein. Sie können aber auch mit der weiter oben beschriebenen *Berg-Haltung im Sitzen* experimentieren. In einem anderen Abschnitt werden wir einige Atemübungen beschreiben, die in diesem Zusammenhang nützlich sein können. Befindet sich Ihr Klient hingegen in einem Zustand übermäßiger Erregung und hat deshalb Schwierigkeiten, ruhig auf dem Stuhl zu sitzen, oder atmet er schnell, können Sie mit beruhigenden Atemübungen experimentieren. Die folgende könnte in solchen Fällen nützlich sein.

Vorwärtsbeuge im Sitzen: Eine beruhigende Übung

Wenn Sie möchten, können Sie Ihre Füße ein wenig mehr als hüftweit auseinanderstellen. Wenn Sie mit dieser Vorwärtsbeuge zu experimentieren beginnen, haben Sie viele Möglichkeiten. Sie können Ihre Unterarme auf die Oberschenkel stützen – was als Vorwärtsbeuge völlig ausreicht. Sie können auch die Fingerspitzen oder sogar die ganzen Handflächen auf den Boden setzen. Eine weitere Möglichkeit ist, eine Hand zum Ellbogen des anderen Arms zu führen und sich ohne Abstützung nach vorn zu beugen. Sie können mit diesen Möglichkeiten nun ein wenig experimentieren. Probieren Sie eine Möglichkeit aus, und wenn sie Ihnen nicht zusagt, dann probieren Sie etwas anderes aus. Nehmen Sie sich die Zeit zum Experimentieren. Wenn Sie wollen und sich bereit fühlen, können Sie den Kopf vorsichtig wie zur Andeutung eines Ja oder eines Nein schütteln, so daß sich die Muskeln in Ihrem Nacken und Oberrücken ein wenig entspannen. Sie können auch vorsichtig den Kiefer bewegen und so die dort festsitzenden Spannungen allmählich lösen. Wenn Sie wollen, dann atmen Sie in dieser Haltung etwa 20 Sekunden lang. Sobald Sie sich bereit fühlen, kehren Sie allmählich in die aufrechte Haltung *Berg im Sitzen* zurück und lassen ein freies und leichtes Atmen zu.

Bitte vergessen Sie nie, daß etwas, das auf den einen Menschen beruhigend wirkt, auf einen anderen sehr beunruhigend wirken kann. Bitten Sie um Feedback, und bemühen Sie sich, möglichst genau festzustellen, wie wirksam diese oder eine andere Übung aus diesem Buch ist. Bedenken Sie stets, daß das subjektive Erleben beim traumasensiblen Yoga wichtiger ist als alles andere.

Atemübungen und Affektregulation

Atemübungen können den Affekt – die Art, wie Sie sich in diesem Moment in Ihrem Körper fühlen – sehr positiv beeinflussen. Ist die Überlebensreaktion aktiviert, wird die Atmung oft schneller und flacher, wodurch dem gesamten Körper mehr Sauerstoff zugeführt wird. Menschen, die chronisch traumatisiert worden sind, entwickeln häufig ein sehr flaches Atemmuster, so wie es auch bei Angst-, Übererregungs- und Panikzuständen auftritt. Wenn Traumatisierte von Traumaerinnerungen überwältigt werden, neigen Sie auch dazu, den Atem anzuhalten, oft völlig unbewußt. Das Anhalten des Atems ist ein defensives Verhalten und kann ein Schutz gegen überwältigende Emotionen sein. Doch versetzen diese Atemmuster den Körper in einen Zustand der Anspannung und Dysregulation und können jenes allgemeine Gefühl des Unbehagens im Körper, unter dem viele Traumatisierte leiden, noch verstärken. Das Atmen ist eine Möglichkeit, zu sich selbst in Kontakt zu treten. Es kann zur Energetisierung wie zur Beruhigung genutzt werden. Neue Arten des Atmens zu entdecken und damit zu experimentieren ist eine Möglichkeit, die Wahrnehmung der eigenen Existenz in einem physischen Körper generell zu verbessern.

Im Yoga werden Atemübungen als eine sehr fortgeschrittene Form des Übens angesehen, bei der größte Vorsicht geboten ist. Grundsätzlich setzen wir Atemübungen sehr behutsam ein, und wir empfehlen Schülern, den größten Teil der Atemübungen nur unter persönlicher Anleitung eines qualifizierten Lehrers auszuführen. Einige Traumatisierte empfinden tieferes Atmen als gefährlich, weil bei ihnen dadurch Erinnerungen an das erlebte Trauma aktiviert werden, und setzen deshalb ihre physischen Abwehrmechanismen in Kraft. Andere reagieren ähnlich auf Techniken, bei denen die Atmung beschleunigt wird, wie es bei einigen Formen des Yoga geschieht. Die Atemübungen, die wir in diesem Buch vorstellen, können die meisten Leser problemlos zu Hause, im Rahmen einer Therapiesitzung oder in einem Yogakurs benutzen; doch empfehlen wir, auch dabei auf den eigenen Körper zu hören und unbedingt aufzuhören, wenn sich aus irgendeinem Grund Unwohlsein einstellt.

Grundsätzlich sollen Atemübungen im Kontext eines traumasensiblen Yoga Menschen helfen, ihre Atemfähigkeit ganz allmählich zu verbessern – in ihrem Körper ein wenig mehr »Atemraum« zu schaffen. Da wir festgestellt haben, daß es für viele unserer Yogaschüler eine große Herausforderung ist, an ihrer Atmung zu arbeiten, sollte man dabei grundsätzlich sehr vorsichtig und mit sehr viel Geduld vorgehen. Eine winzige Veränderung kann wie ein gewaltiger Sprung wirken. Wir halten es generell für besser, sich allmählich an etwas tieferes Atmen zu gewöhnen, so daß die Übenden sich dabei wohl fühlen, statt solch eine Veränderung zu schnell anzusteuern und dadurch Unwohlsein zu erzeugen.

Eine Übung, die wir unseren Schülern oft zum Experimentieren empfehlen, nennen wir »Ein wenig Atem hinzufügen«. Die Anleitung dazu lautet ungefähr: »Wenn Sie möchten, können Sie versuchen, ein wenig länger einzuatmen und ein wenig länger auszuatmen. Ob Sie durch die Nase oder durch den Mund atmen, spielt dabei keine Rolle. Beginnen Sie einfach so zu atmen, wie Sie es immer tun, und experimentieren Sie ein wenig damit, das Einatmen und das Ausatmen ein wenig zu verlängern.« Diese Übung hat es vielen unserer Schüler ermöglicht, ganz allmählich und gefahrlos ihr Atemvolumen zu vergrößern.

Anmerkung: Für Traumatisierte kann es eine ziemlich umwerfende Erfahrung sein, neue Werkzeuge zur Regulierung ihrer physiologischen oder affektiven Erlebnisse zu entdecken. Die Übungen, die wir hier vorstellen, sind nur zur Veranschaulichung unserer Vorgehensweise gedacht. Sollten Sie mit ihrer Hilfe nicht das Resultat erzielen, das Sie anstreben, empfehlen wir Ihnen, Ihre Kreativität zu nutzen und mit Ihren Klienten weiter zu experimentieren, um andere Möglichkeiten zu entdecken.

Üben zu wählen und sich zu entscheiden

> Mir gefällt es, eine Entscheidung zu wiederholen.
> Mir gefällt, daß es kein Richtig oder Falsch gibt und daß keine Erwartungen aufgebaut werden.
> Wählen zu können wirkt befähigend.
>
> — Verschiedene Yogaschüler im *Trauma Center*

Wir verwenden in diesem Buch einigen Raum auf die Beschäftigung mit einem Thema, das wir »Üben zu wählen« nennen. Wir halten dieses Thema im Kontext eines traumasensiblen Yoga für so wichtig, daß wir ein paar Worte über Entscheidungen und Wahlmöglichkeiten an Psychotherapeuten richten möchten. Traumatisierte haben häufig das Gefühl, keine Wahlmöglichkeiten zu haben, insbesondere wenn sie akut unter Schmerzen leiden – wobei »Schmerzen« hier in einem sehr allgemeinen Sinne zu verstehen sind –, und gegen den Zustand des Schmerzes absolut nichts tun können. Die Yogahaltungen ermöglichen begrenzte und deshalb erträgliche Erlebnisse, in deren Verlauf wir beginnen können, die Vorannahmen zu hinterfragen und uns mit der Untersuchung unserer Entscheidungen bezüglich unserer Schmerzen zu beschäftigen. Wir können üben, Feedback von unserem Körper an uns heranzulassen, und dadurch erleben, daß unsere Entscheidungen diesen Schmerz im betreffenden Augenblick freisetzen. Wir bleiben sehr klar auf das Erlebnis des Schmerzes und die betreffende Yogaübung fokussiert, doch das Resultat kann sein, daß wir die tief verinnerlichte Annahme hinterfragen, daß wir niemals auch nur das Geringste tun können, um unsere Schmerzen zu lindern.

Wir möchten Sie ermutigen, Ihren Klienten möglichst oft Gelegenheit zu geben, selbst Entscheidungen zu treffen. Ganz gleich, um welche Übung es geht, wir empfehlen Ihnen in jedem Fall, Ihre Klienten konkret einzuladen, hinsichtlich ihres Erlebens im eigenen Körper Entscheidungen zu treffen. Falls Sie Judith Hermans Auffassung zustimmen, daß es für die Genesung von einem Trauma von zentraler Bedeutung ist, daß der Traumatisierte ein Gefühl der eigenen Macht und Handlungsfähigkeit entwickelt, wird dies vielleicht Ihr Interesse daran wecken, yogabasierte Interventionen auszuprobieren, die Ihren Klienten die einzigartige Chance bieten, das Wählen als konkretes Erlebnis mit augenblicklichen Konsequenzen zu üben, statt sich mit dem Entscheiden und Wählen lediglich abstrakt auseinanderzusetzen. Wenn ich mich ganz konkret entscheide, die Kreise mit meinen Schultern ein wenig kleiner zu machen, erlebe ich in diesem Moment möglicherweise, daß ich bei dieser Aktivität keine Schmerzen empfinde. Entscheide ich mich dafür, beim *Beinheben im Sitzen* mein Bein ein wenig höher zu heben, spüre ich in diesem Augenblick vielleicht, daß einige wichtige Muskeln in meinem Bauch aktiv werden. Bei unseren Klienten besteht zwischen dem, was in ihrem Körper passiert, und den Entscheidungen, die sie treffen, häufig eine große Kluft. Sie fühlen sich von ihrem Körper getrennt, weil sie in verschiedenen Stadien des Unbehagens festzusitzen glauben, ohne irgendwelche Alternativen zu haben. Oft entsteht bei ihnen so ein chronischer Mangel an Interesse an dem, was mit ihrem Körper geschieht: »Ich kann sowieso nichts dafür tun, daß ich mich besser fühle. Weshalb sollte ich mir also Mühe geben?« Durch Yoga ermöglichen wir Traumatisierten zu erleben, daß sie Entscheidungen treffen, die auf ihren Körper im gegenwärtigen Augenblick einen positiven Einfluß haben – oder nicht. Ein Klient sagte zu uns: »Sie können das Wort ›Wahl‹ gar nicht oft genug wiederholen.« Deshalb empfehlen wir Ihnen, im Gespräch mit Ihren Klienten immer wieder das Wort »Wahl« zu benutzen, wenn Sie mit yogabasierten Interventionen experimentieren.

Befähigung durch das Erkennen von Wahlmöglichkeiten

Dies ist eine Entscheidungsübung, die Sie in Zusammenhang mit den hier vorgestellten Yogaübungen jederzeit ausführen können. Achten Sie darauf, ob das, was Sie tun, in irgendeiner Weise schmerzhaft ist oder ob Sie das Gefühl haben, sich selbst zu verletzen, und entscheiden Sie sich in diesem Fall dafür, dies nicht mehr zu tun. Tun Sie etwas anderes, um Ihre Neigung, sich selbst zu verletzen und zu schädigen, zu unterbinden. Wenn Sie beispielsweise Nackenrollen üben und feststellen, daß aufgrund dessen in Ihrem Nacken Schmerzen auftreten, können Sie sich dafür entscheiden, sich keinen Schmerz mehr zuzufügen, indem Sie Ihre Bewegungen entweder verkleinern oder völlig einstellen. Bei dieser Übung sind Sie dessen gewahr, daß Sie sich entscheiden, sich nicht mehr zu verletzen. Dies ist eine sehr wirksame Übung, die Sie jederzeit ausführen können. Ihr Körper wird sich an die Selbstverpflichtung, sich vor Schmerz zu schützen, die sie in diesem Augenblick eingegangen sind, erinnern.

Integrieren von Erlebensaspekten

Um Schmerz zu vermeiden, kann es sinnvoll sein, die Verbindung zu einigen Aspekten des eigenen Erlebens zu unterbrechen. Doch infolge einer solchen Unterbrechung können Traumatisierte ihre Welt und Aspekte ihrer selbst als zerrissen und unzusammenhängend erleben. Wir haben diesen Gedanken schon erwähnt, als es um die Entwicklung von Rhythmen ging, eine wichtige Komponente der Yogaarbeit mit Traumatisierten. Traumasensibles Yoga kann Ihnen ermöglichen, die Integration verschiedener Aspekte dessen, was Sie erlebt haben, zu üben. Beispielsweise wird beim Yoga die Bewegung von einer Übungshaltung zur nächsten mit dem Ein- und Ausatmen koordiniert.[4] Auch wenn Menschen in einer Gruppe gemeinsam Yoga üben, werden Bewegungen und Atmung koordiniert. Wir integrieren bei dieser Übungsmethode unser kinästhetisches Empfinden (unser Gefühl, uns zu bewegen) mit den exterozeptiven (außen wahrnehmenden) Sinnen, indem wir beispielsweise unsere Atemzüge hören, sowie mit den interozeptiven Sinnen (die durch Reize aus dem Inneren unseres Körpers stimuliert werden), beispielsweise indem wir registrieren, daß unser Herzschlag schneller wird. Das Fokussieren auf diese Integration ruft ein Gefühl des »Fließens« hervor, wobei verschiedene Aspekte des Erlebens zueinander in Beziehung treten.[5] Die folgende Übung zielt auf dieses Fließen (Flow), wobei die Integration von Atem und Bewegung im Vordergrund steht.

Sonnenatem: Integrieren von Atem und Bewegung

Anmerkung: Diese Übung erfordert das Entwickeln intrapersonaler Rhythmen, von denen in Kapitel 4 die Rede war.

Ausgehend von der Berg-Haltung im Sitzen oder Stehen üben wir nun die Integration von Atem und Bewegung. Lassen Sie beim Einatmen die Arme nach oben schwingen, und ziehen Sie beim Ausatmen die Handflächen über das Zentrum. Führen Sie beim Einatmen mit den Armen eine Kreisbewegung aus, und ziehen Sie beim Ausatmen die Handflächen über dem Zentrum zueinander hin. Dies kann eine große, weit reichende Geste sein. Wenn Ihnen dies zuviel ist, können Sie üben, Atem und Bewegung durch eine kleine Bewegung zu integrieren, beispielsweise indem Sie die Bewegung Ihrer Hände auf Ihren Oberschenkeln beginnen lassen. Wir werden nun einen Augenblick lang versuchen, unsere Atmung und unsere Bewegungen zu koordinieren, so daß wir uns im gleichen Rhythmus bewegen, wie wir atmen. Dabei können beide Beteiligte (Therapeut und Klient) abwechselnd das Tempo vorgeben. Nehmen Sie sich zum Abschluß ein wenig Zeit, um Ihren eigenen Rhythmus zu finden und in Ihrem individuellen Tempo zu atmen und sich zu bewegen. Sobald Sie sich bereit fühlen, können Sie wieder in eine bequeme Sitzhaltung zurückkehren.

Selbstvertrauen stärken

Wiederholte Verletzungen können ein Gefühl der Hilflosigkeit und Machtlosigkeit verursachen. Einige Traumatisierte haben ihr Überleben viele Jahre lang durch Unterwerfung gesichert und ihre eigenen Wünsche und Bedürfnisse ignoriert, um den Ansprüchen anderer Menschen gerecht werden zu können. Manchmal ist den Betreffenden absolut nicht klar, wie sie sich wirklich fühlen oder was sie wollen. Und weil viele Traumatisierte sich in Selbstbeschuldigungen ergehen, haben sie nicht gelernt, sich selbst und ihren Instinkten zu vertrauen.

Aufgrund dieses Mangels an Selbstvertrauen ist ein wichtiges Ziel für diese Menschen oft, ihr Selbstvertrauen und ihr Gefühl, selbst etwas erreichen zu können, wiederherzustellen. Regelmäßige Yogaübung gibt den Übenden Kraft und verbessert ihre Flexibilität, sowohl in physischer als auch in mentaler Hinsicht. Diese Veränderungen können das Vertrauen zur eigenen Fähigkeit, sich mit Problemen auseinanderzusetzen, stärken.

Zur Veranschaulichung werden wir uns nun mit der Dynamik beschäftigen, die mit dem Übergang vom Sitzen zum Stehen verbunden ist. Gerade in einem Therapieraum, wo die Interaktion größtenteils im Sitzen stattfindet, kann es sich sehr positiv auswirken, Haltungsveränderungen zu üben, um das Selbstvertrauen zu stärken. Dies ist oft besonders nützlich, wenn der Therapeut und/oder der Klient selbst entdeckt haben, daß Gefühle der Machtlosigkeit oder dissoziative Reaktionen für diesen Klienten besonders schwierig zu bewältigen sind. Diese somatische Strategie kann in die laufende, auf Befähigung zielende klinische Arbeit integriert werden; es kann sich aber auch um ein völlig neuartiges somatisches Erlebnis handeln, das neue Probleme anklingen läßt (»Mir war nicht klar, wie in mich zusammengesunken und abgeschnitten ich mich auf dem Stuhl fühlte, bis ich aufgestanden bin«). Die Einführung einer somatischen Übung, die darauf zielt, Gefühle der Machtlosigkeit zu erforschen, zu hinterfragen und zu verändern, kann in jedem Fall sehr nützlich sein.

Folgende Reflexion über die Stärkung des Selbstvertrauens durch Yoga stammt von einer Teilnehmerin unserer Yogakurse im *Trauma Center*.

> In meiner letzten Yogasitzung habe ich den Gedanken verinnerlicht, daß ich meine Haltungen und meine Umgebung so verändern kann, daß sie meinen Bedürfnissen entsprechen. Das habe ich zwar immer wieder sagen hören, aber ich habe noch nie gespürt, daß ich über die Macht verfüge, es in die Tat umzusetzen. Danke, daß Sie mir gesagt haben, es sei in Ordnung und sogar eine gute Sache, wenn ich die notwendigen Haltungsänderungen vornehme, und danke auch dafür, daß Sie mir eine angenehmere Umgebung für meine Übung verschafft haben. ... Daß ich das Vertrauen entwickelt habe, mich während der Yogaübung vom Schmerz wegzubewegen, hat mir geholfen, mich von dem Schmerz, den ich in der Vergangenheit erlebt habe, zu entfernen. Ich fühle mich jetzt gut; ich fühle mich stark.

Innen Stärke finden

Wenn Sie möchten, können Sie sich ein wenig Zeit nehmen, um sich in Ihr Sitzen einzufühlen. Vielleicht sind Sie sich Ihrer Haltung auf dem Stuhl in diesem Moment bewußt. Achten Sie darauf, ob Sie in zurückgelehnter Haltung, nach vorn gebeugt oder zur Seite gelehnt sitzen. Es geht hier nicht darum, eine bestimmte Haltung als besser als eine andere hinzustellen, sondern Sie sollen nur darauf achten, wie Sie in diesem Moment auf Ihrem Stuhl sitzen. Wenn ein Urteil auftaucht, ist das okay. Auch dafür gilt: Üben Sie dann einfach, das Urteil zu registrieren, und kehren Sie anschließend, wenn Sie können, zur Übung des Wahrnehmens des rein physischen Sitzens zurück. Nehmen

Sie sich einen Augenblick Zeit, und sobald Sie sich bereit fühlen, können Sie allmählich aufstehen. Es geht hier darum, daß Sie sich langsam und möglichst bewußt bewegen. Spüren Sie, wie sich das Gewicht Ihres Körpers allmählich auf Ihre Füße verlagert. Falls Ihr Stuhl eine Lehne hat, beachten Sie bitte, daß Sie den Übergang mit Hilfe Ihrer Hände und Ihres Oberkörpers vollziehen können. Wenn Sie nah beim physischen Erleben des Augenblicks bleiben, während Sie sich vom Stuhl erheben, spüren Sie vielleicht, daß einige Muskeln aktiv werden, die Sie im Sitzen nicht benutzt haben. Was geschieht in Ihren Beinen? Was in Ihrem Rücken? Und wie verhält es sich mit Ihren zentralen Bauchmuskeln? Fallen Ihnen außerdem noch andere Muskeln auf? Sobald Sie die Stehhaltung vollständig erreicht haben, können Sie einen Augenblick pausieren und ein paarmal durchatmen.

Für Therapeuten und andere Helfer: Sie können hier zum Text für die Yogaübung »Berg im Stehen« wechseln oder wie folgt fortfahren.

Nehmen Sie sich nun einen Moment Zeit, um einfach zu stehen und zu atmen. Das allein genügt. Zusätzlich können Sie eine Uhr benutzen oder einfach langsam 30 Sekunden (oder eine andere Zeitspanne) abzählen, während Sie dastehen und atmen. Wenn die festgelegte Zeitspanne vorüber ist, können Sie in die Sitzhaltung und auf Ihren Stuhl zurückkehren.

Eine Verbindung zu anderen Menschen aufbauen

> In einem Yogakurs mit anderen zusammen zu arbeiten ist nützlich; ich fühle mich dann nicht allein.
>
> — YOGASCHÜLER

Judith Herman schreibt in ihrem Buch: »Ohnmacht und Isolation sind die Grunderfahrungen des psychischen Traumas. Wichtigste Voraussetzung für seine Überwindung ist daher die Stärkung der Persönlichkeit und die Schaffung neuer Kontakte.«[6] Traumasensibles Yoga kann es Klienten ermöglichen, ihre Fähigkeit zur Verbundenheit mit anderen Menschen wiederherzustellen. Doch so nützlich es sein mag, zu Klienten hinsichtlich ihrer traumatischen Erlebnisse in Verbindung zu treten und sie bei deren Bewältigung zu unterstützen, beinhaltet das Verbundensein doch wesentlich mehr. Es ist sicher sehr nützlich, wenn ein Klient das Gefühl hat, von seinem Therapeuten gehört zu werden, doch ist dies nicht mit gemeinsamem Erleben zu vergleichen. Die Ermöglichung eines gemeinsamen Erlebnisses beinhaltet nach unserer Auffassung eine andere Dimension der Wiederherstellung von Verbundenheit, und sie kann in Form der gemeinsamen Arbeit an Übungen im Sinne eines traumasensiblen Yoga zum Ausdruck kommen.

Yoga ist wesentlich eine nonverbale Tradition, die häufig in Gruppen übermittelt und geübt wird. Ähnlich wie beim Gruppensport oder Tanz kann auch beim Yoga die gemeinsame Bewegung ein Gefühl der Verbundenheit erzeugen, das durch sprachliche Kommunikation allein niemals erreicht wird. Die positiven Wirkungen solchen gemeinsamen Übens können sogar im Rahmen einer Einzeltherapie zum Tragen kommen. Allerdings fixieren sich Klienten und Therapeuten häufig auf unterschiedliche Rollen, und dies ist der Entstehung des Gefühls eines gemeinsamen Erlebnisses nicht förderlich. Nach unserer Auffassung können Sie, ohne die notwendigen Grenzen therapeutischer Aktivität zu verletzen, mit Hilfe der Yogaübungen in einer Therapiesitzung gemeinsame Erlebnisse ermöglichen. Eine solche viszerale Verbindung im Rahmen der Therapie kann unter anderem entstehen, indem Therapeut und Klient sich bewußt gemeinsam bewegen und indem sie rhythmisch synchron atmen. Dies »funktioniert« aber nur, wenn der »Leiter« der Übung darauf achtet, daß er ein Tempo vorgibt, das den anderen Beteiligten angenehm ist, und natürlich muß er auch in der Lage sein, angemessen auf Feedback zu reagieren. Übrigens kann dies im Rahmen einer Gruppe allen Teilnehmern die Möglichkeit eröffnen, als »Leiter« (als derjenige, der das Tempo vorgibt) zu fungieren, zu erleben, daß andere sie spiegeln oder ihnen folgen, und allen übrigen Beteiligten, sich als »Folgende« zu erleben. Mit diesen Rollen können Sie auch bei der folgenden Übung experimentieren.

Durch Variation des Sonnenatems eine nonverbale Verbindung schaffen

In dieser Übung geht es um die nonverbale Verbindung zwischen Menschen, die sich gemeinsam bewegen und die gemeinsam atmen. Einer der Beteiligten fungiert zuerst als Leiter, der andere oder die anderen folgen. Der Leiter gibt die Übungsanweisungen; er kann für eine bestimmte Anzahl von Atemzyklen, beispielsweise 15, oder für eine festgelegte Zeitspanne, beispielsweise 30 Sekunden, das Tempo vorgeben. Sie können die betreffenden Parameter vor Beginn der Übung gemeinsam festlegen. Diese Übung eignet sich besonders gut dafür, die Rollen des »Leiters« und der »Folgenden« zu tauschen, so daß alle Beteiligten selbst die Unterschiede zwischen den beiden Rollen erforschen können.

Achtung: In dieser Übung wird eines der zentralen Themen einer traumasensiblen Yogapraxis erneut aufgegriffen: das Entwickeln von Rhythmen. Mehr über interpersonale Rhythmen finden Sie in Kapitel 4.

Wenn Sie möchten, versetzen Sie sich in die Position *Berg im Sitzen*. Ihre Hände liegen auf den Oberschenkeln oder in der Nähe der Knie, und Sie strecken beim Einatmen sanft die Arme zu beiden Körperseiten aus. Führen Sie die Handflächen beim Ausatmen vor dem Herzen zusammen, und führen Sie die Hände anschließend wieder zu den Oberschenkeln oder in die Nähe Ihrer Knie. Einatmen, ausstrecken; ausatmen, zusammenführen; und sanft loslassen.

Während Sie gemeinsam atmen und sich bewegen, können Sie nicht nur das Verbinden von Atmung und Bewegung wahrnehmen, sondern auch die gemeinsame Bewegung und das gemeinsame Atmen erleben. Auf dieses gemeinsame Erleben können Sie, wenn Sie möchten, fokussieren. Kehren Sie, sobald Sie sich bereit fühlen, zur Ausgangsposition *Berg im Sitzen* zurück, und sitzen Sie, wenn Sie wollen, ein paar Atemzüge lang gemeinsam ruhig mit offenen oder geschlossenen Augen da.

Umgang mit speziellen Problemen der Einbeziehung yogabasierter Strategien in die therapeutische Praxis

Therapeuten fragen häufig um Rat, wenn ihre Klienten sich weigern, sich an physischen Interventionen zu beteiligen, weil das für sie besonders am Anfang mit unangenehmen Empfindungen verbunden ist. Manchmal ist es ihnen auch peinlich, ihren Körper während einer Therapiesitzung zu bewegen, weil sie dann »gesehen« werden. Oft fragen uns Therapeuten auch, wie sie es vermeiden können, durch yogabasierte Interventionen bei ihren Klienten Traumaerinnerungen zu aktivieren. Zunächst möchten wir in diesem Zusammenhang darauf hinweisen, daß es unmöglich ist, alle Trigger zu vermeiden; wir sind übrigens auch nicht der Meinung, daß das unsere Aufgabe ist. Wir hoffen, eine sichere Umgebung zu schaffen, in der Klienten sich mit ihren Triggern auseinandersetzen und bei deren Auftauchen effektiv reagieren können. Uns ist klar, daß Traumatisierte in für sie problematischen Situationen (beispielsweise beim Experimentieren mit Körperübungen) dissoziieren können. Dissoziation war für viele Klienten lange eine effektive und deshalb sinnvolle Möglichkeit, mit schwierigen Situationen fertig zu werden, und ist dies auch weiterhin. Andererseits ist ständiges Dissoziieren schädlich und kann sogar gefährlich sein. Yoga bietet einige andere Möglichkeiten (beispielsweise sich zu erden oder die Affektregulation zu verbessern), mit Triggern umzugehen, die ungefährlicher und effektiver sein könnten als Dissoziation.

Renées Geschichte beschreibt, wie ein Therapeut auf eine Reaktion einging, während die betreffende Klientin in einer Therapiesitzung auf einem Stuhl sitzend Yogaübungen ausführte. Die Schwierigkeit bestand für Renée und ihren Therapeuten darin, ein Erlebnis, das man als Mißerfolg verstehen konnte, in eine wichtige Lernerfahrung umzudeuten, die der weiteren Entwicklung förderlich war.

Renées Geschichte

In Renées Elternhaus waren Mißhandlungen normal gewesen. Ihr Vater war Alkoholiker und wurde im betrunkenen Zustand zu einem gewalttägigen Tyrannen. Er verprügelte Renées älteren Bruder Martin häufig und mißhandelte Renée und ihre Mutter verbal und emotional. Martin wiederum richtete seine durch das Gefühl der Hilflosigkeit entstandene Wut auf Renée, vor allem wenn die Eltern nicht in der Nähe waren. Renée bezeichnete ihre Mutter als »Geist« und sagte, sie hätte von dem, was um sie her vor sich gegangen sei, nicht viel mitbekommen und sei absolut nicht in der Lage gewesen, ihre Tochter zu schützen. Die Klientin erinnerte sich, als Kind ständig in einem Zustand der Angst gelebt zu haben. Als Erwachsene leide sie immer noch unter starker Angst und habe fast jede Nacht Albträume. Sie vermied Beziehungen, weil sie es nicht ertragen konnte, daß ein anderer Mensch sie ansah oder ihr nahe war. Sie fragte sich, ob sie wie ihre Mutter zu einem Geist werden würde.

Renées Therapeutin kam in einer Therapiesitzung auf Yogaübungen zu sprechen. Renée hatte als eines ihrer Therapieziele definiert, sie wolle ihr Gewahrsein ihrer inneren Zustände verbessern und diese zu regulieren lernen. Sie war in der Lage, sich in die Position *Berg im Sitzen* zu begeben und ihren inneren Zuständen gegenüber eine Haltung der Neugier zu entwickeln. Sie spürte, daß ihre Muskeln im ganzen Körper und besonders im Schulterbereich stark angespannt waren. Außerdem fiel ihr eine Verkrampfung im Bauch und eine Anspannung im Brustbereich auf.

Die Therapeutin erklärte Renée eine Atemübung, die Sie im Sitzen ausführen sollte. Dann führten beide diese Übung gemeinsam aus. Sie legten je eine Hand auf den Brustkorb und auf den Bauch und arbeiteten an der Bauchatmung. Als Ihre Atemzüge allmählich tiefer wurden, empfand Renée starke Angst. Sie berichtete, ihr Herz poche sehr schnell, und sie fühle sich unfähig, mit dem, was sie erlebte, fertig zu werden; dann weinte sie.

Die Therapeutin arbeitete mit Renée an der Erdung, indem sie die Klientin aufforderte, ihre Füße auf dem Boden zu spüren und sich die Schwerkraft zu vergegenwärtigen, die ihren Kontakt zu ihrem Stuhl erhielt. Daraufhin beruhigte sich Renée allmählich, und ihre Präsenz im Raum wurde klarer.

Klientin und Therapeutin besprachen nach der Übung deren Verlauf und wie Renée deren einzelne Aspekte empfunden hatte. Nun wurde der Klientin klar, daß das Gefühl der Entspannung bei ihr Angst hervorgerufen hatte. Der Therapeutin gelang es, die Klientin davon zu überzeugen, daß das, was sie erlebt hatte, völlig normal sei, und sie erläuterte ihr, daß ihr Körper durch übertriebene Wachsamkeit (Hypervigilanz) ihre Sicherheit zu gewährleisten und sie zu schützen versuchte.

Statt den Verlauf der Übung als Mißerfolg wahrzunehmen, erforschten Renée und die Therapeutin gemeinsam, was sie durch das Experimentieren damit gelernt hatten. Renées somatisches Erlebnis im Therapieraum half beiden Beteiligten, einen inneren Konflikt zu beschreiben, der mit einem von Renées Zielen für die Therapie zusammenhing: der Affektregulation. Zwar wollte Renée einerseits ein Gefühl der Ruhe und die Auflösung ihrer Anspannung und Angst erleben, doch hielt sie es andererseits für notwendig, ständig vor potentiellen Gefahren auf der Hut zu sein. Die Übung half Renée und ihrer Therapeutin, sich in der Therapie besser aufeinander abzustimmen und bei der Auswahl von Interventionen sensibler vorzugehen. Sie arbeiteten mit Hilfe achtsamkeitsbasierter Übungen weiter an der Stärkung von Renées Selbstvertrauen. Außerdem führten sie gemeinsam regulierende Übungen aus, bei denen es nicht erforderlich war, die Kontrolle »loszulassen«, beispielsweise indem sie die Intensität einer empfundenen Emotion verstärkten oder verringerten. Auch benutzten sie stärkende Yogaübungen (beispielsweise indem sie von der Position *Berg im Sitzen* zur Position *Berg im Stehen* wechselten) und bemühten sich um die Stärkung von Ressourcen. Als sie sich einige Monate später erneut an Atemübungen heranwagten, war Renées Gefühl der Kontrolle über ihren Körper und ihre Emotionen stärker geworden, und wenn sie diese Kontrolle ein wenig lockerte, hatte sie nicht mehr so schnell das Gefühl, daß Traumatrigger aktiviert wurden.

7 Für Yogalehrer

Entwickeln eines Kurses in traumasensibler Yogaarbeit[1]

> In mancher Hinsicht hat es mir ein unglaubliches Gefühl der Freiheit vermittelt, daß ich die Yogaübungen auf meine Art ausführen konnte, denn auf die übliche Weise konnte ich es nicht. Ich fühlte mich stärker in meinem Körper präsent als jemals vorher in einem Kurs.
>
> — Yogaschüler *im Trauma Center*

> Ich möchte mitteilen, wie mich der Yogakurs in den letzten anderthalb Wochen beeinflußt hat. Ich fand es sehr interessant, mich während einer der Übungssitzungen sagen zu hören: »Wenn Sie bereit sind ...« und »Nehmen Sie sich die Zeit, die Sie brauchen, um ...« usw., ohne darüber nachzudenken. Ich fragte mich, ob ich jemals vorher Kursteilnehmern eine so freie Entscheidung ermöglicht hatte. Es war für mich eine völlig neuartige Erfahrung, einen Kurs so zu leiten, und es hat mir sehr gefallen. Außerdem fiel mir auf, daß ich in dieser Woche völlig anders über Yoga redete als bisher. Aufgrund der wissenschaftlichen Untersuchungen, die ich kennengelernt hatte, hörte ich in meiner Stimme ein völlig neuartiges Selbstvertrauen, wenn ich Menschen, die Yoga noch nicht kannten, die vielen positiven Wirkungen dieser Übungsmethode erklärte. Mir wurde klar, daß nicht jeder Mensch gleich zu Anfang etwas über die philosophischen Aspekte des Yoga hören will. Deshalb war es für mich sehr spannend, einen völlig anderen Einstieg in das Thema auszuprobieren.
>
> — Emily, Yogalehrerin,
> *während ihrer Ausbildung im Trauma Center*

In Kapitel 4 haben wir Kates Geschichte beschrieben. Was bei Kate heilend hätte wirken sollen, löste eine Traumareaktion aus. Der Kurs, an dem sie teilnahm, wurde ihren speziellen Bedürfnissen nicht gerecht. Wir sind der Auffassung, daß Yoga Kate und anderen Menschen, die ähnliches wie sie erlebt haben, etwas Wichtiges zu bieten hat. Nun stellen Sie sich einen Augenblick lang vor, Kate habe seit mehreren Monaten mit ihrem Therapeuten gearbeitet und sei nun bereit, einen weiteren Versuch mit einem Yogakurs zu wagen. Sie sind der Yogalehrer, und Kate kommt in den Raum. Wie würden Sie Kate gern behandeln wollen?

Uns war klar, daß wir eine typische Sitzung in einem Yogakurs erheblich verändern mußten, um eine sichere Situation zu schaffen. Deshalb haben wir einen Verständnisrahmen entwickelt, den wir »Aspekte eines Yogakurses« nennen und mit dessen Hilfe wir unsere Yogakurse so gestalten, daß wir sie mit Recht als »traumasensibel« bezeichnen können. In diesem Sinne haben wir fünf Aspekte definiert, in denen ein Kurs in traumasensiblem Yoga anders gestaltet werden muß als normalerweise üblich: Sprache, Hilfen, Qualitäten eines Lehrers, Umgebung und Übungen.

Sprache

Die Worte, die Sie verwenden, der Klang Ihrer Stimme und Ihr Tonfall spielen für den Aspekt *Sprache* wichtige Rollen. Traumatisierte achten häufig nicht nur genau auf das, *was* gesagt wird, sondern auch darauf, *wie* es zum Ausdruck kommt. Wenn wir uns über unseren sprachlichen Ausdruck bei der Leitung eines Yogakurses Gedanken machen, können wir die Tatsache einbeziehen, daß wir bei unseren Kursteilnehmern die Fähigkeit fördern wollen, ihre Aktivitäten zu verlangsamen und jeden Augenblick bewußt zu erleben. Und die Art unseres sprachlichen Ausdrucks kann diese Priorität hervorheben und unterstützen. Indem wir uns bemühen, langsam und mit beruhigender Stimme zu sprechen, fördern wir eine ruhige Atmosphäre, die die Heilung begünstigt. Außerdem versuchen wir, Kursteilnehmern zu helfen, von Selbstverurteilungen Abstand zu nehmen und in ihrem Erleben eine Haltung der Neugier und des Interesses anzustreben.

Sprachliche Formulierungen im Sinne eines traumasensiblen Yoga sind möglichst konkret und lenken die Aufmerksamkeit vorsichtig auf viszerale Empfindungen. Wir würden Traumatisierte niemals auffordern, sich einen Zustand vorzustellen, in dem sie ihren Körper verlassen haben (so wie es bei manchen Imaginationsübungen gemacht wird), sondern wir bestärken sie darin zu erleben, was in diesem Augenblick in ihrem Körper geschieht. Wir benutzen nur sehr selten Metaphern und sind der Auffassung, daß eine traumasensible Sprechweise die Aufmerksamkeit sanft, aber nachdrücklich auf das innere Erleben lenken und gleichzeitig zu achtsamen Bewegungen und achtsamem Atmen einladen sollte.

Im Rahmen des von uns entwickelten Yogaprogramms benutzen wir vorzugsweise entweder eine *untersuchende* oder eine *einladende* Sprache. Zu den charakteristischen Wörtern und Ausdrücken der untersuchenden Sprache zählen »beachten«, »neugierig sein«, »mit Interesse nähern«, »zulassen«, »experimentieren«, »fühlen/spüren« und ähnliche. Die untersuchende Sprache fördert eine achtsame Herangehensweise an Yoga, die kein Richtig oder Falsch kennt, sondern nur Experimentieren und Neugier. Wir empfehlen Yogalehrern, diese Art von Wörtern möglichst häufig zu verwenden, um bei ihren Schülern eine von Achtsamkeit geprägte Haltung zu fördern.

Die zweite wichtige Kategorie sprachlicher Ausdrucksformen ist die der einladenden Sprache, die benutzt wird, um Wahl- bzw. Entscheidungsfreiheit und Eigenkontrolle zu fördern, zwei für Traumatisierte sehr wichtige Dinge. Wir bemühen uns, unseren Kursteilnehmern das Gefühl zu vermitteln, über ihren Körper und ihre Erlebnisse selbst bestimmen zu können. Letztlich entscheiden sie selbst darüber, was für sie richtig ist. Solange keine Gefahr für die Sicherheit besteht, halten wir uns zurück und überlassen Entscheidungen unseren Schülern.

Wir empfehlen, möglichst wenig Befehle zu geben und möglichst häufig zu Aktivitäten einzuladen. Allerdings gibt es im Laufe einer Yoga-Übungsstunde zweifellos Situationen, in denen es am besten ist, eine klare und eindeutige Anleitung zu geben, beispielsweise bei der Heldenübung: »Positionieren Sie Ihr Knie senkrecht über den Fußknöchel.« Klare Anleitungen sind besonders wichtig, wenn es um Sicherheit bzw. Gefahrenabwendung geht, beispielsweise wenn man im Falle der Heldenübung die Gefahr einer Knieverletzung durch Überdehnung bannen will. Ungeachtet solcher notwendigen Vorsichtsmaßnahmen zielt unsere Arbeit letztlich darauf, Traumatisierten zu helfen, eine sichere und freundliche Beziehung zu ihrem Körper zu entwickeln, und wir haben festgestellt, daß eine einladende Sprache diesem Ziel am dienlichsten ist. Einladende sprachliche Ausdrucksformen sind beispielsweise: »Wenn Sie bereit sind«, »wenn Sie möchten«, »wenn Sie sich bereit fühlen« usw. Solche Formulierungen weisen darauf hin, daß der Übende selbst darüber entscheidet, was er erlebt, und daß er mit den Haltungen, die wir ihm anbieten, in einem selbstgewählten Tempo experimentieren kann. Außerdem hat er die Freiheit, etwas nicht zu tun, wenn er sich dazu noch nicht bereit fühlt. Bezüglich des Gebrauchs sprachlicher Formulierungen gilt außerdem, daß es besser ist, eine Anleitung dreimal zu wiederholen, als drei Anleitungen jeweils nur einmal zu geben. Es passiert leicht, daß Kursteilnehmer das Gesagte beim ersten Mal nicht richtig mitbekommen, und sogar beim zweiten Mal kommt dies noch vor. Gegen Wiederholungen ist grundsätzlich nichts einzuwenden. Denken Sie daran, daß es im Laufe von Yoga-Übungsstunden häufig zu Dissoziation kommt, weil sich das Auftauchen von Triggern praktisch nicht vermeiden läßt. Wenn Sie Anleitungen wiederholen, können die Kursteilnehmer überprüfen, ob sie das bereits Gesagte richtig (oder überhaupt) gehört haben. Der Klang Ihrer Stimme und die stichwortartige Anleitung helfen ihnen, in den gegenwärtigen Augenblick zurückzukehren.

Hilfen

Yogalehrer können mindestens drei Arten von Hilfen anbieten: visuelle Hilfen (durch Vorführen einer Übung), verbale Hilfen und körperliche Hilfestellung. Welche Art von Hilfe Sie im Rahmen eines traumasensiblen Yogakurses benutzen, sollten Sie sich genau überlegen.

Visuelle Hilfen bestehen in der Vorführung einer Übung. Immer wieder hören wir von Kursteilnehmern, daß es auf sie einschüchternd wirkt, die Flexibilität ihres Lehrers bei der Ausführung einer Übung zu sehen. Solche Äußerungen lassen vermuten, daß die betreffenden Lehrer ziemlich schwierige Yogaübungen vorgeführt haben. Deshalb empfehlen wir, in einem Kurs in traumasensiblem Yoga nur die in diesem Rahmen vermittelten Yogaübungen vorzuführen, die meist von geringerer Intensität sind, und dabei möglichst Varianten zu bevorzugen, die alle Teilnehmer problemlos ausführen können. Bei einer Hilfe dieser Art steht im Vordergrund, daß jeder Teilnehmer selbst entscheidet, was für ihn persönlich »richtig« oder »am besten« ist, statt daß er sich angestrengt bemüht, die schwierigsten Varianten oder Übungen auszuführen, um »Erfolg« zu produzieren (und dann später zu merken, daß er sich verletzt hat oder starken Muskelkater bekommt).

Auch verbale Hilfen sind ein fester Bestandteil der Arbeit in einem Kurs in traumasensiblem Yoga. Verbale Hilfen können sehr wertvoll sein und zeigen, daß Sie sich angemessen um Ihre Schüler kümmern und gleichzeitig deren Privatsphäre und ihre Grenzen respektieren (indem Sie beispielsweise die Benutzung eines Yogablocks oder einer Decke empfehlen, um eine bestimmte Übung zu erleichtern). Verbale Hilfen können auch der Ermutigung dienen. Das kann in Form allgemeiner Hinweise geschehen wie: »Sie allein entscheiden, was Sie mit Ihrem Körper machen«, bis hin zu spezifischen Anleitungen wie: »Versuchen Sie, Ihr Knie genau über den Fußknöchel zu setzen, um das Gelenk zu schützen.« Leiter eines Kurses in traumasensiblem Yoga können den Kursteilnehmern durch ihre Äußerungen in Erinnerung rufen, daß jemand sich um sie kümmert und ihre Gesundheit und ihr Wohl im Auge behält. Dies kann für Teilnehmer, die in ihrem bisherigen Leben noch nie beachtet und von einem anderen Menschen umsorgt worden sind, der ihre Grenzen und ihre Privatsphäre respektiert, ein wichtiges, sogenanntes »korrigierendes Erlebnis« sein. Außerdem kann es die Entstehung einer sicheren, stabilen, verläßlichen und gesunden Beziehung zwischen Kursteilnehmern und Lehrer fördern.

Während visuelle und verbale Hilfen im Kontext eines traumasensiblen Yoga nach Belieben genutzt werden können, ist bei körperlicher Hilfestellung größte Vorsicht geboten. Bevor ein Yogalehrer Kursteilnehmer mit den Händen berührt, sollte er bedenken, daß viele Traumata mit irgendeiner Form von Verletzung körperlicher Grenzen verbunden sind. Psychische Traumatisierungen beinhalten häufig die zudringliche Annäherung des Täters und somit eine Grenzverletzung. Bei chronischer Vernachlässigung im Kindesalter, die so viele Teilnehmer unserer Yogakurse erlebt haben, sind den Betroffenen normale, Sicherheit vermittelnde Berührungen durch eine primäre Bezugsperson vorenthalten worden. Wenn wir im Rahmen traumasensibler Yogaarbeit körperliche Hilfestellung anbieten, sollte uns sehr klar sein, was wir warum tun, denn nur dann können diese Handlungen für die Menschen, mit denen wir arbeiten, zu einem gesunden und stärkenden Erlebnis werden.

Ob man körperliche Hilfestellung anbieten sollte, wird unter den Yogalehrern und Therapeuten des *Trauma Center* ständig diskutiert. Wir sind geneigt, solche Hilfen generell auszuschließen, doch haben Kursteilnehmer es andererseits in einigen Fällen als unglaublich nützlich empfunden, von ihrem Yogalehrer stabilisierende körperliche Unterstützung zu erhalten. Unsere größten Sorgen in dieser Hinsicht sind: (1) daß eine Berührung für einen Teilnehmer zum Traumatrigger wird und er aufgrund dessen überwältigende Emotionen, intrusive Erinnerungen oder dissoziative Flashbacks erlebt und (2) daß der Yogalehrer Berührungen benutzt, um das Erleben eines Schülers zu beeinflussen, weil ihm dies als nützlicher erscheint, als den Schüler einzuladen, selbst darüber zu entscheiden, was er erleben will und was nicht. Als wir anfingen, uns eingehender mit diesem Thema zu beschäftigen, wurde uns klar, daß viele von uns Berührung im Rahmen eines Yogakurses als nützlich und unterstützend erlebt hatten. Doch andererseits hatten mindestens ebensoviele von uns Berührung als negativ erlebt: als unerbeten, aggressiv, unkontrollierbar und eher für den Lehrer als für uns selbst von Nutzen.

Wir werden uns nun mit dieser letzten Beobachtung ein wenig näher befassen. Viele von uns haben erlebt, daß die Berührungen eines Yogalehrers von seinem Bedürfnis bestimmt waren, die Arbeit in einem Kurs nach seinen Vorstellungen zu beeinflussen und zu steuern, damit die Übungen auf eine seinen Vorstellungen entsprechende Weise ausgeführt wurden. Im Kontext eines Kurses in traumasensiblem Yoga ist ein solches Verhalten äußerst problematisch. Obwohl Sicherheit in unserem Programm oberste Priorität hat, wollen wir Traumatisierten auch helfen, sich ihren Körper und ihr physisches Erleben wieder zu eigen zu machen. Alles, was im Rahmen des Kurses nicht der Stärkung und Befähigung der Teilnehmer dient, ist bestenfalls nicht nützlich und schlimmstenfalls schädlich.

Nachdem wir uns mit diesen schwerwiegenden Vorbehalten auseinandergesetzt hatten, beschlossen wir, körperliche Hilfestellungen im Rahmen unserer Kurse in traumasensiblem Yoga nicht generell zu verbieten. Wir wollten unseren Schülern nicht generell die Möglichkeit positiven menschlichen Kontakts nehmen, sofern sie selbst darum baten und er auf eine für sie unschädliche Weise stattfand. Es folgen nun einige Erwägungen, die Leiter von Kursen in traumasensiblem Yoga bezüglich körperlicher Hilfestellung bedenken sollten.

Wir informieren die Teilnehmer unserer Yogakurse darüber, daß wir uns bei unserer Arbeit auf visuelle und verbale Hilfen konzentrieren. Körperliche Hilfestellung leisten wir nie, ohne die Teilnehmer vorher gefragt zu haben und ohne daß sie die Arbeit, die Gruppe und den Kursleiter vorher gut kennenlernen konnten. Uns ist es wichtig, eine Situation zu schaffen, in der *die Teilnehmer jederzeit nein sagen können*.

Übungsleiter sollten ständig im Blick behalten, daß die Teilnehmer selbst über jede Art von physischer Interaktion entscheiden. Leisten Sie nur dann körperliche Hilfestellung, wenn Sie einen Teilnehmer schon eine Weile kennen – wir empfehlen einen Zeitraum von mindestens mehreren Monaten. Sie können mit den Teilnehmern auch ein Gespräch führen, um herauszufinden, wer von ihnen sich bei körperlicher Hilfestellung wohl fühlt; eine entsprechende Frage können Sie aber auch schon in ein Teilnahmeformular aufnehmen. Auch Feedbackbriefkästen ermutigen Kursteilnehmer zu entsprechenden Stellungnahmen.

In Yogakursen sind verschiedene Arten körperlicher Hilfestellung üblich; wir werden uns hier auf drei davon konzentrieren, die wir zur besseren Unterscheidung wie folgt bezeichnen: *sicherheitsfördernde Hilfen (safety assists)*, *ermutigende/beruhigende Hilfen (comfort assists)* und *vertiefende Hilfen (deepening assists)*. Wir empfehlen Ihnen, körperliche Hilfen im Rahmen eines Kurses in traumasensiblem Yoga in erster Linie zur Gewährleistung der physischen Sicherheit zu benutzen. Beispielsweise ist das sinnvoll, wenn das Knie eines Teilnehmers in der Helden-Haltung deutlich »aus der Balance« ist (weil es sich nicht über dem Fußknöchel befindet). Sie können auch zunächst einige Male verbale Hilfen geben und erst zur physischen Hilfe greifen, wenn die verbale ergebnislos geblieben ist. Wichtig ist, daß Sie sich bei körperlichen Hilfestellungen Ihres eigenen emotionalen Zustandes bewußt sind und daß Ihnen klar ist, was Sie dem Teilnehmer übermitteln wollen. Geduld und Freundlichkeit sind in jedem Fall von Nutzen. Bedenken Sie, daß Kursteilnehmer aus vielen Gründen nicht in der Lage sein können, eine verbale Botschaft in eine körperliche Aktivität zu übersetzen. Machen Sie sich immer wieder klar, daß Sie eine physische Hilfe *anbieten* und daß es ganz und gar in der Hand des Teilnehmers liegt, ob er sie annimmt oder nicht. Nähern Sie sich dem Teilnehmer in jedem Fall von vorn, um ihn nicht zu erschrecken; treten Sie zu ihm in Blickkontakt, und seien Sie in jedem Fall bereit zu akzeptieren, ob er Ihr Angebot annehmen will oder nicht. Beschreiben Sie so genau wie möglich, was Sie ihm anbieten. Beispielsweise könnten Sie fragen: »Darf ich meine rechte Hand auf Ihr Knie legen und sanften Druck ausüben, damit Sie ein Gefühl dafür entwickeln können, wie es sich anfühlt, wenn Ihr Knie sich senkrecht über Ihrem Fußknöchel befindet?«

Beruhigende körperliche Hilfen, beispielsweise sanftes Halten des Kopfes in der abschließenden Ruheposition, haben nichts mit Sicherheit zu tun und sollen dem Schüler nur helfen, sich in einer bestimmten Haltung zu entspannen und wohlzufühlen. Ebenso dienen vertiefende Hilfen, beispielsweise das Halten einer Hand auf den Unterrücken, um in der Hund-Haltung eine tiefere Dehnung zu fördern, nicht der Sicherheit. Vielmehr geht es in solchen Fällen darum, den Übenden zur Intensivierung der Haltung zu ermutigen. Entspannungsfördernde und vertiefende körperliche Hilfen können bei der Arbeit mit Traumatisierten sehr problematisch sein, weil wir nicht wissen können, wobei sich ein bestimmter Mensch wohler oder weniger wohl fühlt oder wann er eine Dehnung als zu stark empfindet. Für einige unserer Kursteilnehmer ist schon eine sanfte Berührung an der Schulter ein hochexplosiver Trigger, der einen dissoziativen Flashback auslösen kann.

In einem Yogakurs beschloß die Lehrerin, die diese Aufgabe nur zufällig ersatzweise übernommen hatte, einer Teilnehmerin eine beruhigende physische Hilfe zu geben. Während die meisten Kursteilnehmer in der traditionellen Entspannungshaltung auf dem Rücken lagen, näherte sich die Lehrerin einer Teilnehmerin von rückwärts und hielt vorsichtig deren Kopf. Das Licht im Raum war gedämpft, die Lehrerin sprach mit sanfter Stimme, und das Ende der Yoga-Übungsstunde war nahe – es war an der Zeit, sich auszuruhen. Die Lehrerin erklärte der Teilnehmerin, wozu die physische Hilfe diente, und fragte sie, ob sie damit einverstanden sei. Die Schülerin bejahte dies. Wie sich herausstellte, war der physische Kontakt für diese Schülerin tatsächlich in Ordnung, und sie empfand ihn sogar als nützlich. Problematisch war er allerdings für die Teilnehmerin auf der benachbarten Yogamatte. Diese war in ihrer Kindheit lange mißbraucht und mißhandelt worden, unter anderem auch sexuell, und dabei war ihre Mutter die Täterin gewesen. Daß die Kursleiterin der Teilnehmerin neben ihr im Dämmerlicht von hinten nähergekommen war und mit den Händen ihren Hals berührt hatte, hatte ausgereicht, um das Vertrauen der Nachbarin zu der Lehrerin zu erschüttern und bei ihr starke Zweifel daran zu wecken, ob sie in diesem Yogakurs sicher war. Weil die betreffende Lehrerin die Kursleitung nur vertretungsweise übernommen hatte und die reguläre Kursleiterin solche physische Hilfen nie anbot, kam es für die Teilnehmerin völlig unerwartet, Zeugin einer solchen Interaktion zu werden. Und tatsächlich muß eine Situation wie die geschilderte am Sinn »beruhigender Hilfen« zweifeln lassen. Die Teilnehmerin, bei der die Trigger aktiviert worden waren, wandte sich nach dem Vorfall sowohl an ihre Therapeutin als auch an die reguläre Yogalehrerin, so daß wir gemeinsam angemessen reagieren und der Teilnehmerin helfen konnten, ihr Gefühl der Sicherheit in der Übungssituation wiederzufinden.

Wichtig bezüglich jeder Art von Hilfe ist, daß wir unseren Kursteilnehmern in keinem Fall unseren Willen aufzwingen. Wir versuchen, ihnen zu helfen, sich selbst besser kennenzulernen und eine positivere Beziehung zu ihrem eigenen Körper zu entwickeln. Möglicherweise können physische Hilfen in einem späteren Stadium der Arbeit diesen Zielen dienen, aber das ist nicht generell der Fall und trifft auch nicht immer zu. Denken Sie stets an folgende Äußerung Judith Hermans aus ihrem Buch *Die Narben der Gewalt*: »Keine Intervention, die Traumatisierten ihre Macht nimmt, kann ihre Genesung fördern, selbst wenn eine solche Maßnahme in ihrem unmittelbaren Interesse zu liegen scheint.« Wenn wir Yogaschülern helfen wollen, sollte unsere Hilfe immer darauf zielen, bei ihnen ein Gefühl der eigenen Kompetenz und der eigenen Kontrolle über das Geschehen zu stärken.

Qualitäten eines Lehrers

In diesem Abschnitt geht es darum, wie Yogalehrer mit sich selbst im Übungsraum umgehen, beginnend mit der Kleidung, die sie wählen, bis hin zu der Art, wie sie im physischen Raum mit ihrem Körper umgehen. Wir werden auf den Umgang mit der Gruppe der Kursteilnehmer und mit der Dynamik innerhalb dieser Gruppe eingehen. Doch bevor wir uns mit diesen Dingen befassen, wollen wir hier zunächst die Botschaft wiederholen, die wir den Therapeuten in Kapitel 6 bezüglich des Selbstgewahrseins und der Selbstfürsorge mit auf den Weg gegeben haben. Weil Sie andere Menschen in ihren Heilungsbemühungen unterstützen wollen, ist Ihr somatisches und emotionales Befinden von großer Bedeutung. Viele Traumatisierte nehmen sehr genau wahr, in welchem emotionalen Zustand andere Menschen sich befinden. Bitte, sorgen Sie dafür, daß Sie sich vor jedem Yogakurs, den Sie leiten, in einem ruhigen und Ihrer selbst bewußten Zustand befinden.

Nach unseren Erfahrungen ist ein erfolgreicher Vermittler von traumasensiblem Yoga präsent und leicht (und er lächelt gelegentlich), also niemals schwer und negativ eingestellt; er ist jemand, der engagiert, wohlwollend und aufgeschlossen, sehr kompetent und mit Yoga sehr vertraut ist, aber andererseits lädt er dazu ein, ihm Feedback zu geben, und er ist bereit, sich dieses Feedback anzuhören – *und in Reaktion darauf angemessene Veränderungen vorzunehmen*. Diese Qualitäten spiegeln, daß Sie sich wohlfühlen, und wirken auf Ihre Schüler einladend.

Yogalehrer, die einen traumasensiblen Yogastil vermitteln, können durch konservative Kleidung die Gefahr der Ablenkung und von Triggerreaktionen verringern. Beispielsweise wurde ein männlicher Yogalehrer einmal in einem Kurs, an dem nur Frauen teilnahmen, von den Teilnehmerinnen gebeten, keine hautenge Hose zu tragen. Natürlich kann auch die Kleidung der Teilnehmer(innen) ein Problem sein. Als Yogalehrer können Sie deshalb vor der ersten Übungssitzung allgemein auf die Kleidung eingehen.

Weiterhin halten wir es für sinnvoll, daß der Lehrer vor dem Eintreffen der ersten Teilnehmer im Übungsraum ist und den Raum vorbereitet, damit zu Beginn der Übungssitzung kein allgemeiner Aufruhr entsteht (näheres zur Gestaltung der Umgebung im nächsten Abschnitt). Sie können eventuell jeden Teilnehmer in jeder Übungssitzung persönlich begrüßen, statt die Gruppe insgesamt. Jeden einzelnen hat es große Mühe gekostet, sich zur Teilnahme an diesem Kurs durchzuringen, und wir haben festgestellt, daß vielen nicht klar ist, daß sie willkommen sind, sofern man es ihnen nicht ausdrücklich mitteilt. Wir können ihnen zeigen, daß sie willkommen sind, ohne daß wir damit irgendwelche Erwartungen verknüpfen.

Ein Yogalehrer, der einen Kurs in traumasensiblem Yoga leitet, bewegt sich während einer Übungssitzung nicht viel im Raum umher, und die Schüler wissen zu jedem Zeitpunkt, wo er sich gerade befindet (Überraschungen sind unerwünscht!). Wenn Sie sich bewegen müssen, beispielsweise um die Raumtemperatur zu verändern oder um einen Teilnehmer, der sich verspätet hat, einzulassen, empfehlen wir Ihnen, den Teilnehmern genau zu erklären, was Sie tun werden, und warum Sie es tun: »Ich werde jetzt die Raumtemperatur verändern, weil einige Anwesende mir mitgeteilt haben, ihnen sei es zu warm.«

Bezüglich des Umgangs mit den Kursteilnehmern empfehlen wir Ihnen, diese nicht namentlich anzusprechen. Nach unseren Erfahrungen können sogar lobende namentliche Erwähnungen im Rahmen eines Kurses in traumasensiblem Yoga beschämend wirken. Wenn ein Lehrer das Gefühl hat, es sei wichtig, einen Teilnehmer auf einen positiven Aspekt seiner Yogapraxis hinzuweisen, kann er das dem Betreffenden persönlich am Ende der Übungsstunde sagen.

Lob kann auch deshalb problematisch sein, weil die Teilnehmer den Eindruck gewinnen können, es sei wichtiger, es dem Lehrer recht zu machen, als auf das eigene, subjektive Erleben zu achten. Es liegt aber nicht in unserem Interesse, eine solche Botschaft zu übermitteln. Entscheidend ist für uns das subjektive Erleben der Teilnehmer. Manchmal kann dies bedeuten, daß man Teilnehmer eine problematische Erfahrung machen läßt, ohne daß man sie als etwas anderes bezeichnet, als sie ist. Es ist vorgekommen, daß ein Lehrer die Haltung eines Teilnehmers als »großartig« bezeichnete, obwohl der Betreffende selbst sich dabei ganz und gar nicht wohl fühlte. Ein solcher Mangel an Einfühlungsvermögen kann Schüler davon abhalten, sich auf ihre inneren oder somatischen Empfindungen zu konzentrieren. Auch wenn es manchmal sinnvoll sein mag, jemanden zu loben, raten wir generell zur Vorsicht. Wenn Sie jemanden loben wollen, sollten Sie gründlich darüber nachdenken, warum Sie dies wollen, und sich genau überlegen, ob das, was Sie dem Betreffenden sagen wollen, ihm wirklich nützlich sein wird.

Eine andere Situation, die nach meinen Erfahrungen problematisch werden kann, entsteht, wenn der Yogalehrer sich seinen Kursteilnehmern gegenüber als »Traumaexperte« ausgibt. Beispielsweise könnte ein Lehrer etwas sagen wie: »Diese Übung ist für Traumatisierte sehr schwierig« oder: »Diese Haltung dürfte für Sie sehr angenehm sein.« Unsere Aufgabe ist es, Kursteilnehmern Gelegenheit zu neuartigen Erlebnissen zu geben, nicht, ihnen zu diktieren, wie sie bestimmte Dinge subjektiv zu erleben haben. Unsere Arbeit als Lehrer eines traumasensiblen Yogastils besteht darin, eine sichere, stabile und verläßliche Umgebung zu schaffen, in der unsere Schüler eigene Erfahrungen machen können, und sie dabei nach Kräften zu unterstützen. Beim traumasensiblen Yoga ist es Aufgabe des Yogalehrers, keine künstlichen Hürden zu kreieren – denn viele Teilnehmer haben, indem sie zum Kurs erschienen sind, schon eine für sie so schwierige Hürde gemeistert, wie wir es uns niemals auch nur werden vorstellen können. Aufgabe des Lehrers ist es, eine so sichere Situation zu schaffen, daß die Schüler sich aus eigenem Antrieb mit für sie schwierigen Dingen auseinandersetzen können, sobald sie dazu bereit sind, und dies auf eine Weise, die sie selbst als nicht gefährdend empfinden.

Umgebung

Bei diesem Aspekt geht es um den physischen Raum, in dem der Yogakurs stattfindet, und in diesem Rahmen unter anderem um Dinge wie Sauberkeit, Beleuchtung, Wahrung der Privatsphäre, Raumtemperatur und Verwendung von Musik. Eine Yogalehrerin veranstaltete einmal einen Yogakurs auf einem Militärstützpunkt, der ganz in der Nähe eines Schießplatzes stattfand. Für Marines, die gerade aus dem Irak oder aus Afghanistan zurückgekehrt waren, war diese Situation alles andere als ideal. Doch es gelang der Lehrerin, selbst dort, eine sichere und verläßliche Umgebung zu schaffen.

Ein Yogakurs in einem Internat für Jugendliche wurde in einem Aufenthaltsraum durchgeführt, der direkt neben den sogenannten »Auszeiträumen« lag, die Bewohner aufsuchen konnten, wenn sie sehr aufgebracht waren – und das kam während der Yoga-Übungsstunden hin und wieder vor! Die Situation war zwar nicht ideal, aber der Übungsraum war für die Schüler doch zumindest so sicher, daß sie dort entspannt die abschließende Ruheposition einnehmen konnten.

Wenn Sie sich dazu entschließen, traumasensibles Yoga zu lehren, müssen Sie sich eventuell in Institutionen oder Umgebungen zurechtfinden, die ursprünglich nicht für die Schaffung einer sicheren, ruhigen und verläßlichen Atmosphäre gedacht waren. Mit der realen Situation konfrontiert, werden Sie sicherlich Ihr Bestes tun, um sich auf die Umgebung einzustellen und mit ihr zurecht zu kommen. Zögern Sie nicht, solche Orte frühzeitig aufzusuchen, sich einen Besen und einen Aufnehmer zu besorgen (so wie es ein Lehrer machte, der einen Kurs in einem Speiseraum leiten mußte) und den Raum zu reinigen. Es ist besser, sich diese Mühe zu machen, als Yoga in einem Raum zu üben, in dem Kaugummi auf dem Boden klebt; außerdem demonstrieren Sie Ihren Kursteilnehmern so, daß es Ihnen wichtig ist, dafür zu sorgen, daß sie sich der Yogaübung in einem sauberen Raum widmen können.

Was die Beleuchtung angeht, gibt es in manchen Räumen nur einen einzigen Lichtschalter, so daß Sie nur zwischen Flutlicht und völliger Dunkelheit wählen können. Wenn nur die Alternativen einer sehr hellen und einer sehr schwachen Beleuchtung existieren, empfehlen wir Ihnen, sich für das helle Licht zu entscheiden. In dunklen oder spärlich beleuchteten Räumen werden eher Triggerreaktionen ausgelöst als in hell beleuchteten. Im Idealfall finden Sie etwas, das zwischen diesen beiden Extremen liegt. Eventuell können Sie auch selbst Lampen oder eine Möglichkeit, die Beleuchtung zu dämpfen, installieren, falls Sie ansonsten nur grelle Neonleuchten einschalten können. Während einer Yoga-Übungsstunde sollten Sie die Beleuchtung in keinem Fall verändern. Manche Yogalehrer schalten zum Schluß, während der abschließenden Entspannungsübung, das Licht ganz aus. Wir haben festgestellt, daß dies für viele Teilnehmer sehr irritierend ist. Wenn sich einige von ihnen dafür entscheiden, während der abschließenden Entspannung die Augen zu schließen, und dann das Licht im Raum ausgeschaltet wird, kann die unerwartete Konfrontation mit Dunkelheit beim Öffnen der Augen eine

Triggerwirkung auslösen. Noch einmal sei darauf hingewiesen, daß die Umstände, unter denen ein Trauma entstanden ist, sehr unterschiedlich sein können; doch wirkt ein dämmriger oder dunkler Raum nach unseren Erfahrungen auf viele Yogaübende ungünstiger als ein hell beleuchteter Raum, und Veränderungen der Beleuchtung, insbesondere von hell nach dunkel, wirken meist irritierender, als das Licht in der abschließenden Entspannungsphase einfach unverändert zu belassen.

Im Idealfall halten wir es für wünschenswert, daß ein Kurs in traumasensiblem Yoga nicht in einem Raum mit Fenstern stattfindet, die einen Blick nach draußen ermöglichen. Einmal mußte sich ein Yogalehrer einen zusammenfaltbaren und tragbaren Wandschirm besorgen, den er vor jeder Yoga-Übungsstunde vor einige Fenster stellte. Versuchen Sie zu verhindern, daß während eines Kurses irgendwer in den Übungsraum kommt oder diesen verläßt (z. B. Handwerker oder Postzusteller). Versuchen Sie auch, Lärm von draußen so weit wie möglich einzuschränken; wenn dann trotzdem Geräusche auftreten, sollten Sie diese benennen: »Das war ein großer Lastwagen, der gerade vorbeigefahren ist«, oder: »Das klingt so, als würde heute draußen irgendwo etwas gebaut.« Auf diese Weise helfen Sie Ihren Kursteilnehmern, im gegenwärtigen Augenblick verwurzelt zu bleiben. Einige in dieser Hinsicht wichtige PTBS-Symptome sind Hypervigilanz (ständige Wachsamkeit wegen mutmaßlich drohender Gefahr), eine übertrieben starke Schreckreaktion (Nervosität oder leichtes Erschrecken), Triggerreaktionen (Wahrnehmen von Dingen, die an das erlebte Trauma erinnern) oder Flashbacks (das Gefühl, ein früheres traumatisches Erlebnis wiederhole sich). Dissoziative Flashback-Episoden können durch Geräusche hervorgerufen werden, die denjenigen ähneln, die während eines traumatischen Ereignisses aufgetreten sind. Während eines Yogakurses für Veteranen wurde direkt vor dem Gebäude, in dem der Kurs stattfand, mit einem Preßlufthammer gearbeitet. Die Yogalehrerin erlebte aufgrund dessen die somatischen Belastungsreaktionen ihrer Kursteilnehmer selbst mit. Sie bat die Bauarbeiter, ihre Arbeit zu unterbrechen. In einer anderen Situation im gleichen Kurs fuhr ein Fahrzeug mit einer Sirene am Gebäude vorbei. Sirenen sind in Kriegsgebieten manchmal sehr häufig zu hören, weshalb sie als Trigger fungieren können. In diesem Fall benannte die Lehrerin das betreffende Ereignis nur (»Das klingt, als wäre gerade ein Feuerwehrwagen an unserem Übungsraum vorbeigefahren«) und wandte sich anschließend wieder den Yogaübungen zu. Ihr fiel auf, daß sich die Schüler nach ihrer Bemerkung entspannten, und sie nahm an, daß ihre kurze Intervention in der betreffenden Situation ausgereicht hatte. Siehe hierzu auch den Abschnitt »Umgang mit einer Triggerreaktion in einem Yogakurs« später in diesem Kapitel. Dort finden Sie ausführlichere Informationen über yogabasierte Strategien des Umgangs mit Triggerreaktionen wie dissoziativen Flashbacks.

Unser genereller Umgang mit der Umgebung beinhaltet, daß wir uns um Feedback von seiten unserer Kursteilnehmer bemühen und daß wir die äußere Situation niemals verändern, ohne die Teilnehmer vorher zu befragen. Vielleicht sollten Sie die Teilnehmer eines Kurses in traumasensiblem Yoga in stärkerem Maße als bei gewöhnlichen Yogakursen als Menschen sehen, mit denen Sie zusammenarbeiten, und ihnen so viel Einfluß auf die Umgebung wie eben möglich überlassen.

Übungen

Alle Übungen, die wir benutzen, zielen darauf, Traumatisierten zu helfen, sich ihren Körper wieder zu eigen zu machen und ein freundliches Verhältnis zu ihm zu entwickeln – also nicht auf die perfekte Ausführung der Übungen (die natürlich erreicht werden kann, was wir keinesfalls ausschließen wollen!). Unter diesem Vorbehalt geht es beim Aspekt Übungen natürlich um die Yogahaltungen selbst, um die Wahl der Übungen sowie einer Übungsfolge und um den zeitlich-dynamischen Ablauf einer Übungsstunde (wie viele Anleitungen zu einer bestimmten Übung gegeben werden sollten und welchen Anteil Stille haben sollte).

Doch zunächst das Offensichtlichste: Wir würden in der ersten Übungssitzung niemals eine (wegen der Wirkung auf den Beckenbereich) manchmal besonders problematische Übung wie *Glückliches Kind* benutzen. Uns ist klar, daß die Übungen nicht nur mit physischen Ausführungsproblemen verbunden sind, sondern auch psychisch problematisch sein können. Eine Übung wie *Glückliches Kind* mag grundsätzlich von großem Wert sein, doch würden wir sie erst nach einer einige Monate umfassenden Vorbereitung ausführen lassen, beispielsweise nachdem wir die *Einbeinige Vorwärtsbeuge* haben üben lassen. Man könnte sich der Lockerung des Hüftbereichs auch über Helden-Haltung nähern.

Als Lehrer eines traumasensiblen Yoga wollen wir unsere Kursteilnehmer dazu befähigen, schließlich alle normalen Yogaübungen auszuführen. Doch ändert das nichts daran, daß bestimmte Arten von Übungen, insbesondere diejenigen, bei denen es um die Lockerung des Becken- und Hüftbereichs geht, für Traumatisierte besonders problematisch sein können, weshalb es besondere Geduld und eine lange Vorbereitung erfordert, auch sie zu meistern. Alles, was in diesem Abschnitt beschrieben und empfohlen wird, ist nur als eine Art Leitfaden zu verstehen. Sie müssen die besonderen Eigenarten der Menschen, mit denen Sie arbeiten, kennenlernen und sich daran orientieren. Manche haben von Anfang an keinerlei

Probleme mit Übungen wie *Glückliches Kind*, andere hingegen brauchen mehrere Jahre, bis sie diese ausführen können. Beides ist völlig in Ordnung, sofern es den Betreffenden gelingt herauszufinden, was für sie persönlich angenehm ist.

Ein weiterer Punkt, der die Übungen selbst betrifft, ist die Frage in welchem Tempo die Anleitung erfolgen sollte. Grundsätzlich bringt ein eher bedächtiges Präsentationstempo bessere Ergebnisse als ein schnelles. Da wir unseren Kursteilnehmern beizubringen versuchen, sich für ihren Körper ein wenig mehr Zeit zu nehmen als bisher, kann es nicht Sinn der Sache sein, sie möglichst schnell durch die Übungen zu treiben. Nirgendwo ist festgelegt, was zuviel Zeit für eine bestimmte Übung ist. Allerdings kann es passieren, daß Teilnehmer Ihnen mitteilen, die Verweilzeit in einer bestimmten Haltung sei ihnen zu lang, oder die stillen Zeiten zwischen den Anleitungen seien manchmal zu lang, weshalb sie »abdriften« würden. Wir müssen uns bemühen, das Verhältnis zwischen Anleitungen und Pausen so zu gestalten, daß die Übenden einerseits genügend Zeit haben, um zu begreifen, worum es in den Übungen geht, und um sie sich in einer entspannten Atmosphäre anzueignen, und daß sie andererseits nicht soviel Zeit haben, daß die Gefahr der Dissoziation und des »Abdriftens« besteht.

Unsere erste Serie von Yogakursen im *Trauma Center* fand im Jahre 2003 statt. Es gab damals noch keine Kurse dieser Art, und die gesamte Situation war für uns völlig neu. Wir hielten es für angebracht, das Tempo der Anleitungen verglichen mit dem, was sonst in Yogastudios üblich ist, deutlich zu verlangsamen, und wir bemühten uns ganz bewußt darum, dies auch wirklich zu tun. Trotzdem erklärten nach dem Kurs fast alle Teilnehmer, die Anleitung sei viel zu schnell gewesen! Das war uns damals eine wichtige Lehre. An dem Kurs nahmen Erwachsene teil, die als Kinder chronisch Mißbrauch, Mißhandlungen und Vernachlässigung erlebt hatten. Sie empfanden das Arbeitstempo als viel zu schnell, obwohl der Lehrer sich große Mühe gegeben hatte, jede seiner Aktionen stark zu verlangsamen. Die Teilnehmer jedoch benötigten mehr Raum, um in ihrem Körper zu sein, sich darin sicher zu fühlen und die physische Situation achtsam zu erleben. Also lernten wir, unser Arbeitstempo noch stärker zu verlangsamen.

Die nächste wichtige Lernerfahrung in dieser Hinsicht machten wir während unserer Pilotstudie über die Nutzung von Yoga im Rahmen der Behandlung Erwachsener, die in ihrer Kindheit chronisch mißbraucht bzw. mißhandelt worden waren. Die Teilnehmer waren in der abschließenden Ruheposition so zappelig, daß wir die physiologischen Daten, die wir von ihnen erhoben hatten, nicht verwenden konnten. – Mit ihren Fingerspitzen war ein Sensor verbunden, der die Herzfrequenz maß; doch ihre Finger zuckten so stark, daß die Daten über ihre

Herzfrequenz völlig unbrauchbar waren. – Damals sahen wir für eine solche stille Entspannungsübung zirka drei bis fünf Minuten vor. Aufgrund der geschilderten Probleme entschlossen wir uns, zunächst einen sanfteren geführten Bodyscan durchzuführen, auf den nur ein bis zwei Minuten völlige Stille folgten. Dies war in diesem Rahmen offenbar eine bessere Lösung. Allerdings haben wir bei der Arbeit mit Jugendlichen in Internatsschulen festgestellt, daß eine längere stille Entspannungsphase in Verbindung mit ruhiger Musik ebenfalls zu guten Resultaten führte. Für die dortigen Gruppen waren Yoga-Übungsstunden eine Zeit, in der sie sich ausruhen konnten, wozu sie sonst vielleicht nicht viel Gelegenheit hatten.

Belastungstoleranz ist eine der Fertigkeiten, die man mit Hilfe von Yoga entwikkeln kann. Dies bedeutet, daß die Yogaübenden lernen, ein geringeres Unbehagen zu ertragen, ohne daß ein Trigger aktiviert wird oder sie sich vom Geschehen überwältigt fühlen. Ein wichtiges Indiz für Toleranz gegenüber belastenden Erlebnissen ist ein intaktes Zeitempfinden. Für viele Traumatisierte ist das Unbehagen, das sie empfinden, unerträglich, weil sie Gedanken haben wie: »Das wird nie enden« oder: »Ich kann es einfach nicht ertragen.« Yogalehrer sollten ihren Kursteilnehmern helfen, ein Zeitempfinden zu entwickeln, das Unbehagen mit einem Anfang und einem Ende versieht. Wenn man Übenden das Gefühl vermittelt, daß das, was sie erleben, voraussagbar ist und daß sie Einfluß darauf haben, ermöglicht ihnen das oft, unangenehme Empfindungen zu ertragen.

Der Countdown

Bei fast jeder Yogaübung, die wir in unseren Kursen in traumasensiblem Yoga lehren, benutzen wir eine Technik, die wir *Countdown* nennen. Dabei handelt es sich im Grunde um ein langsames und gleichmäßiges Rückwärtszählen von fünf oder drei bis null, durch das der Yogalehrer der Übung einen Zeitrahmen gibt und das – was in Rahmen des Traumabezugs besonders wichtig ist – den Schülern die Sicherheit vermittelt, daß die Übung (das Erleben des Augenblicks) ein Ende haben wird. Menschen, die unter PTBS leiden, erleben ihr Trauma häufig als nie endend. Es manifestiert sich unablässig in Körper, Geist und Seele. Wenn wir Menschen auffordern, manchmal schwierige Atem- und Bewegungsübungen auszuführen, können die Betreffenden durchaus den Eindruck gewinnen, diese Schwierigkeiten würden niemals enden. Deshalb ist es völlig verständlich, daß sie die Übung vorzeitig abbrechen, um weiteren Schmerz und weiteres Leid zu vermeiden. PTBS-Kranke deuten eine schwierige Yogaübung häufig als traumatisches Ereignis, weil sich ihr Körper ständig in einem Zustand extremer

Wachsamkeit befindet und weil das somatische Unbehagen, das sie empfinden, sie ständig an frühere traumatische Erlebnisse erinnert. Nach unseren Erfahrungen ist der Countdown eine sinnvolle Möglichkeit, die Teilnehmer unserer Kurse daran zu erinnern, daß die Yogaübung, die sie gerade ausführen, einmal enden wird und daß wir uns dann etwas anderem zuwenden werden. Wir ermöglichen ihnen, eine erträglich anstrengende Übung (die nicht schmerzhaft ist) auszuführen und zu erleben, daß diese Übung einen Anfang und ein Ende hat. Nach unserer Auffassung ist es für Traumatisierte wichtig, im Interesse ihrer Heilung zu erleben, daß erträgliche Anstrengungen enden, und wir geben ihnen während einer Yoga-Übungsstunde immer wieder die Möglichkeit, dies zu erleben. Der Countdown sollte durchgeführt werden, nachdem alle Einzelheiten einer Übung und alle in diesem Rahmen gegebenen Entscheidungsmöglichkeiten erläutert worden sind.

Bitte beachten Sie: Weil wir nicht möchten, daß sich Übende bei einer Yogaübung verletzen, fügen wir grundsätzlich jedem Teil jeder Übungsanleitung eine Bemerkung folgenden Inhalts hinzu: »Sie selbst entscheiden letztlich, was Sie tun. Wenn es für Sie aus irgendeinem Grunde schmerzhaft oder unangenehm ist, können Sie jederzeit damit aufhören.« So gut es ist, das Aushalten erträglicher Belastungen zu üben, so wichtig ist es andererseits, daß Traumatisierten klar ist, daß sie keine Yogaübung auszuführen brauchen, die ihnen Schmerzen bereitet oder unter der sie leiden.

Mit dem Erdulden erträglicher Belastungen zu experimentieren kann Übenden helfen, ihr Toleranzfenster für Erlebnisse zu erweitern. Dies versetzt sie allmählich in die Lage, sich leichteren unangenehmen oder belastenden emotionalen oder körperlichen Empfindungen nicht mehr zu verschließen und sie auch nicht mehr auf der Stelle unterbinden zu müssen. Unangenehme Emotionen oder körperliche Empfindungen liefern häufig wichtige Informationen darüber, was wir brauchen und was nicht gut für uns ist. Indem die Übenden lernen, solche Empfindungen zu tolerieren, entwickeln sie allmählich mehr Selbstsicherheit bei der Abgrenzung gegenüber Dingen, die für sie nicht gut sind, und auf diese Weise gelingt es ihnen, besser für sich selbst zu sorgen.

Toleranz gegenüber erträglichem Unbehagen ist eine Sache, Schmerzen und Verletzungen hingegen etwas völlig anderes. Manche Traumatisierte haben das Gefühl, sie müßten die Anweisungen ihres Yogalehrers bedingungslos ausführen, weshalb sie sich selbst über das, was für sie noch gesund ist, hinaustreiben. Manchmal glauben sie, sie müßten die schwierigsten Übungen gleich zu Anfang meistern, und sie erleben es als Mißerfolg, wenn es ihnen nicht gelingt, diese »korrekt« auszuführen. Diese Einstellung öffnet Verletzungen Tür und Tor. Bei allen Übungen, die wir in unseren Kursen vorstellen, bemühen wir uns, jeweils mehrere Ausführungsmöglichkeiten anzugeben. Beispielsweise kommt das in Sätzen zum Ausdruck wie: »Wenn das nicht geht, dann probieren Sie dies aus.« Die immer gültige und allem anderen zugrundeliegende Anleitung lautet: »Wenn dies für Sie aus irgendeinem Grund unangenehm oder schmerzhaft ist, können Sie die Arbeit an dieser Übung jederzeit beenden und zum achtsamen Atmen zurückkehren.« Wir bringen Traumatisierten bei, zu spüren, was im gegenwärtigen Augenblick in ihrem Körper geschieht. Wenn sie irgendwo Schmerzen wahrnehmen, hoffen wir, daß sie bereit und in der Lage sind zu sagen: »Nein, ich werde nicht im Schmerz steckenbleiben; wichtig ist jetzt, wie ich mit dem, was ich empfinde, umgehe, und darauf habe ich Einfluß.« Wenn es in einem Kurs zu solchen »therapeutischen Augenblicken« kommt, ist das von großem Wert. Unser Ziel sollte sein, unsere Kurse so zu gestalten, daß die Teilnehmer darin möglichst oft Situationen dieser Art erleben!

Umgang mit einer Triggerreaktion in einem Yogakurs

Im Rahmen unseres Yogaprogramms im *Trauma Center* ist uns klar geworden, daß unsere Klienten auch während der Übungsstunden ständig Triggern ausgesetzt sind. Andererseits haben wir das Vertrauen entwickelt, daß die Yogaübung vielen Traumatisierten die Möglichkeit gibt zu lernen, mit solchen Triggern adäquat umzugehen.

Für unsere Klienten ist die Welt voller Trigger: Autos haben Fehlzündungen, Mitmenschen riechen manchmal stark nach Schweiß, plötzlich fängt jemand an zu brüllen und dergleichen mehr. Mit einem Yogaraum verhält es sich in dieser Hinsicht nicht anders – er ist ein Teil der Welt, in der ständig Trigger aktiv werden. Man könnte sogar sagen, daß in einem Yogakurs, was Trigger angeht, noch größere Gefahr besteht als normalerweise, weil wir direkt am Körper arbeiten, der für viele Traumatisierte ein ganz besonders problematischer Bereich ist.

Obwohl uns klar ist, daß im Laufe einer Yoga-Übungssitzung mit Sicherheit Trigger aktiv werden, glauben wir andererseits, daß Yogalehrer, die in traumasensiblem Yoga geschult sind, eine besondere Aufgabe haben, die sich von der anderer Yogalehrer unterscheidet und die unter anderem beinhaltet, sich der Wirkung von Triggern bewußt zu sein und den Kursteilnehmern zu helfen, Yogatechniken zu nutzen, um mit einigen der durch Trigger im gegenwärtigen Augenblick verursachten Reaktionen fertig zu werden. Wenn Traumatisierte einen Arzt aufsuchen und ihn um Hilfe bei ihren Bemühungen, mit Triggern fertig zu werden, bitten, verschreibt dieser ihnen wahrscheinlich ein Medikament; wenden sie sich hingegen an einen Therapeuten, fordert er sie vermutlich auf, das Erlebte zu verarbeiten; und wenn sie sich an einen Yogalehrer wenden, so sollte er ihnen ein paar Yogatechniken erklären, die sie zur Regulation ihres Zustandes benutzen können.

Es folgt ein Beispiel aus einem Yogakurs, das veranschaulicht, wie der Yogalehrer einem Kursteilnehmer, bei dem Trigger aktiv geworden waren, Yogatechniken erklärte, mit deren Hilfe er auf den getriggerten Zustand einwirken konnte.

Rückkehr zum Berg

Während eines Kurses in traumasensiblem Yoga fiel der Lehrerin auf, daß eine Frau, die vorn im Raum saß, in einem bestimmten Moment zu weinen anfing. Die Betreffende hatte viele Monate lang regelmäßig an diesem Kurs teilgenommen. Sie war also mit dem Raum, den Besonderheiten des Kurses, der Lehrerin und den übrigen Teilnehmern vertraut. Sie trat zur Lehrerin in Blickkontakt, und in diesem Augenblick hatten beide das Gefühl, mit der Teilnehmerin sei alles in Ordnung, und sie könne mit dem, was sie gerade erlebt hatte, umgehen.

Trotzdem behielt die Lehrerin die Teilnehmerin während der restlichen Sitzungszeit im Auge. Ein paar Minuten später fiel ihr auf, daß die Frau nicht mehr an den Übungen teilnahm, sondern sich aufrichtete und ihre Hände auf ihr Herz legte (eine Geste, mit der die Teilnehmer in vielen vorangegangenen Sitzungen experimentiert hatten). Später beteiligte sie sich wieder sporadisch an den Übungen, und danach kehrte sie jeweils in die Sitzhaltung zurück und legte ihre Hände aufs Herz oder experimentierte mit der Kind-Haltung. Hinsichtlich der Symptome, die sie im Laufe der Sitzung gezeigt hatte, kam es nicht zu einer Eskalation.

Am Ende der Sitzung wandte sich die Lehrerin an die Teilnehmerin und erklärte ihr, sie habe ihr Weinen bemerkt und wolle sich deshalb nun versichern, ob alles in Ordnung sei. Die Frau sagte, sie sei von Emotionen überwältigt worden, als die Lehrerin in Zusammenhang mit einer bestimmten Übung das Wort »Becken« erwähnt habe. Sie erklärte, sie habe in diesem Augenblick das Bedürfnis, der Lehrerin von ihrer Traumavorgeschichte zu berichten, weil dies alles für sie kaum zu ertragen sei und weil sie sich davon eine Verringerung der Intensität dieses Erlebens erhoffe.

In dieser Situation traf die Yogalehrerin eine wichtige Entscheidung. Sie erklärte, es sei für sie in Ordnung, wenn die Schülerin ihr über ihr Trauma berichte, aber ob sie nicht vorher damit experimentieren wolle, sich mit ihr gemeinsam in die Berg-

Haltung im Stehen zu versetzen. »Das klingt gut«, antwortete die Schülerin. Diese Intervention reichte aus, um eine entscheidende Veränderung herbeizuführen. Die Übungshaltung war sowohl der Lehrerin als auch der Schülerin sehr vertraut, weil sie diese während der letzten Monate viele Male gemeinsam geübt hatten. Also standen sie gemeinsam in der Berg-Haltung da.

Dann lud die Lehrerin die Schülerin ein: »Hätten Sie Lust, mit mir zusammen Bewegungen auszuführen und dabei synchron zu atmen?« Auch damit war die Schülerin einverstanden, und daraufhin übten sie gemeinsam den Sonnenatem, wobei Atmung und Bewegungen koordiniert werden. Sie übten einige Minuten lang gemeinsam. Nachdem die Lehrerin die gemeinsame Aktivität zur Berg-Haltung zurückgeführt hatte, pausierten beide, lächelten einander an, und die Teilnehmerin sagte: »Ja, mir geht es jetzt gut.«

»Brauchen Sie noch etwas?« fragte die Lehrerin. Die Teilnehmerin bat, sich still auf ihre Matte setzen zu können, während die Lehrerin den Raum reinigte und sich für den Aufbruch bereit machte.

Nach etwa zehn Minuten verabschiedeten sie sich, und das war alles. Der Lehrerin fiel eine deutliche Veränderung der Energie der Teilnehmerin auf: Die Schwere, die ihren emotionsgesättigten Zustand gekennzeichnet hatte, als sie über ihr Trauma hatte reden wollen, war nach der kurzen gemeinsamen Yogaübung einer Leichtigkeit gewichen.

Anmerkung: Die Yogalehrerin hatte kommuniziert, daß sie sich vor einem Bericht der Schülerin über ihr Trauma nicht fürchte, doch sie blieb darauf fokussiert, wie es der Schülerin ging. Zeugin des Leidens der Frau zu werden und ihr zu helfen, ihren Zustand mittels Yoga zu regulieren, reichten für diese Teilnehmerin in der geschilderten Situation aus.

Diese Geschichte ist ein Beispiel dafür, wie eine Yogalehrerin einer Schülerin mit Hilfe von Yogatechniken ermöglichte, mit einem Trigger fertig zu werden. Im beschriebenen Fall führte das zu einem positiven Resultat. Mit Hilfe einiger Yogaübungen, die ihr bereits vertraut waren, gelang es der Schülerin, über den Trigger hinwegzukommen. Man beachte, daß sie der Yogalehrerin am Ende doch nicht von ihrem Trauma berichtete. Vielleicht hatte sie, weil sie im *Trauma Center* auch psychotherapeutisch behandelt wurde, zunächst geglaubt, über ihr Trauma zu sprechen sei die beste Möglichkeit, einen Teil der Kraft der ausgelösten Reaktion zu neutralisieren. Vielleicht hätte dies tatsächlich ebenfalls funktioniert; es hätte allerdings auch dazu führen können, daß sie von traumatischem Material überflutet worden wäre, was sie dann auch noch in die schwierige Lage gebracht hätte, bis zu ihrer nächsten Therapiesitzung ohne Hilfe mit diesen verstärkten posttraumatischen Reaktionen fertig werden zu müssen. So, wie die Situation sich tatsächlich entwickelte, halfen die Yogaübungen ihr, in ihrem Körper sofort eine Entlastung zu erleben, ohne daß irgendeine verbale Verarbeitung erforderlich gewesen wäre. Wir wünschen uns, daß Yogalehrer und andere zumindest einen Schluß aus dieser Geschichte ziehen: daß Yogatechniken Traumatisierten sehr wirksam helfen können, mit aktivierten Triggern fertig zu werden. Wenn bei Ihren Kursteilnehmern Trigger aktiv werden, können Sie getrost Yogatechniken anbieten.

Allerdings waren auch noch einige andere wichtige Faktoren im Spiel, von denen wir annehmen, daß sie der Yogalehrerin den Raum und die Zuversicht vermittelten, das zu tun, was sie tat. Die Lehrer im *Trauma Center* wissen, daß alle ihre Kursteilnehmer einen Psychotherapeuten haben, mit dem sie an allem arbeiten können, was im Rahmen der Yogakurse auftaucht. Und die Yogalehrer haben die Möglichkeit, Kontakt zu den Therapeuten aufzunehmen, wenn es um das Wohl eines Kursteilnehmers geht, und sie haben dies in der Regel schon einige Male getan. Außerdem wußte die Yogalehrerin, daß jederzeit ein Therapeut im Haus war, der im Falle einer größeren Krise Hilfe leisten konnte. Wir raten Ihnen, sich über die Situation Ihrer Kursteilnehmer zu informieren und sich Klarheit darüber zu verschaffen, auf welche Sicherheitsnetze sie zurückgreifen können.

Ein weiteres wichtiges Element des obigen Beispiels ist, daß die Yogaübungen, welche die Yogalehrerin anbot, sehr einfach und der Teilnehmerin bereits vertraut waren. Wenn sich ein Teilnehmer mitten in einer Triggerreaktion befindet, ist keine Zeit dafür da, ihm etwas Neues beizubringen. Deshalb empfehlen wir Ihnen, dafür zu sorgen, daß Ihre Kursteilnehmer bestimmte zentrale Übungen infolge häufiger Wiederholung gut beherrschen, so daß Sie in Krisensituationen darauf zurückgreifen können.

In einer Situation war eine unserer Teilnehmerinnen am Ende einer Yoga-Übungsstunde deutlich erkennbar »getriggert«: Ihr Körper war starr, sie atmete schnell, die Tränen standen ihr in den Augen, und sie mied Blickkontakt. In diesem Fall näherte sich ihr die Yogalehrerin vorsichtig, stellte Blickkontakt zu ihr her und fragte sie, ob alles in Ordnung sei. Die Schülerin sagte, sie sei zwar aufgebracht, aber sie sei okay. Die Lehrerin hielt es für wichtig, die Frau zu fragen, ob sie für den Abend schon Pläne habe und ob sie mit jemandem reden könne? (Ja.) Ob sie am nächsten Tag Kontakt zu ihrer Therapeutin aufnehmen könne, falls sie dies für notwendig halte? (Ja.) In diesem Fall nahm sich die Yogalehrerin ein paar Minuten Zeit, um mit der Schülerin zusammen eine Strategie zu entwickeln, wobei sie die Tatsache berücksichtigte, daß die Kursteilnehmerin aufgebracht war, und sie zu erkennen gab, daß sie sich um die Sicherheit der Frau sorgte. Am nächsten Tag rief die Yogalehrerin die Therapeutin der Kursteilnehmerin an, um diese auf die Situation vorzubereiten. Auch hier zeigt sich, wie wichtig und wirksam Teamarbeit ist: Klientin, Yogalehrerin und Therapeutin arbeiten gemeinsam auf die gleichen Ziele hin. Zu wissen, daß Yoga für viele Traumatisierte sehr große Schwierigkeiten mit sich bringt, daß es aber andererseits auch ein Bestandteil des Heilungsprozesses ist, ist für Yogalehrer und Therapeuten sehr wichtig, damit sie als Partner zusammenarbeiten können.

Wenn Sie sich entschließen, Kurse in traumasensiblem Yoga zu leiten, werden Sie wahrscheinlich häufig miterleben, daß bei Menschen, die Sie unterrichten, Trigger aktiviert werden. Manchmal tauchen Trigger im Laufe einer Übungssitzung kurz auf, und den Betroffenen gelingt es, bis zum Ende der Sitzung über die Situation hinwegzukommen. Wir empfehlen Ihnen, sich in die Körpersprache Ihrer Kursteilnehmer einzufühlen und dabei insbesondere auf die Zeichen zu achten, die in den obigen Beispielen beschrieben werden; außerdem sollten Sie sich darüber im klaren sein, daß diese Dinge im Rahmen eines Kurses für traumasensibles Yoga völlig normal und zu erwarten sind. Trigger werden mit Sicherheit auftauchen, und was Sie in solchen Fällen zu bieten haben, sind Yogaübungen. Viele haben uns berichtet, daß diese Yogatechniken zu den wirksamsten Methoden des Umgangs mit Triggern zählen, über die sie verfügen.

Zum Abschluß

Erfahrung ist oft unser bester Lehrer. Yogaschüler und -übende haben uns im Laufe der Jahre viele unschätzbar wertvolle Gedanken und Einsichten mitgeteilt, die sie aufgrund ihrer eigenen Erlebnisse in Yogakursen und aufgrund von yogabasierten Übungen, wie sie in unserem Zentrum angeboten werden, gewonnen haben. Die folgende eMail von einer Teilnehmerin unserer Yogakurse trifft den Kern der Sache:

> Obwohl ich sehr froh über die Arbeit im Yogakurs war, hat es mir auch gefallen, mit Ihnen über Traumata und Yoga zu sprechen. Als Traumatisierte zum Yoga zu finden war so schwierig für mich, daß ich mir Gedanken darüber mache, wie ich dies anderen Menschen erleichtern könnte. Mir hat sehr gefallen, was heute in einer Übungsstunde über Gesten gesagt wurde. Natürlich geht es in einem gewissen Sinne immer um Gesten, beispielsweise um die Offenheit oder Verschlossenheit von Brust und Schultern. Das Öffnen meiner Schultern oder meiner Beine beim *Glücklichen Kind* [einer Yogahaltung, bei der man in Rückenlage die Beine im angewinkelten Zustand in die Luft und zur Seite streckt und so »die Hüften öffnet« – eine sehr exponierte Geste], mag in erster Linie eine physische Haltung sein, aber es übermittelt auch eine Bedeutung. Viele Bedeutungen sind in meinem Körper verwurzelt, und eben das macht die Gesten und sogar Gedanken daran, daß man in der Lage ist, sie auszuführen, so tiefgründig. ...
>
> Für mich läuft alles immer wieder auf den Körper hinaus und auf die Erinnerungen, die ich dort speichere. Vielleicht weil ich so jung bin, habe ich das Gefühl, daß der Mißbrauch, den ich erlebt habe, tief in einem Teil von mir verborgen liegt, der seinem Wesen gemäß physisch ist. Deshalb geht es für mich um einige der scheinbar einfachsten Dinge, beispielsweise darum, nur zu denken, daß es für mich okay ist, tief und ohne Furcht ein- und auszuatmen. Denn in einigen Teilen meines Körpers erinnere ich mich immer noch daran, wie es war, beim Atmen Geräusche zu zählen, und deshalb ist für mich die Geste

offeneren Atmens an und für sich ein tiefes Erlebnis. Genauso verhält es sich mit der Übung *Berg im Stehen* – es ist fast nichts weiter als das erforderlich. Allerdings gefällt es mir wirklich sehr, mich in meinem Körper stark zu fühlen; das erzeugt in mir ein Gefühl der Sicherheit, und deshalb ist dieser Teil des Yoga für mich auch wichtig geworden. Die Übung *Glückliches Kind* würde mich im Augenblick zu sehr öffnen, als daß ich sie ausführen könnte, aber ich werde darüber nachdenken, sie im Auge behalten. Bis bald!

Im Grunde faßt diese eMail die Idee eines traumasensiblen Yoga, die wir in diesem Buch beschrieben haben, sehr gut zusammen. Die Yogaschülerin, die sie geschrieben hat, ist sich über die körperliche Wirkung des Traumas, das sie erlebt hat, völlig im klaren, und sie experimentiert mit Haltungen und Atemübungen, während sie bei diesem Wissen gleichzeitig völlig gegenwärtig ist. Sie versucht einzuschätzen, was bei ihr wirkt und was nicht. Sie trifft Entscheidungen danach, was sich für sie »richtig anfühlt«, und sie lernt, diesen Entscheidungen und den Informationen, die sie von ihrem Körper erhält, zu vertrauen. Sie integriert Atem und Bewegung in ihr Leben, und zwar auf für sie gefahrlose und effektive Weise, und sie verfolgt diesen Prozeß mit gesunder Neugier. Man beachte, daß diese Frau schon einige Jahre lang traumasensibles Yoga praktiziert hatte, als sie die obige eMail schrieb. Ihre Erkenntnisse hat sie sich hart erarbeitet, doch wir alle können davon profitieren.

Wir hoffen, daß dieses Buch Traumatisierten, Therapeuten und Yogalehrern einen Rahmen liefert, in dem sie die Wirkung von Traumata verstehen können, und daß es ihnen außerdem hilft, die wichtige Rolle eines traumasensiblen Yoga bei der Heilung zu erkennen. Vor allem jedoch hoffen wir, daß Traumatisierte darin etwas für sie Nützliches gefunden haben – etwas Greifbares, womit sie üben können. Wir möchten Sie dazu ermutigen, kreativ zu sein, zu benutzen, was wirkt, und alles, was Ihnen als unnütz erscheint, außer Acht zu lassen. Experimentieren Sie, wenn Sie möchten, und entscheiden Sie dann selbst.

Eine andere Traumatisierte, die mit Yoga experimentierte, beschrieb, wie sie durch ihre Yogaübung wieder lebendig geworden war. Sie erinnerte sich noch gut, daß sie sich wie tot gefühlt hatte und ihr Körper ständig kalt und taub gewesen war. Sie war von sich selbst und von anderen Menschen abgeschnitten und isoliert gewesen. Sie besuchte Kurse in traumasensiblem Yoga und übte sich mit ihrer Einzeltherapeutin in der Anwendung yogabasierter Strategien, um während der Therapiesitzungen achtsam zu bleiben und an der Regulierung ihrer Emotionen arbeiten zu können. Nach einer bestimmten Sitzung mit ihrer Therapeutin, in der sie die Übung *Berg im Sitzen* und Atemübungen praktiziert hatte, erhob sie den Kopf und schaute der Therapeutin in die Augen. In diesem Moment war sie präsent und erlebte den gegenwärtigen Augenblick. Sie fürchtete sich nicht davor, was sie empfand. Ihr standen Tränen in den Augen, und ihr Gesicht wurde von einem breiten und warmherzigen Lächeln erfaßt. Sie sagte: »Ich fühle mich ganz.«

Anmerkungen

1. Den Körper zurückgewinnen

1. B. A. van der Kolk, »The Body Keeps the Score: Memory and the Evolving Psychobiology of Post Traumatic Stress«, *Harvard Review of Psychiatry* 1, Nr. 5 (1994): 253–265.
2. Siehe U. S. Department of Health and Human Services, »The Fourth National Incidence Study of Childhood Abuse and Neglect« (2010); eine Untersuchung, die viele wichtige statistische Daten enthält.
3. Mit den Folgen emotionaler Vernachlässigung in der Kindheit beschäftigen sich M. Blaustein und K. Kinniburgh in ihrem Buch *Treating Traumatic Stress in Children and Adolescents* (New York: Guilford Press, 2010).
4. Aus einem Bericht von Dr. Bruce D. Perry, MD, Ph D. Weitere Informationen über diese und andere statistische Erhebungen, die sich auf Kindheitstraumata beziehen, finden Sie unter http://childtraumaacademy.org/Documents/Prin_tcare_03_v2.pdf.
5. Umfassendere Darstellungen und Vergleiche von kurz- und langfristigen Auswirkungen von Mißbrauch und Mißhandlungen in der Kindheit enthalten beispielsweise J. Beitchman, K. Zukker, J. Hood, G. DaCosta & D. Akman, »A Review of the Short-Term Effects of Child Sexual Abuse«, *Child Abuse and Neglect* 15 (1991): 537–556; J. Beitchman, K. Zucker, J. Hood, G. DaCosta, D. Akman & E. Cassavia, »A Review of the Long-Term Effects of Child Sexual Abuse«, *Child Abuse and Neglect* 16 (1992): 101–118.
6. Diese und andere Statistiken bezüglich traumatischer Erlebnisse von Erwachsenen finden Sie unter http://www.nij.gov/topics/crime/intimate-partner-violence/extent.htm.
7. Blaustein & Kinniburgh, *Treating Traumatic Stress*, 4.
8. National Institute of Mental Health, »The Numbers Count: Mental Disorders in America«. In diesem Aufsatz werden auch viele andere wichtige Statistiken referiert.
9. Ein guter Ausgangspunkt für die Beschäftigung mit den Auswirkungen von Traumata auf das Gehirn ist der Aufsatz von B. A. van der Kolk, »Clinical Implications of Neuroscience Research«, *Annals of the New York Academy of Sciences* 1071 (2006): 277–293. Eine Meta-Analyse von MRI-Studien, in denen die neuroanatomischen Besonderheiten des Gehirns von Menschen, die unter

PTBS leiden, untersucht werden, liefert ebenfalls einigen Aufschluß über die Thematik: A. Karl, M. Schaefer, L. S. Malta *et al.*, »A Meta-analysis of Structural Brain Abnormalities in PTSD«, *Neuroscience Biobehavioral Review* 30 (2006): 1004–1031.

10. Eine gute Basis für Informationen zu diesem Thema liefert der Aufsatz von T. Luxenberg, J. Spinazzola & B. A. van der Kolk, »Complex Trauma and Disorders of Extreme Stress (DESNOS) Diagnosis, Part I: Assessment«, *Directions in Psychiatry* 21 (2001): 373–393. Ein weitere wertvolle Quelle, die sich mit der frühen Wirkung komplexer Traumata beschäftigt, ist Cook *et al.*, »Complex Trauma in Children and Adolescents«, *Psychiatric Annals* 35, Nr. 5 (2005): 390–398.
11. Die von Felitti, Anda und anderen durchgeführte Studie *Adverse Childhood Experiences* (ACE) ist in zahlreichen anderen Publikationen erwähnt worden. Ein Beispiel hierfür ist ein Artikel aus dem Jahre 1998, der im *Journal of Preventive Medicine* unter dem Titel »Relationship of Childhood Abuse and Household Dysfunction to Many of the Leading Causes of Death in Adults« erschienen ist. Weitere Informationen zu diesem Thema finden Sie auf der Website der *Centers for Disease Control* (www.cdc.gov).
12. Neben Dr. Judith Hermans bahnbrechendem Buch *Trauma and Recovery* (New York: Basic Books, 1992; dt.: *Die Narben der Gewalt*. Paderborn: Junfermann, 2003), erforscht auch das Buch *Waking the Tiger* von Peter Levine (Berkeley: North Atlantic Books, 1997; dt.: *Trauma-Heilung*. Essen: Synthesis, 1998) die physischen Aspekte von Traumata sehr tiefreichend.
13. P. Ogden & K. Minton, »Sensorimotor Psychotherapy: One Method for Processing Traumatic Memory«, *Traumatology* 6, Bd. 3 (2000): 149–173. Die beiden Autoren haben zusammen mit Clare Pain auch ein Buch mit dem Titel *Trauma and the Body* (New York: W. W. Norton, 2006; dt.: *Trauma und Körper*. Paderborn: Junfermann, 2010) geschrieben. Beide Darstellungen sind für unsere Thematik sehr wichtig.

2. Traumatische Belastungen

1. W. H. S. Jones, E. T. Withington & P. Potter, Hg. & Übers., *Hippocrates, Works* (London: Loeb Classical Library/Heinemann, 1923–88), 1:283. Ausführliche Informationen über die Theorien des Hippokrates sind ebenfalls in diesem sechsbändigen Werk zu finden.
2. Die historischen Grundlagen des heutigen Verständnisses von Emotionen und psychischer Gesundheit beschreibt T. Brown in seiner Schrift »Emotions and Disease in Historical Perspective«, die auf der Website der *National Library of Medicine* abrufbar ist – http://www.nlm.nih.gov/exhibition/emotions/balance.html.
3. Einen umfassenden Überblick über die historischen Ansichten zur Hysterie gibt M. S. Micale in seinem Buch *Approaching Hysteria: Disease and Its Interpretation*. (Princeton, NJ: Princeton University Press, 1995).
4. J. E. Erichsen, *On Railway and Other Injuries of the Nervous System* (London: Walton & Maberly, 1866).

5. J. M. Charcot, *Leçons sur les maladies du système nerveux faites à la Salpêtrière* (Paris: Bureaux du Progrès Médical, 1887).
6. C. G. Goetz, M. Bonduelle & T. Gelfand, *Charcot: Constructing Neurology* (New York: Oxford University Press, 1995).
7. S. Freud, »Zur Ätiologie der Hysterie«, in GW I, *Studien über Hysterie / Frühe Schriften zur Neurosenlehre* (Werke aus den Jahren 1892–1899).
8. Abreaktionstechniken haben einige Ähnlichkeiten mit den heute gebräuchlichen Expositionstherapien. Beide Arten von Ansätzen sagen all jenen zu, die den Wunsch haben, die Dinge, die sie bedrücken »herauszulassen« und dann »weiterzugehen«. Doch wie van der Hart und Brown in ihrem Aufsatz aus dem Jahre 1992 schreiben (siehe Anmerkung 9), »besteht zumindest unter den Therapeuten, die heute MPS (bzw. DIS) und andere posttraumatische Störungen behandeln, Einigkeit darüber, daß Abreaktionen allein und an und für sich nicht heilend wirken. Viele Patienten mit solchen Störungen treten regelmäßig in Zustände ein, in denen sie Traumata teilweise oder vollständig wiedererleben, ohne daß es dabei jemals zu einer Auflösung kommt.«
9. Interessante Gedanken zu Freuds Konzept der Abreaktion und seiner Relevanz für Behandlungen in der heutigen Zeit enthält ein Aufsatz von O. van der Hart und P. Brown, »Abreaction Reevaluated«, in *Dissociation* 6, Nr. 2/3 (1992): 162–180.
10. P. Janet, *Les médications psychologiques* (Paris: Felix Alcan, 1919). Reprint: Société Pierre Janet, Paris, 1984. Englische Ausgabe: *Psychological Healing* (New York: Arno Press, 1976).
11. Einen Überblick über die aktuelle Bedeutung von Janets Theorien geben P. Brown, O. van der Hart und B. A. van der Kolk in ihrem Aufsatz »Pierre Janet and the Breakdown of Adaptation in Psychological Trauma«, *American Journal of Psychiatry* 146, Nr. 12 (1989): 1530–1540.
12. Siehe Anmerkung 9.
13. M. Stone, »Shellshock and the Psychologists«, in *The Anatomy of Madness*, Bd. 2, Hg. W. F. Bynum, R. Porter & M. Shepherd (London: Tavistock, 1985), 242–271.
14. A. Kardiner, *The Traumatic Neurosis of War* (New York: Paul Hoeber, 1941).
15. J. Bremner, »Acute and Chronic Responses to Psychological Trauma: Where Do We Go from Here?« *American Journal of Psychiatry* 156 (1999): 349–351.
16. American Psychiatric Association, *Diagnostic and Statistical Manual of Mental Disorders*, 3. Aufl. (Washington, DC: American Psychiatric Association, 1980).
17. Siehe Anmerkung 15.
18. A. Eftekhari, L. R. Stines & L. A. Zoellner, »Do You Need to Talk about It? Prolonged Exposure for the Treatment of Chronic PTSD«, *Behavior Analyst Today* 7, Nr. 1 (2006): 70–83.
19. Siehe E. B. Foa, E. A. Hembree & B. O. Rothbaum, »Prolonged Exposure Therapy for PTSD: Emotional Processing of Traumatic Experiences; Therapist Guide«, in *A Guide to Treatments That Work*, Hg. P. E. Nathan & J. M. Gorman (New York: Oxford University Press, 2007). Die Mechanismen einer Expositionstherapie beschreiben E. B. Foa & R. J. McNally, »Mechanisms of Change in

Exposure Therapy«, in *Current Controversies in the Anxiety Disorders*, Hg. R. M. Rapee (New York: Guilford Press, 1996), 329–343.

20. P. A. Resick & M. K. Schnicke, *Cognitive Processing Therapy for Rape Victims* (London: Sage Publications, 1996).
21. Alle diese Behandlungsverfahren, einschließlich der erwähnten KVT-basierten Interventionen, werden ausführlich erläutert und miteinander auf ihre Wirksamkeit hin verglichen in den *Practice Guidelines*, die von der *International Society for Traumatic Stress Studies* entwickelt wurden. E. Foa, T. Keane, M. Friedman & J. Cohen (Hg.), *Effective Treatments for PTSD: Practice Guidelines from the International Society for Traumatic Stress Studies* (New York: Guilford Press, 2009).
22. S. Benish, Z. Imel & B. Wampold, »The Relative Efficacy of Bona Fide Psychotherapies for Treating Post-traumatic Stress Disorder: A Meta-analysis of Direct Comparisons«, *Clinical Psychology Review* 28 (2008): 746–758.
23. T. Luxenberg, J. Spinazzola & B. A. van der Kolk, »Complex Trauma and Disorders of Extreme Stress (DESNOS) Diagnosis, Part I: Assessment«, *Directions in Psychiatry* 21: 373–393.
24. E. B. Foa, T. Keane & M. Friedman (Hg.), *Treatment Guidelines for Posttraumatic Stress Disorder* (New York: Guilford Press, 2000).
25. C. B. Becker, C. Zayfert & E. Anderson haben 1994 in ihrer Studie »A Survey of Psychologists' Attitudes towards and Utilization of Exposure Therapy for PTSD« (*Behavior Research and Therapy* 42 [1994]: 277–292) annähernd tausend promovierte Psychologen befragt. Sie stellten fest, daß zwar fast alle von ihnen berichteten, ihnen seien die Expositionstherapien bekannt, aber nur eine kleine Minderheit sie in ihrer klinischen Arbeit benutzten. Die Befragten brachten eine Anzahl von Einwänden gegen die Nutzung von Expositionstherapie vor, darunter die Sorge, Symptome wie Substanzmißbrauch und Suizidgedanken könnten zunehmen, und Sorgen bezüglich der Gefahr einer Häufung von Therapieabbrüchen. Weitere Informationen zu diesem Thema sind zu finden in J. A. Jaeger, A. Echiverri, L. A. Zoellner, L. Post & N. C. Feeny, »Factors Associated with Choice of Exposure Therapy for PTSD«, *International Journal of Behavioral Consultation and Therapy* 5, Nr. 2 (2009): 294–310.
26. Eine sorgfältige empirische Untersuchung und Kritik der Generalisierbarkeit der Literatur über die Resultate von PTBS-Behandlungen liefern J. Spinazzola, M. Blaustein & B. A. van der Kolk in ihrem Aufsatz »Posttraumatic Stress Disorder Treatment Outcome Research: The Study of Unrepresentative Samples«, *Journal of Traumatic Stress*, 18, Nr. 5 (2005): 425–436.
27. Ibid.
28. M. Cloitre, L. Cohen & K. Koenan, *Treating Survivors of Childhood Abuse: Psychotherapy for the Interrupted Life* (New York: Guilford Press, 2006).
29. Siehe M. M. Linehan & L. Dimeff, »Dialectical Behavior Therapy in a Nutshell«, *California Psychologist* 34 (2001): 10–13. Einen umfassenderen Überblick über die DBT gibt Marsha Linehans Handbuch aus dem Jahre 1993: M. M. Linehan, *Skills Training Manual for Treatment of Borderline Personality*

Disorder (New York: Guilford Press, 1993; dt.: *Dialektisch-Behaviorale Therapie der Borderline-Persönlichkeitsstörung*. München: CIP-Medien, 1996/2006).

30. EMDR wird beschrieben in F. Shapiro, »Efficacy of the Eye Movement Desensitization Procedure in the Treatment of Traumatic Memories«, *Journal of Traumatic Stress* 2 (1989): 199–223; F. Shapiro, »Eye Movement Desensitization: A New Treatment for Post-traumatic Stress Disorder«, *Journal of Behavior Therapy and Experimental Psychiatry* 20 (1989): 211–217; F. Shapiro, *Eye Movement Desensitization and Reprocessing: Basic Principles, Protocols, and Procedures* (New York: Guilford Press, 1995; dt.: *EMDR – Grundlagen und Praxis*. Paderborn: Junfermann, 1998).
31. Eine Beschreibung der Protokolle für die Installation von Ressourcen für deren Gebrauch im Rahmen von EMDR enthält D. L. Korn & A. M. Leeds, »Preliminary Evidence of Efficacy for EMDR Resource Development and Installation in the Stabilization Phase of Treatment of Complex Posttraumatic Stress Disorder«, *Journal of Clinical Psychology* 58, Nr. 12 (2002): 1465–1487.
32. Eine Beschreibung der zentralen Komponenten der Behandlung von Kindern mit komplexen Traumata und Beschreibungen mehrerer neu entwickelter Modelle für die Arbeit mit dieser Population enthält Cook *et al.*, »Complex Trauma in Children and Adolescents«, *Psychiatric Annals* 35, Nr. 5 (2005): 390–398. Unter diesen neuen Modellen ist *Attachment, Regulation, and Competency* (ARC) besonders bemerkenswert. Siehe M. Blaustein & K. Kinniburgh, *Treating Traumatic Stress in Children and Adolescents* (New York: Guilford Press, 2010); sowie K. Kinniburgh, M. Blaustein, J. Spinazzola & B. A. van der Kolk, »Attachment, Self-regulation and Competency: A Comprehensive Framework for Children with Complex Trauma«, *Psychiatric Annals* 35, Nr. 5 (2005): 424–430.
33. B. A. van der Kolk, »Clinical Implications of Neuroscience Research in PTSD«, *Annals of the New York Academy of Sciences* (2006): 1–17.
34. P. Ogden & K. Minton, »Sensorimotor Psychotherapy: One Method for Processing Traumatic Memory«, *Traumatology* 6, Nr. 3 (2000). Siehe auch P. Ogden, K. Minton & C. Pain, *Trauma and the Body*; siehe Anmerkung 13, Kapitel 1.
35. Siehe Anmerkung 33.
36. Siehe M. J. Nijsen, G. Croiset, M. Diamant, R. Stam, D. Delsing, D. de Wied & V. M. Wiegant, »Conditioned Fear-Induced Tachycardia in the Rat: Vagal Involvement«, *European Journal of Pharmacology* 350, Nr. 2–3 (1998): 211–222. Im Rahmen dieser Untersuchung kam es bei Ratten, bei denen Furcht konditioniert worden war (indem man sie in einen Käfig setzte, in dem sie vorher Elektroschocks erhalten hatten), zu einem Anstieg sowohl des Adrenalin- als auch des Noradrenalinspiegels (was auf eine Aktivierung des SNS hindeutet) sowie zu einer Immobilitätsreaktion und einer Verringerung der Tachycardie (Hinweise auf eine Aktivierung des PNS).
37. Stephen Porges hat die Hypothese entwickelt, daß es zwei Vagus-Systeme gibt, die sich neuroanatomisch voneinander unterscheiden und die unterschiedliche Adaptationsstrategien repräsentieren: den vegetativen Vagus, der für die passive, reflexbasierte Regulation der viszeralen Funktionen zuständig ist, und den »klugen Vagus« (*smart vagus*), der mit aktiveren Regulations-

systemen assoziiert wird, beispielsweise Aufmerksamkeit, Emotionen und Kommunikation. Siehe S. Porges, »Orienting in a Defensive World: Mammalian Modification of Our Evolutionary Heritage; A Polyvagal Theory«, *Psychophysiology* 32 (1995): 301–318; auch enthalten in: S. Porges, *Die Polyvagal-Theorie. Neurophysiologische Grundlagen der Therapie*. Paderborn: Junfermann, 2010.

38. E. D. Abercrombie & B. L. Jacobs, »Systemic Naloxone Administration Potentiates Locus Coeruleus Noradrenergic Neuronal Activity under Stressful but Not Non-stressful Conditions«, *Brain Research* 441 (1988): 362–366. Siehe auch B. D. Perry, R. A. Pollard, T. L. Blakley, W. L. Baker & D. Vigilante, »Childhood Trauma, the Neurobiology of Adaptation and Use-Dependent Development of the Brain: How States become Traits«, *Infant Mental Health Journal* 16, Nr. 4 (1995): 271–291.
39. Rachel Yehuda hat sich sehr intensiv mit der physiologischen Grundlage der PTBS beschäftigt und sich dabei insbesondere mit dem Streßhormon Kortisol befaßt. Siehe beispielsweise R. Yehuda & A. C. McFarlane, »Conflict between Current Knowledge about Posttraumatic Stress Disorder and Its Original Conceptual Basis«, *American Journal of Psychiatry* 152, Nr. 12 (1995): 1705–1713.
40. J. Herman, *Trauma and Recovery*, a. a. O, dt. S. 221.
41. B. A. van der Kolk, »The Body Keeps the Score«, *Harvard Review of Psychiatry* 1 (1994): 253–265.
42. O. van der Hart, B. A. van der Kolk & S. Boon, »Treatment of Dissociative Disorders«, in *Trauma, Memory, and Dissociation*, Hg. J. D. Bremner & C. R. Marmar (Washington, DC: American Psychiatric Press, 1998), 253–283.
43. Siehe Anmerkung 40; Parallelstelle der dt. Ausgabe S. 221.
44. Siehe beispielsweise M. Sykes Wylie, »The Limits of Talk: Bessel van der Kolk Wants to Transform the Treatment of Trauma«, *Psychotherapy Networker* 28, Nr. 1 (2004): 30–41. Pat Ogden und andere Mitarbeiter des *Hakomi Institute* vertreten ähnliche Auffassungen. Siehe beispielsweise P. Ogden, K. Minton & C. Pain, *Trauma and the Body*, a. a. O.

3. Yoga

1. V. Scaravelli, *Awaking the Spine: The Stress-Free New Yoga That Works with the Body to Restore Health, Vitality, and Energy* (New York: Harper One, 1991).
2. Eine ausführliche Darstellung der Geschichte des Yoga enthält das Buch von G. Feuerstein, *The Yoga Tradition* (Prescott, AZ: Hohm Press, 1998; dt.: *Die Yoga-Tradition*, Kempten: Yoga-Verlag 2008).
3. Patanjali, *The Yoga-Sutra of Patanjali: A New Translation and Commentary*, Übers. G. Feuerstein (Rochester, VT: Inner Traditions, 1989).
4. Eine ausführliche Untersuchung der Frage, wie die Guru-Tradition manipuliert werden kann und zu welchen persönlichen Schädigungen es dadurch kommen kann, erläutert G. Falk in seinem Buch *Stripping the Gurus: Sex, Violence, Abuse, and Enlightenment* (Toronto: Million Monkeys Press, 2009). Natürlich können alle Systeme, für die unanzweifelbare Überzeugungen ebenso charak-

teristisch sind wie mächtige Führer, deren Umgang mit der Macht keinerlei Kontrolle unterliegt, mißbraucht werden. Dies gilt beispielsweise auch für die Mißbrauchsskandale, die vor einigen Jahren innerhalb der katholischen Kirche aufgedeckt wurden. Obgleich die Guru-Tradition generell in solchen Zusammenhängen nicht immer ausdrücklich erwähnt wird, sind in ihr häufig ähnliche Machtdynamiken zwischen »Meister« und »Schüler« erkennbar. Ein weiterer wichtiger Aspekt ist in diesem Zusammenhang der des »Persönlichkeitskultes«, der mit vielen bekannten Yogalehrern im Westen assoziiert wird, sowie die potentielle Gefährdung von Integrität und ursprünglicher Intention der Yogapraxis, wenn eine bestimmte Person ein Segment des »Yogamarkts« dominiert. Deshalb empfehlen wir unseren Lesern dringend, bei der Auswahl einer Yogaschule eine ebenso sorgfältige »Markforschung« zu betreiben, als würden sie ein Behandlungszentrum oder einen Psychotherapeuten suchen.

5. Das Magazin *Yoga Journal* enthält häufig Berichte über bestimmte Aspekte der aktuellen Situation auf dem »Yogamarkt«, wobei die Resultate solcher Untersuchungen aus den vergangenen Jahren sowohl in den Druckausgaben der Zeitschrift als auch auf ihrer Website zu finden sind.
6. Bikram-Yoga, allgemein unter dem Namen Hot-Yoga bekannt, ist ein von Bikram Choudhury entwickeltes Yogasystem, das in den 1970er Jahren bekannt wurde. Weitere Informationen über Bikram-Yoga finden Sie auf der Website http://www.bikram-yoga.de.
7. Power-Yoga ist eine im Westen entstandene Yogavariante, bei der Kraft und Flexibilität im Vordergrund stehen. Es handelt sich dabei um einen Vinyasa-Yogastil, den viele westliche Yogainteressenten als Fitnesstraining nutzen.
8. Weitere Informationen über Iyengar-Yoga finden Sie unter: http://www.iyengar-yoga-deutschland.de.
9. Vinyasa-Yoga ist eine der in der westlichen Welt am häufigsten praktizierten Yogaformen. Im Zentrum stehen dabei die Verbindungen zwischen den einzelnen Haltungen (Asanas) und der Atmung. Manchmal wird diese Yogaform auch Flow-Yoga genannt.
10. Uns geht es nicht darum, im Westen besonders populäre Yogaformen zu verurteilen, und wir streiten auch nicht ab, daß einige Traumatisierte, die öffentliche Yogastudios aufgesucht und dort geübt haben, auf diese Weise erstaunliche Heilungserfolge erzielt haben. Vielmehr geht es uns darum, auf die vielen potentiellen Tücken aufmerksam zu machen, mit denen Menschen in normalen Yogastudios so häufig konfrontiert werden, damit unsere Leser sich in der »Yogaszene« ein wenig vorsichtiger verhalten und Entscheidungen treffen (können), die ihren Interessen entsprechen.

4. Traumasensibles Yoga

1. B. A. van der Kolk, Einleitung zu P. Ogden, K. Minton & C. Pain, *Trauma and the Body*, a. a. O. Siehe auch B. A. van der Kolk *et al.*, *Traumatic Stress* (New York: Guilford Press, 2006; dt.: *Traumatic Stress*.

Paderborn: Junfermann, 2000). Dieses gesamte Buch ist eine reichhaltige Informationsquelle zu allem, was mit Traumata und ihrer Wirkung auf den Organismus zusammenhängt.

2. Im Zusammenhang des vorliegenden Buches benutzen wir eine Definition des Begriffs »Selbstregulation« mit der Bedeutung »die Fähigkeit, einen Zustand der Ruhe oder Selbstkontrolle über die eigenen Gedanken, Emotionen und Körperreaktionen wiederherzustellen, wenn ein (Trauma-)Trigger aktiviert wird oder man unter starkem Streß steht«. Wir wollen Traumatisierten helfen, effektive Möglichkeiten zu finden, ihren Körper und ihre Atmung sowie andere Ausdrucksformen der Selbstregulation zu diesem Zweck zu nutzen, wenn sie dies wollen oder müssen. Wir werden auf dieses Thema im vorliegenden Buch immer wieder zurückkommen.
3. B. A. van der Kolk, »The Body Keeps the Score: Memory and the Evolving Psychobiology of Post Traumatic Stress«, *Harvard Review of Psychiatry* 1, Nr. 5 (1994): 253–265.
4. Einige Artikel, die sich mit Theorien und Untersuchungen darüber befassen, wie Traumatisierte auf die Vergangenheit fixiert und nicht in der Lage sein können, die Gegenwart vollständig zu erleben, sind: T. Luxenberg, J. Spinazzola & B. A. van der Kolk, »Complex Trauma and Disorders of Extreme Stress (DESNOS) Diagnosis, Part I: Assessment,« *Directions in Psychiatry* 21 (2001): 373–393; T. Luxenberg, J. Spinazzola, J. Hidalgo, C. Hunt & B. A. van der Kolk, »Complex Trauma and Disorders of Extreme Stress (DESNOS) Diagnosis, Part II: Treatment,« *Directions in Psychiatry* 21 (2001): 395–415; B. A. van der Kolk, S. Roth, D. Pelcovitz, S. Sunday & J. Spinazzola, »Disorders of Extreme Stress: The Empirical Foundation of a Complex Adaptation to Trauma«, *Journal of Traumatic Stress* 18, Nr. 5 (2005): 389–399.
5. *Model Mugging* ist eine Selbstverteidigungsmethode, die aus den asiatischen Kampfkünsten hervorgegangen ist. Dabei werden von besonders stark gepolsterten Trainern Angriffe simuliert, und die Kursteilnehmer lernen, sich vor bewaffneten wie auch unbewaffneten Angreifern zu schützen. Weitere Informationen unter http://modelmugging.org.
6. A. Cook, J. Spinazzola, J. Ford, C. Lanktree, M. Blaustein, M. Cloitre, R. DeRosa, R. Hubbard, R. Kagan, J. Liataud, K. Mallah, E. Olafson & B. A. van der Kolk, »Complex Trauma in Children and Adolescents«, *Psychiatric Annals* 35, Nr. 5 (2005): 390–398.
7. Siehe M. Blaustein & K. Kinniburgh, *Treating Traumatic Stress in Children and Adolescents*, a. a. O.
8. Bessel A. van der Kolk erwähnt in seinem Aufsatz »Clinical Implications of Neuroscience Research« das »Versagen von Aufmerksamkeit und Gedächtnis bei der Posttraumatischen Belastungsstörung«, welche »die Fähigkeit [des Traumatisierten] beeinträchtigen, sich in der Gegenwart zu engagieren«. Dies, so fährt er fort, kann dazu führen, daß Traumatisierte »ihre Fähigkeit verlieren, sich in der Welt ungehindert zu bewegen«. Diese Fähigkeit wiederherzustellen ist unser Ziel, wenn wir versuchen, mit Hilfe von Yoga die Verbindung zum Empfinden eines Rhythmus und von Zielgerichtetheit wiederherzustellen.

6. Für Psychotherapeuten

1. Achtsamkeit basiert auf buddhistischen Meditationspraktiken. Diese Meditationsform wurde von Lehrern wie Thich Nhat Hanh im Westen bekannt gemacht und Jon Kabat-Zinn und anderen popularisiert. Thich Nhat Hanh ist ein vietnamesischer buddhistischer Mönch und Autor zahlreicher Bücher über Achtsamkeit, darunter *Das Wunder der Achtsamkeit* und *Ich pflanze ein Lächeln.* Jon Kabat-Zinn ist emeritierter Professor der Medizin und Gründer der *Stress Reduction Clinic* der *University of Massachusetts Medical School* und hat zahlreiche Bücher über Achtsamkeit geschrieben, darunter sein bekanntes Buch *Im Alltag Ruhe finden* (Frankfurt a. M.: Fischer Tb).
2. Streßtoleranz ist eine der wichtigsten Fertigkeiten, welche die Dialektisch-Behaviorale Therapie (DBT) vermittelt. Die DBT wurde ursprünglich für Klienten entwickelt, bei denen eine Borderline-Persönlichkeitsstörung diagnostiziert worden war; doch wir sind der Auffassung, daß die von der DBT vermittelten Fertigkeiten für alle Menschen zentral sind, die unter Folgen komplexer Traumata leiden. In Marsha Linehans Trainingsmanual aus dem Jahre 1993 (dt. 1996) werden die Fertigkeiten, welche die DBT vermittelt, eingehender beschrieben.
3. Der Begriff *Toleranzfenster* wurde von Daniel Siegel eingeführt und von Pat Ogden bei der Entwicklung ihres Modulationsmodells benutzt. Er wird heute unter Therapeuten und Forschern, die sich mit Problemen der Dysregulation von Menschen beschäftigen, die unter komplexen Traumata leiden, allgemein anerkannt und benutzt. D. Siegel, *The Developing Mind: Toward a Neurobiology of Interpersonal Experience* (New York: Guilford Press, 1999; dt.: *Wie wir werden, die wir sind.* Paderborn: Junfermann, 2006).
4. Der Name einer bestimmten Yogaform, *Vinyasa*, bedeutet »mit dem Atem synchronisierte Bewegung«.
5. M. Csikszentmihalyi, *Flow: The Psychology of Optimal Experience* (New York: Harper and Row, 1990; dt.: *Flow: Das Geheimnis des Glücks.* Stuttgart: Klett-Cotta, 2007). In diesem Buch definiert Csikszentmihalyi Flow als einen Zustand völliger Versunkenheit in eine Aktivität und hundertprozentigen Engagements für sie. Nach seiner Auffassung sind Menschen dann am glücklichsten, wenn sie sich in einem Flow-Zustand befinden.
6. J. Herman, *Trauma and Recovery*, a. a. O., dt. S. 183.

7. Für Yogalehrer

1. Dieses Buch will niemandem vermitteln, wie man Yoga lehren sollte. Uns geht es nur darum, zertifizierten Yogalehrern ein Bewußtsein für den richtigen Umgang mit traumatisierten Klienten zu vermitteln. Informationen über Ausbildungen zum Yogalehrer finden Sie unter: http://www.yogaalliance.org.

Über die Autoren

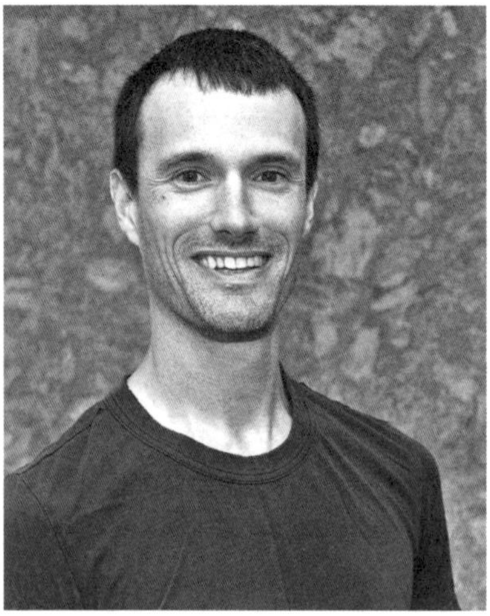

DAVID EMERSON, Yogalehrer und Leiter der Yogaarbeit am *Trauma Center* des *Justice Resource Institute* in Brookline, Massachusetts. Im Jahre 2003 entwickelte er zusammen mit Bessel van der Kolk, MD, dem Begründer und medizinischen Leiter des *Trauma Center*, das spezielle *Trauma Center Yoga Program*, das Kurse und Trainingsprogramme umfaßt. Emerson führt spezielle Ausbildungskurse für Yogalehrer und Therapeuten durch, die ihren Klienten traumasensibles Yoga anbieten wollen.
(www.traumacenter.org)

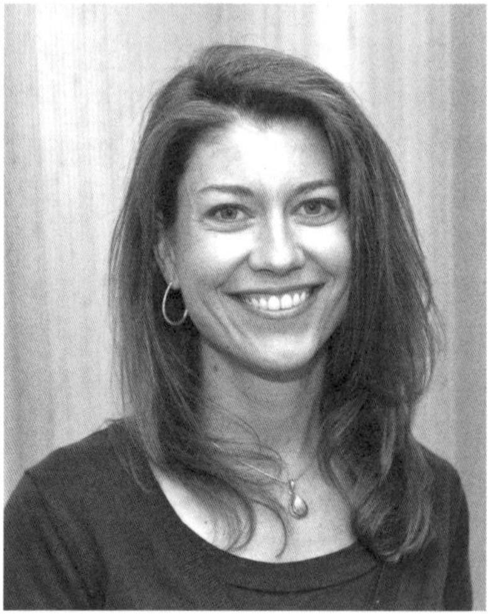

ELIZABETH HOPPER, PHD, ist lizensierte klinische Psychologin und auf die Behandlung von traumatischem Streß spezialisiert. Sie arbeitet seit vielen Jahren mit Traumatisierten, gehört dem Mitarbeiterstab des *Trauma Center* an, fungiert dort als Supervisorin und ist stellvertretende Ausbildungsleiterin des Instituts. Dr. Hopper bietet landesweit Ausbildungen und Konsultationen zu traumatischem Streß und zu alternativen Möglichkeiten der Behandlung Traumatisierter an.
(www.traumacenter.org)

Stichwortverzeichnis

Bessel van der Kolk

Verkörperter Schrecken

Traumaspuren in Gehirn, Geist und Körper und wie man sie heilen kann

Übersetzt von Theo Kierdorf & Hildegard Höhr

496 Seiten, Klappenbroschur, mit Lesezeichen

Dieses Buch erschließt ein faszinierendes neuartiges Verständnis der Ursachen und Folgen von Traumata und schenkt jedem, der die zerstörerische Wirkung eines solchen Erlebnisses kennengelernt hat, Hoffnung und Klarheit. Bessel van der Kolk, der seit über 30 Jahren in den Bereichen der Forschung und der klinischen Praxis an vorderster Front aktiv ist, beschreibt in seinem Buch, daß das Entsetzen und die Isolation im Zentrum eines jeden Traumas buchstäblich Gehirn und Körper verändern.

»Das Buch Verkörperter Schrecken *ist von atemberaubendem, geradezu epischem Ausmaß, ein Grundlagenwerk, geschrieben von einem der wichtigsten Pioniere der Erforschung und Behandlung von Traumata.«*

— Peter A. Levine

»Dr. van der Kolks Meisterwerk.« — Judith Herman

»Das Buch markiert einen Wendepunkt im Traumaverständnis, und es wird in der Psychiatrie und in der gesamten Kultur als der Punkt in Erinnerung bleiben, an dem die Auswirkungen traumatischer Ereignisse und unserer Bemühungen, ihre Wirkung zu leugnen, in ihrem ganzen Ausmaß erkannt wurden.« — Richard Schwartz

G. P. PROBST VERLAG
Lichtenau / Westfalen

Eine ausführliche Präsentation sämtlicher lieferbaren und geplanten Titel unseres Verlages finden Sie im Internet unter *www.gp-probst.de*

DAVID EMERSON IM G.P. PROBST VERLAG

Band 24 – Emerson: *Trauma-Yoga in der Therapie*

TITELLISTE – AUSWAHL

Band 3 – Williams & Poijula: *Das PTBS-Arbeitsbuch* (3. Aufl.)
Band 10 – Hyman & Pedrick: *Arbeitsbuch Zwangsstörungen* (2. Aufl.)
Band 13 – Scaer: *Das Trauma-Spektrum* (2. Aufl.)
Band 23 – van der Kolk: *Verkörperter Schrecken* (9. Aufl.)
Band 28 – Shapiro: *Ego-State-Interventionen – leicht gemacht* (3. Aufl.)
Band 29 – Porges: *Die Polyvagal-Theorie und die Suche nach Sicherheit* (5. Aufl.)
Band 31 – Scaer: *Acht Schlüssel zur Gehirn-Körper-Balance*
Band 32 – Steele, Boon & van der Hart: *Die Behandlung traumabasierter Dissoziation* (2. Aufl.)
Band 34 – Schwartz: *Arbeitsbuch Komplexe PTBS* (2. Aufl.)
Band 35 – Najavits: *Trauma, Sucht und die Suche nach Sicherheit* (2. Aufl.)
Band 36 – Dana: *Die Polyvagal-Theorie in der Therapie* (3. Aufl.)
Band 40 – Mischke-Reeds: *Somatische Psychotherapie – ein Werkzeugkasten* (2. Aufl.)
Band 41 – Bentzen: *Neuroaffektive Meditation* (2. Aufl.)
Band 43 – Dana: *Arbeiten mit der Polyvagal-Theorie* (2. Aufl.)
Band 44 – Dana: *Leben mit der Polyvagal-Theorie*
Band 45 – Delahooke: *Mehr als Verhalten*
Band 46 – Schwartz: *Vom Trauma genesen – ein Übungsbuch*
Band 49 – Kurtz: *HAKOMI – eine körperorientierte Psychotherapie*
Band 50 – Fisher: *Traumaspuren transformieren*
Band 51 – Dana: *Flipchart Polyvagal-Theorie* (2. Aufl.)
Band 53 – Schwartz: *Die Praxis der Behandlung komplexer PTBS*
Band 54 – Anderson: *Traumata überwinden mit der IFS-Therapie*
Band 56 – Schwartz: *Therapeutisches Yoga und Polyvagal-Theorie*
Band 57 – Delahooke: *Brain-Body Parenting*
Band 58 – Truitt: *Die heilende Macht des Self-Havening*
Band 59 – Porges & Porges: *Sicherheit und Heilung finden*